한권으로 푸는 2주 완

간호조무사
실전평가문제집

- 2018년도 국가시험대비
- 기출문제 유형을 분석·반영한 문제 수록
- 10회분 실전평가문제

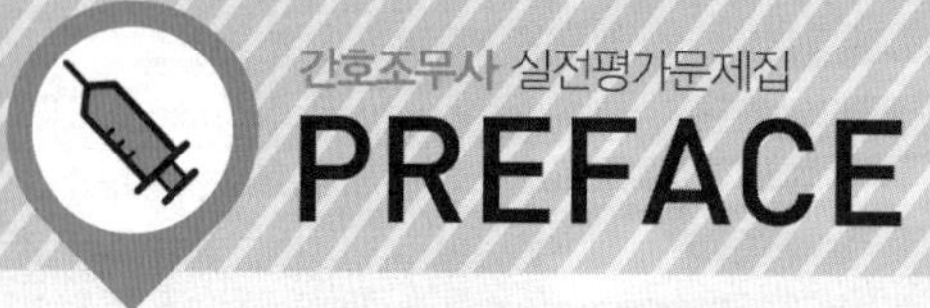

지금의 우리나라는 경제적 부흥으로 인해, 최고의 의료 서비스로 국민들의 삶의 질이 급격히 상승되었지만 한편으로는 양극화, 고령화, 의료비 상승으로 인한 부작용도 함께 겪고 있습니다.
특히 고령화로 인한 의료비 문제는 사회적인 문제로 제기되면서 이슈화되고 있습니다. 여기에 보건의료 자원인 보건의료의 인력은 늘 부족하여 많은 의료 기관에서 필요로 하고 있으며 지금도 여전히 심각한 상황입니다.

간호조무사는 국가 보건의료정책 사업을 성공적으로 이끈 보건의료 인력으로 지금도 여러 보건의료 분야에서 일하고 있는 귀중한 자원이라 할 수 있습니다. 앞으로 사회에서는 의료 서비스가 좋은 방향으로 유도되면서 요구하는 바는 더 커질 것입니다. 특히 보건의료 인력의 수요는 더욱 늘어날 것이고 질은 더 높아질 것으로 예상됩니다.
이때 간호조무사의 역할이 크게 대두되면서 나타나게 될 것이고 이에 대비한 간호조무사 준비를 하는 수험생들도 늘어나고 있습니다. 간호조무사 시험은 국가에서 주관하는 자격 시험으로 변경되면서 사례형 문제가 점차 늘어나고 있으며 난이도 또한 매년 높아지고 있습니다.

이 책은 간호조무사의 국가 시험을 앞두고 있는 수험생들에게 개념 정리 및 사례형 접근법, 난이도 문제를 한번에 해결함으로써 합격의 길을 열어줄 수 있도록 정리하여 문제를 수록하였습니다. 100문제씩 정리한 10회분의 예상문제를 실전에서 시험을 보는 것처럼 느껴 볼 수 있게 하여 시험 대비에 조금이나마 도움이 되게 하였으며, 또한 기존에 출제된 문제 범위를 중심으로 하여 다양한 문제들을 접할 수 있게 구성하였습니다.

부디 이 책이 자격 취득을 하는데 도움이 되기를 바라며 간호조무사 시험을 공부한 모든 수험생들에게 합격의 기쁨이 실현될 수 있기를 진심으로 바랍니다. 합격을 한 수험생들이 우리나라의 보건의료 인력으로서 중추적인 역할을 해주기를 기원합니다.

편저자 씀

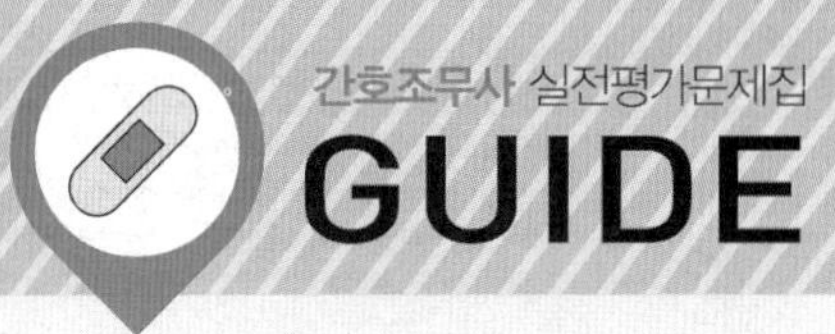

직종안내

◉ 개요

간호조무사는 60년대 경제개발 5개년 추진사업으로 가족계획사업, 모자보건사업, 결핵퇴치사업 등 국가보건의료정책 사업을 성공적으로 이끈 인력으로 현재는 간호조무사 자격증이지만 1973년까지는 보건복지부장관의 면허증을 받았으며, 고등학교 이상 학력자가 1,520시간의 간호조무사 교육을 이수하고 국가 자격시험에 합격한 간호조무사 인력으로 의료현장 최일선에서 국민건강증진을 도모하는 직무를 맡고 있으며, 의사의 지시감독 하에 간호보조업무와 진료보조업무를 수행하고 있다.

◉ 수행직무

국가에서 공인한 인력으로서 의료현장 최일선에서 국민건강증진을 도모하는 직무를 맡고 있다. 의료법 제80조 제2항, 의료법 시행규칙 제38조, 간호조무사 및 의료유사업자에 관한 규칙 제2조 등의 규정 등에 의해 간호조무사는 의사의 지시감독 하에 간호보조업무와 진료보조업무를 수행하고 있다. 특히 간호조무사 및 의료유사업자에 관한 규칙 제12조에는 간호사에 관한 규정을 준용토록 되어 있어 간호사의 대체인력으로 근무가 가능하다.

◉ 진로 및 전망

- 간호조무사는 간호조무사 인력으로서 주로 병의원과 보건소나 보건지소, 노인요양시설, 사회복지시설, 아동복지시설, 보건(지)소, 유치원, 산후조리원 등 진로의 폭은 넓을 뿐만 아니라 간호조무사의 고용은 갈수록 증가할 것으로 예상된다. 의료기술의 발달과 더불어 국민의 평균수명이 증가하고 있고, 노인장기요양보험제도의 도입에 따른 노인요양시설이 증가일로에 있어 고용에 긍정적인 역할을 할 것으로 예상되기 때문이다.
- 또한 병원급 의료기관에서도 간호조무사 채용을 선호하고 있다. 의료관련 법령에 의해 간호사 대체인력으로 규정되어 있고, 간호인력 부족난과 병원의 경영난 해결에 간호조무사만큼 경쟁력을 가진 인력이 없기 때문이다.
- 출산과 육아, 임금, 근로조건 등의 사유로 근로현장을 떠났던 여성이 다시 일자리로 돌아오는 것이 쉽지 않은 현실이지만 간호전문 인력인 간호조무사는 그 전문성으로 인해 언제든지 일자리를 구할 수 있는 기회가 많다.

간호조무사 실전평가문제집

GUIDE

시험일정

<table>
<tr><th colspan="2">구분</th><th colspan="2">일정</th><th>비고</th></tr>
<tr><td rowspan="3">응시
원서
접수</td><td rowspan="2">기간</td><td>상반기</td><td>• 인터넷 접수 : 2018. 1월경
• 방문접수 : 2018. 1월경</td><td rowspan="3">[응시수수료]
38,000원
[접수시간]
• 방문접수 : 오전 9시 30분 ~ 오후 6시(공휴일 제외)
• 인터넷 접수 : 시작일 오전 9시 ~ 마감일 오후 6시
단, 인터넷접수 마감일의 경우, 원서접수는 18:00까지임</td></tr>
<tr><td>하반기</td><td>• 인터넷 접수 : 2018. 7월경
• 방문접수 : 2018. 7월경</td></tr>
<tr><td>장소</td><td colspan="2">• 방문접수 : 국시원 청사
주소 : 서울시 광진구 자양로 45
지하철 : 2호선 구의역 4번 출구
버스 : 302, 303, 320, 119, 2311, 2221, 3216, 2412, 광진05, 2415 잠실대교(잠실대교 북단) 하차</td></tr>
<tr><td rowspan="3">시험
시행</td><td rowspan="2">일시</td><td>상반기</td><td>2018. 3월경(토)</td><td rowspan="3">[응시자 준비물]
응시표, 신분증, 필기도구 지참(컴퓨터 흑색 수성사인펜은 지급함)
※ 식수(생수)는 제공안함</td></tr>
<tr><td>하반기</td><td>2018. 9월경(토)</td></tr>
<tr><td>장소</td><td>상 · 하반기</td><td>국시원 홈페이지 공고</td></tr>
<tr><td rowspan="3">최종
합격자
발표</td><td rowspan="2">일시</td><td>상반기</td><td>2018. 3월경</td><td rowspan="3">휴대전화가 기입된 경우에 한하여 SMS 통보</td></tr>
<tr><td>하반기</td><td>2018. 9월경</td></tr>
<tr><td>방법</td><td colspan="2">• 국시원 홈페이지[합격자조회] 메뉴
• 자동응답전화 : 060-700-2353</td></tr>
</table>

※ 2018년 간호조무사 시험 일정은 12월에 국시원 홈페이지를 통해서 공개할 예정이니 참고하시기 바랍니다.

응시자격

◉ **의료법 제80조(간호조무사 응시자격)**

① 간호조무사가 되려는 사람은 다음 각 호의 어느 하나에 해당하는 사람으로서 보건복지부령으로 정하는 교육과정을 이수하고 간호조무사 국가시험에 합격한 후 보건복지부장관의 자격인정을 받아야 한다. 이 경우 자격시험의 제한에 관하여는 제10조를 준용한다.

1. 초 · 중등교육법령에 따른 특성화고등학교의 간호 관련 학과를 졸업한 사람 (간호조무사 국가시험 응시일로부터 6개월 이내에 졸업이 예정된 사람을 포함한다)
2. 「초 · 중등교육법」 제2조에 따른 고등학교 졸업자(간호조무사 국가시험 응시일로부터 6개월 이내에 졸업이 예정된 사람을 포함한다) 또는 초 · 중등교육법령에 따라 같은 수준의 학력이 있다고 인정되는 사람(이하 이 조에서 "고등학교 졸업학력 인정자"라 한다)으로서 보건복지부령으로 정하는 국 · 공립 간호조무사양성소의 교육을 이수한 사람
3. 고등학교 졸업학력 인정자로서 평생교육법령에 따른 평생교육시설에서 고등학교 교과과정에 상응하는 교육과정 중 간호 관련 학과를 졸업한 사람(간호조무사 국가시험 응시일로부터 6개월 이내에 졸업이 예정된 사람을 포함한다)
4. 고등학교 졸업학력 인정자로서 「학원의 설립 · 운영 및 과외교습에 관한 법률」 제2조의2 제2항에 따른 학원의 간호조무사 교습과정을 이수한 사람
5. 고등학교 졸업학력 인정자로서 보건복지부장관이 인정하는 외국의 간호조무사 교육과정을 이수하고 해당 국가의 간호조무사 자격을 취득한 사람
6. 제7조 제1항 제1호 또는 제2호에 해당하는 사람

② 제1항 제1호부터 제4호까지에 따른 간호조무사 교육훈련기관은 보건복지부장관의 지정 · 평가를 받아야 한다. 이 경우 보건복지부장관은 간호조무사 교육훈련기관의 지정을 위한 평가업무를 대통령령으로 정하는 절차 · 방식에 따라 관계 전문기관에 위탁할 수 있다.

③ 보건복지부장관은 제2항에 따른 간호조무사 교육훈련기관이 거짓이나 그 밖의 부정한 방법으로 지정받는 등 대통령령으로 정하는 사유에 해당하는 경우에는 그 지정을 취소할 수 있다.

④ 간호조무사는 최초로 자격을 받은 후부터 3년마다 그 실태와 취업상황 등을 보건복지부장관에게 신고하여야 한다.

⑤ 제1항에 따른 간호조무사의 국가시험 · 자격인정, 제2항에 따른 간호조무사 교육훈련기관의 지정 · 평가, 제4항에 따른 자격신고 및 간호조무사의 보수교육 등에 관하여 필요한 사항은 보건복지부령으로 정한다.

◉ 간호조무사 및 의료유사업자에 관한 규칙 제4조(간호조무사 국가시험의 응시자격)

① 법 제80조 제1항 전단에서 "보건복지부령으로 정하는 교육과정"이란 다음 각 호의 과정을 말한다.

1. 법 제80조 제2항 전단에 따라 보건복지부장관의 지정을 받은 간호조무사 교육훈련기관(이하 "간호조무사 교육훈련기관"이라 한다)에서 실시하는 740시간 이상의 이론교육 과정
2. 간호조무사 교육훈련기관의 장이 실습교육을 위탁한 의료기관(조산원은 제외한다) 또는 보건소에서 실시하는 780시간 이상의 실습교육 과정. 이 경우 법 제3조 제2항 제3호에 따른 병원이나 종합병원에서의 실습교육 과정이 400시간 이상이어야 한다.

② 간호조무사가 되려는 사람은 제1항 각 호의 교육과정을 모두 이수하여야 한다. 다만, 법 제80조 제1항 제5호 및 제6호에 해당하는 사람은 해당 교육과정을 모두 이수한 것으로 본다.

결격사유

다음 각 호에 해당하는 자는 응시할 수 없습니다.

(1) 정신건강증진 및 정신질환자 복지서비스 지원에 관한 법률(약칭 : 정신건강복지법) 제3조 제1호에 따른 정신질환자. 다만, 전문의가 의료인으로서 적합하다고 인정하는 사람은 그러하지 아니하다.

(2) 마약 · 대마 또는 향정신성의약품 중독자

(3) 금치산자, 한정치산자

(4) 이 법 또는 형법 제233조, 제234조, 제269조, 제270조, 제317조 제1항 및 제347조(허위로 진료비를 청구하여 환자나 진료비를 지급하는 기관이나 단체를 속인 경우만을 말한다), 보건범죄단속에 관한 특별조치법, 지역보건법, 후천성면역결핍증예방법, 응급의료에 관한 법률, 농어촌 등 보건의료를 위한 특별조치법, 시체해부 및 보존에 관한 법률, 혈액관리법, 마약류관리에 관한 법률, 약사법, 모자보건법, 그 밖에 대통령령으로 정하는 의료 관련 법령을 위반하여 금고 이상의 형을 선고받고 그 형의 집행이 종료되지 아니하였거나 그 집행을 받지 아니하기로 확정되지 아니한 자

시험과목 · 시간표

시험과목(문제수)		시험형식	입장시간	시험시간
1과목 기초간호학 개요[35] (치의학기초개론 및 한의학기초개론을 포함) 2과목 보건간호학 개요[15] 3과목 공중보건학 개론[20]	총점 70점	객관식 5지선다형 (1점/1문제)	9:30	10:00 ~ 11:40(100분)
4과목 실기[30]	총점 30점			

합격기준

◉ 합격자 결정

(1) 간호조무사 및 의료유사업자에 관한 규칙 제7조 제1항에 의거 매 과목 만점의 40퍼센트 이상, 전 과목 총점의 60퍼센트 이상 득점한 자를 합격자로 한다.

(2) 응시자격이 없는 것으로 확인된 경우에는 합격자 발표 이후에도 합격을 취소한다.

인터넷 접수

◉ 인터넷 접수 준비사항

– 회원가입 등

- 회원가입 : 약관 동의(이용약관, 개인정보 처리지침, 개인정보 제공 및 활용)
- 아이디 / 비밀번호 : 응시원서 수정 및 응시표 출력에 사용
- 연락처 : 연락처1(휴대전화번호), 연락처2(자택번호), 전자 우편 입력

  ※ 휴대전화번호는 비밀번호 재발급 시 인증용으로 사용됨

– 응시원서 : 국시원 홈페이지 [시험안내 홈] – [원서접수] – [응시원서 접수]에서 직접 입력

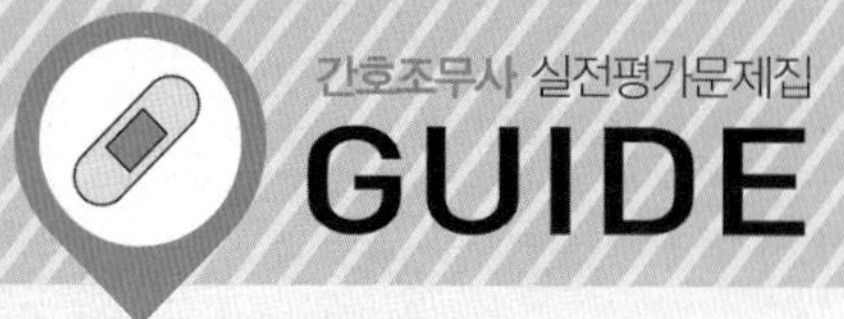

- 실명인증 : 성명과 주민등록번호를 입력하여 실명인증을 시행, 외국국적자는 외국인등록증이나 국내거소신고증 상의 등록번호사용. 금융거래 실적이 없을 경우 실명인증이 불가능하다.
  NICE신용평가정보(1588-2486, http://www.idcheck.co.kr)에 문의
- 공지사항 확인
  ※ 원서 접수 내용은 접수 기간 내 홈페이지에서 수정 가능(주민등록번호, 성명 제외)

– 사진파일 : jpg 파일(컬러), 276×354픽셀 이상 크기, 해상도는 200dpi 이상

방문접수

◉ 방문 접수 대상자

– 접수기관 도과 등으로 인터넷 접수가 불가능한 자

◉ 방문 접수 시 준비 서류

– 응시원서 1매(국시원 홈페이지 [시험안내 홈]–[시험선택]–[서식모음]에서 「보건의료인국가시험 응시원서 및 개인정보 수집 · 이용 · 제3자 제공 동의서(응시자)」 참고)
– 동일 사진 2매(3.5×4.5cm 크기의 인화지로 출력한 컬러사진)
– 개인정보 수집 · 이용 · 제3자 제공 동의서 1매(국시원 홈페이지 [시험안내 홈]–[시험선택]–[서식모음]에서 「보건의료인국가시험 응시원서 및 개인정보 수집 · 이용 · 제3자 제공 동의서(응시자)」 참고)
– 응시수수료(현금 또는 카드결제)
※ 대리접수 시 제출서류와 함께 응시원서에 응시자 도장 날인 또는 서명이 되어 있어야 합니다.

◉ 응시수수료 결제

– 결제 방법 : 현금, 신용카드, 체크카드 가능
– 마감 안내 : 방문접수 기간 18:00시까지(마지막 날도 동일)

간호조무사 실전평가문제집

CONTENTS

제1회 실전평가문제

제1회 실전평가문제

제1과목 기초간호학 개요

Nurse Assistant

01 수은 체온계를 이용하여 구강으로 체온을 측정할 수 있는 환자는?

① 기침이 심한 환자
② 의식불명 환자
③ 영아
④ 복막염 수술 환자
⑤ 구강수술 환자

해설 구강체온 측정 금기 환자
- 호흡곤란 환자
- 무의식 환자
- 5세 이하의 어린이자
- 정신질환자
- 구강이나 비강수술 환자
- 산소 투여중인 환자
- 기침이 심한 환자
- 음식 섭취 후 10분 이내
- 찬 음식 또는 뜨거운 음식을 섭취한 후 30분 이내

02 침대에서 오래 있는 대상자의 욕창 예방 간호중재로 옳지 않은 것은?

① 움직이지 않도록 한다.
② 등 마사지를 자주 실시한다.
③ 침요가 구겨지지 않도록 한다.
④ 의자에 앉을 때 미끄러지지 않도록 한다.
⑤ 상처 배액물과 관련된 습기로부터 피부를 보호한다.

해설 욕창을 예방하기 위해서는 체위변경을 2시간마다 해야 한다. 2시간이 지나면 모세혈관압의 변화가 오기 때문에 피부에 압력이 생겨 욕창이 발생할 환경이 만들어진다.

Answer 01 ④ 02 ①

03 **기도흡인 시 소요되는 시간은 총 몇 분을 초과해서는 안 되는가?**

① 1분
② 2분
③ 5분
④ 10분
⑤ 15분

해설 기도흡인을 오래 할 경우 저산소증에 빠질 수 있기 때문에 흡인 시 10초 이내, 총 5분을 초과하지 않도록 한다.

04 **고막체온 측정방법으로 옳은 것은?**

① 1분간 측정시간이 필요하므로 환자 옆에 지킨다.
② 성인의 경우 전하방으로 귓바퀴를 잡아당겨 삽입한다.
③ 삼출성 중이염이 있는 경우 단시간에 측정이 가능하다.
④ 소아의 경우 후하방으로 귓바퀴를 잡아당겨 삽입한다.
⑤ 고막체온을 측정하기 전에 외이도를 알코올 솜으로 닦는다.

해설 고막체온의 특징
- 심부체온을 정확하게 반영한다.
- 3세 이하의 어린이는 귀를 후하방으로, 성인은 후상방으로 당겨 측정해야 한다.

05 **맛이 불쾌한 물약을 투여하기 전 불쾌감을 감소시키기 위해 주어야 할 것은?**

① 마른 빵 조각
② 사탕
③ 레몬주스
④ 얼음 조각
⑤ 뜨거운 차

해설 맛이 불쾌하거나 쓴 약을 먹이기 전에 얼음을 먹게 하면 불쾌감이 감소하거나 쓴맛이 덜 난다.

06 **간호조무사의 직업적 태도로 옳지 않은 것은?**

① 출퇴근 근무시간을 엄수한다.
② 야근 후에는 충분히 쉬고 건강을 유지한다.

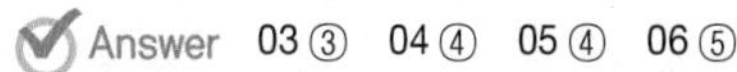
Answer 03 ③ 04 ④ 05 ④ 06 ⑤

③ 독서를 통해 교양과 자질을 함양한다.

④ 환자상태를 관찰하고 특이한 증상 발견 시 간호사에게 보고한다.

⑤ 환자와 보호자의 관련된 사생활에 대해 토의한다.

해설 간호조무사의 직업적 태도

- 출퇴근 근무시간을 엄수한다.
- 야근 후에는 충분히 쉬고 건강을 유지한다.
- 독서를 통해 교양과 자질을 함양한다.
- 환자상태를 관찰하고 특이한 증상 발견 시 간호사에게 보고한다.
- 환자와 보호자의 관련된 사생활은 비밀로 지켜야 한다.

07 다음 중 객담 검사를 위한 채취방법으로 가장 적절한 방법은?

① 자기 전에 뱉도록 한다.

② 시간은 상관없다.

③ 객담 검사를 하려면 금식을 해야 한다.

④ 아침에 양치질 후 수집한다.

⑤ 이른 아침에 입안을 물로 헹군 후 첫 기침하여 받는다.

해설 객담 검사 채취방법

- 구강 내 세균에 의해 검체가 오염되는 것을 방지하기 위해 가래 뱉기 전에 입을 물로 씻어낸다(치약은 금지한다).
- 객담은 밤새 농축된 것을 아침에 뱉는 것이 좋다.

08 다음 중 기초신진대사율 검사에 대한 설명으로 옳은 것은?

① 검사 전 안정을 취하도록 하여 금식한다.

② 호흡곤란의 원인을 규명하는 검사이다.

③ 검사 후 절대 안정하도록 한다.

④ 검사 전에 식사 제한은 하지 않는다.

⑤ 수면 상태에서 신체를 유지하는 데 필요한 최대 에너지량을 말한다.

해설 기초신진대사율

- 깨어있는 상태에서 신체를 유지하는 데 필요한 최소 에너지량을 말한다.
- 검사 전에는 안정을 취하고 금식한다.

Answer 07 ⑤ 08 ①

09 다음 중 체온을 상승시키는 요인은?

① 분노와 화
② 신경계의 억압
③ 낮은 기온
④ 차가운 음료의 섭취
⑤ 수면

해설 • 체온을 상승시키는 요인 : 운동, 전율, 음식물 섭취, 흥분, 스트레스, 분노, 환경적 고온 등이 있다.
• 체온을 저하시키는 요인 : 활동저하, 수면, 낮은 기온, 찬음료 섭취, 신경계 억압, 기아, 연령의 증가 등이 있다.

10 격리병실에서 지켜야 할 지침으로 옳지 않은 것은?

① 손을 씻은 후 수도꼭지를 소독타월로 싸서 잠근다.
② 격리병실에서 사용하는 침요는 고무커버로 씌운 것을 사용한다.
③ 격리병실에서 사용된 기구나 쓰레기는 이중 포장법을 이용하여 처리한다.
④ 청결구역에 가운을 걸 때는 가운의 안쪽이 밖으로 나오게 한다.
⑤ 격리병실 안에 격리가운을 걸어둘 때는 가운의 안면이 밖으로 나오게 건다.

해설 격리병실에서 지켜야 할 지침
• 손을 씻은 후 수도꼭지를 소독타월로 싸서 잠근다.
• 격리병실에서 사용하는 침요는 고무커버로 씌운 것을 사용한다.
• 격리병실에서 사용된 기구나 쓰레기는 이중 포장법을 이용하여 처리한다.
• 청결구역에 가운을 걸 때는 가운의 안쪽이 밖으로 나오게 한다.
• 격리병실 안에 격리가운을 걸어둘 때는 가운의 겉면이 밖으로 나오게 건다.

11 의료인의 손이나 병원 기구를 통해 환자가 감염되는 것을 무엇이라고 하는가?

① 의원성 감염
② 내인성 감염
③ 오염
④ 교차감염
⑤ 창상감염

해설 교차감염 : 의료인의 손이나 병원 기구를 통해 환자가 감염되는 것으로 손씻기를 통해 예방할 수 있다.

Answer 09 ① 10 ⑤ 11 ④

12 혈액과 세포 사이에 일어나는 가스교환을 무엇이라고 하는가?

① 내호흡
② 과호흡
③ 과도호흡
④ 외호흡
⑤ 무호흡

해설
- **내호흡** : 혈액과 세포 사이의 가스교환이다.
- **외호흡** : 폐포와 폐포모세혈관의 가스교환이다.

13 담즙에 대한 설명으로 옳게 설명하고 있는 것은?

① 단백질을 소화시킨다.
② 소화효소를 가지고 있다.
③ 간에서 생성되며 지방을 소화시킨다.
④ 담낭에서 생성되며 지방을 소화시킨다.
⑤ 담낭에서 생성되며 십이지장으로 배설된다.

해설 담즙
- 담즙은 간의 세포에서 일정한 비율로 생성되며 간관, 담낭관을 거쳐 담낭에 저장 농축되었다가 분비자극이 있을 때 간헐적으로 담낭에서 담낭관, 총담관을 거쳐 십이지장으로 배출된다.
- 담즙은 지방소화에 필수적인 담즙산염과 담즙을 통해 배설되는 담즙색소, 콜레스테롤, 물, 전해질 등으로 구성된다.

14 혈액의 성분과 그와 연관된 설명으로 옳은 것은?

① 적혈구 – 식균작용을 한다.
② 혈소판 – 혈액응고에 관여한다.
③ 적혈구 평균수명 – 약 80일이다.
④ 혈장 – 90% 이상이 단백질로 형성되어 있다.
⑤ 백혈구 – 과립백혈구에는 임파구와 단핵구가 있다.

해설 혈액의 성분
- **적혈구** : 폐와 조직 사이에 산소와 이산화탄소를 운반한다. 수명은 약 120일이다.
- **혈소판** : 혈소판은 혈액응고 인자를 함유하고 있으며 부착, 집합 및 응집반응 등의 성질을 있다.
- **혈청** : 혈장 내 용질은 알부민, 글로불린, 피브리노겐, 프로트롬빈의 혈장 단백질을 지니고 있다. 또한 90% 이상이 물로 구성되어 있으며 여기에 산소, 이산화탄소 같은 기체, 아미노산, 당분, 지방과 같은 영양물질, 전해질, 호르몬 등이 있다.
- **백혈구** : 과립백혈구에는 호중고, 호산구, 호염기구가 있으며 무과립 백혈구에는 림프고와 단핵구가 있다.

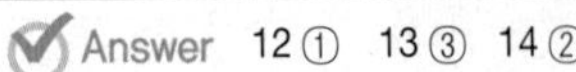
Answer 12 ① 13 ③ 14 ②

15 교감신경을 자극했을 때 일어날 수 있는 생리현상은?

① 동공의 수축
② 기관지 수축
③ 눈물샘의 분비 촉진
④ 소화관 연동운동 억제
⑤ 방광 수축으로 인한 배뇨 촉진

해설 교감신경 자극 시의 생리현상
- 동공의 확대
- 근육의 세동맥 확장
- 방광과 항문의 조임근 수축
- 소화관 연동운동 억제
- 심장 박동수 증가
- 혈압의 상승
- 기관지 수축
- 방광 수축으로 인한 배뇨의 촉진

16 타액에 들어 있는 소화효소는?

① 펩신
② 락타아제
③ 아밀라아제
④ 에랩신
⑤ 프티알린

해설 타액에 성분 중 프티알린은 요리된 전분을 맥아당과 포도당으로 가수분해한다.

17 약품관리 시 옳은 것은?

① 라벨이 손상된 약은 투여해서는 안 된다.
② 투여하지 않은 약은 다시 약병에 부어 둔다.
③ 침전물이 있거나 변색된 약은 나중에 사용한다.
④ 마약이나 향정신성의약품은 냉장고에 보관한다.
⑤ 잉여약품은 병동에 보관한다.

해설 약품관리
- 라벨이 손상된 약은 투여해서는 안 된다.
- 투여하지 않은 약은 다시 약병에 부어 두지 말고 버린다.
- 침전물이 있거나 변색된 약은 약국으로 돌려보내거나 버린다.
- 마약이나 향정신성의약품은 이중 잠금장치가 있는 곳에 보관해야 한다.
- 잉여약품은 약국으로 돌려보낸다.

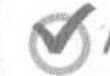
Answer 15 ④ 16 ⑤ 17 ①

18 유아나 둔군의 양이 적은 대상자에게 알맞은 근육주사 부위로 옳은 것은?

① 외측광근 부위
② 둔부의 복면 부위
③ 삼각근 부위
④ 견갑골 부위
⑤ 내측광근 부위

해설 근육주사 시 유아나 둔근의 양이 적은 대상자에게는 외측광근 부위를 근육주사한다.

19 치아에 검게 착색되는 액체성 약물은?

① 진해제
② 진통제
③ 진정제
④ 철분제
⑤ 항생제

해설 철분제를 구강투여 시 치아가 착색될 수 있으므로 빨대를 사용하도록 교육한다.

20 안약 투여방법으로 옳은 것은?

① 대상자가 아래를 쳐다보게 한다.
② 안약의 점적 시 끝을 눈 가장자리에 대고 흐르도록 한다.
③ 안약 투여 후 누관으로 약이 유출되는 것을 방지하기 위해 내각을 눌러준다.
④ 연고를 투여한 후 안구를 굴리지 말고 조용히 눈을 감게 한다.
⑤ 하부결막낭의 외각에서 내각으로 가로 1~2cm 연고를 바른다.

해설 안약투여 방법

1. 연고
   ㉠ 튜브 끝이 눈에 닿지 않도록 한다.
   ㉡ 하부결막낭 내각에서 외각의 방향으로 바른다.
   ㉢ 투약 후 눈을 감게 하고 손으로 만지지 않도록 한다.
   ㉣ 약물의 고른 퍼짐을 위해 눈을 감고 눈동자를 굴리도록 한다.
2. 물약
   ㉠ 점적기 끝이 눈에 닿지 않도록 한다.
   ㉡ 하부결막낭 중앙에 정확한 용량을 점적한다.
   ㉢ 약이 누관으로 유출되는 것을 방지하기 위하여 투약 후 내각을 눌러준다.

Answer 18 ① 19 ④ 20 ③

21 **B형간염 예방법으로 옳은 것은?**

① 성교 시 콘돔은 사용하지 않아도 된다.
② 면역을 위해 운동을 실시한다.
③ B형간염 환자의 혈액이 묻은 주사기는 분리하여 버린다.
④ 사용한 주삿바늘은 뚜껑을 닫고 일회용 용기에 버린다.
⑤ 항체가 없는 의료인은 꼭 백신접종을 한다.

해설 B형간염 예방법
- 성교 시 정액을 통해서도 전염되므로 콘돔을 사용하는 것이 좋다.
- 면역을 위해 백신접종을 한다.
- B형간염 환자의 혈액이 묻은 주사기는 분리하지 말고 특수 바늘통에 버린다.
- 사용한 주삿바늘은 뚜껑을 닫지 않고 일회용 용기에 버린다.

22 **간질 환자가 바닥에 쓰러져 발작 증상을 일으킬 때 해야 할 일은?**

① 침대에 옮겨 눕힌다.
② 앙와위로 눕혀 분비물이 흡인되지 않도록 한다.
③ 발작상태를 멈추기 위해 억제대를 사용한다.
④ 옷을 느슨하게 하고 손상 위험이 있는 요인을 제거한다.
⑤ 항경련제를 즉시 투여한다.

해설 간질 환자의 간호중재
- 가장 먼저 할 일은 환자의 혀를 물지 않도록 구강 내에 압설자나 깨끗한 수건을 삽입한다.
- 측위로 눕혀 분비물이 흡인되지 않도록 한다.
- 옷을 느슨하게 해주고 손상 위험이 있는 요인을 제거한다.

23 **24시간 소변수집 시 간호로 옳지 않은 것은?**

① 소변수집 시작 시간에 배뇨한 첫 소변부터 모은다.
② 다른 검사를 위해 수집용기에서 소변을 덜어내지 않는다.
③ 방광을 비운 정확한 시간을 검사 시작 시간으로 간주한다.
④ 화장실에 '24시간 요검사물채뇨 중'이라는 표시를 달아 둔다.
⑤ 검사가 끝나는 마지막까지 배뇨를 하여 검사물에 포함시킨다.

해설 24시간 소변 수집방법 시 소변수집 시작 시간에 배뇨한 것은 버리고 그 다음부터 모은다.

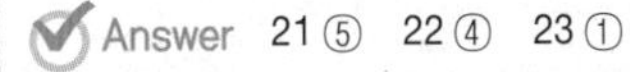
Answer 21 ⑤ 22 ④ 23 ①

24 다음 중 외과적 무균술이 요구되는 상황은?

① 입원환자 침상 정돈 시 ② 역격리 환자 간호 시
③ 경구투약 준비 시 ④ 요추천자 시
⑤ 소변수집 시

해설 외과적 무균술이 요구되는 상황
- 도뇨관 삽입(인공도뇨 시)
- 주사약 준비 과정
- 멸균 물품을 다룰 때
- 주사 투여 시
- 요추 천자 시
- 개방창상이나 수술부위의 드레싱 교환 시
- 수술복 착용, 수술기계 소독, 수술 모자 착용 시

25 일반 요검사에 대한 설명이다. 바르게 설명한 것은?

① 취침 전에 받는 것이 좋다.
② 처음 소변을 버리고 중간 소변을 받는다.
③ 24시간 동안 수집한 소변을 검사하는 것이다.
④ 인공도뇨를 통하여 무균적으로 검사한다.
⑤ 검체는 실온보관해야 한다.

해설 일반 요검사
- 이른 아침 첫 소변이 좋다.
- 배뇨 시 처음 50CC 정도는 버리고 중간뇨를 2/3 이상 받는다.
- 처음 소변은 미생물과 세포파편을 요도구 밖으로 씻어내므로 검체로 적합하지 않다.

26 쇼크증상을 보이는 환자간호 중 옳지 않은 것은?

① 산소를 공급한다.
② 말초순환 상태를 사정한다.
③ 다리를 심장보다 낮게 한다.
④ 대상자 곁에서 상태를 계속 관찰한다.
⑤ 금기가 아니면 정맥주입 속도를 빠르게 한다.

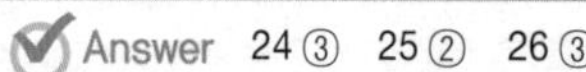
Answer 24 ③ 25 ② 26 ③

해설 쇼크 증상 대상자의 간호중재
- 산소를 공급한다.
- 다리를 심장보다 높게 한다.
- 금기가 아니면 정맥주입 속도를 빠르게 한다.
- 말초순환 상태를 사정한다.
- 대상자 곁에서 상태를 계속 관찰한다.

27 수술 전 심호흡과 기침에 대한 교육을 시키는 이유는?

① 수술로 인한 불편감 제거를 위해
② 수술에 관한 충분한 지식을 갖게 하기 위해
③ 수술 후 호흡기계 합병증을 예방하기 위해
④ 병원과 의료팀에게 신뢰감을 갖도록 하기 위해
⑤ 신진대사를 감소시켜 수술 결과를 좋게 하기 위해

해설 전신마취를 한 수술일 경우 마취제가 아직 폐에 남아 있기 때문에 무기폐 등과 같은 폐합병증을 일으킬 수 있다. 그러므로 심호흡, 기침 혹은 공 불기 등을 해야 한다.

28 분변매복이 잘 발생하는 대상자로 옳지 않은 것은?

① 장기간 부동환자
② 무의식 환자
③ 규칙적인 식이요법 중인 환자
④ 쇠약한 대상자
⑤ 혼돈상태 환자

해설 변비의 원인
- 부동
- 소량 섭취하거나 편식
- 질환이나 복용하는 약물
- 식사시간이 불규칙한 경우

29 임신으로 인한 신체적 변화로 옳은 것은?

① 백혈구 수가 줄어든다.
② 적혈구 수가 줄어든다.
③ 심박출량이 30~50%까지 증가한다.
④ 임신 2기와 3기 동안 백혈구가 감소한다.
⑤ 자궁의 압박으로 호흡을 길게 한다.

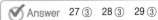

Answer 27 ③ 28 ③ 29 ③

해설 임신으로 인한 변화
- 혈액량이 30% 증가하기 때문에 생리적 빈혈을 초래한다.
- 적혈구가 18~33% 증가하고 백혈구는 임신 2기와 3기 동안 증가한다.
- 헤모글로빈과 헤마토크릿이 모두 저하된다.

30 자궁 출혈이 심한 환자에게 제일 먼저 해야 하는 간호는?

① 자궁수축제를 준다.
② 의사에게 연락한다.
③ 유도 분만 준비를 한다.
④ 더운물 주머니를 대준다.
⑤ 트렌델렌버그 체위를 해준다.

해설 산후 출혈의 간호중재
- 가장 먼저 일단 하지를 올려 주고 트렌델렌버그 체위를 취해주고 의사나 간호사에게 보고한다.
- 출혈량 기록 및 활력징후 측정, 오로의 색, 양, 냄새를 관찰하고 기록한다.
- 회음부 주위의 열상 확인 및 봉합, 자궁저부에 얼음주머니를 적용한다.

31 심한 빈혈로 산전 치료를 받았던 40세 비만 여성이 제왕절개술로 분만한 후 예후가 좋지 않아 오랫동안 침상 생활을 하고 있다. 이로 인해 발생할 수 있는 산후 합병증은?

① 유방염
② 산후출혈
③ 임신성 고혈압
④ 자궁내막염
⑤ 혈전성 정맥염

해설 산욕기 혈전성 정맥염은 갑자기 발생하여 대퇴 부위에 심한 통증과 부종이 나타난다. 하지나 대퇴 부위의 정맥에 혈전이 생겼을 때 다리를 뻗쳐 발목을 뒤로 굴곡시키면 장딴지 부위가 몹시 아픈 호만 징후가 나타난다.

32 자연분만 후 퇴원한 산모의 산욕기 관리로 옳은 것은?

① 성관계는 출산 1주일 후부터 가능하다.
② 출산 6~8주 후에 검진을 받으러 오게 한다.
③ 산후 1개월은 산후통이 있다고 안심시킨다.
④ 오로가 있어도 통목욕을 권장한다.
⑤ 자궁회복을 위해 운동을 삼간다.

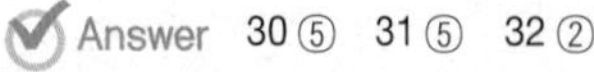
Answer 30 ⑤ 31 ⑤ 32 ②

★해설 산욕기 간호 : 활력 증상, 요와 장의 배설, 유방간호, 유즙분비 촉진, 자궁저부의 높이 측정과 수축 정도, 통 목욕은 분만 후 4~6주 후에 실시한다.

33 유아의 사회 정서적 발달에 대한 설명으로 옳은 것은?

① 인공 젖꼭지를 사용한다.
② 독감, 중이염 등 질병에 걸릴 확률이 높다.
③ 신체 손상에 대한 두려움이 뚜렷해져서 조심하게 된다.
④ 스트레스의 자극으로 정서가 발달된다.
⑤ 유아기에 나타나는 행동특성은 거절증, 떼쓰는 것, 의식적인 행동, 양가감정, 분리불안 등이 있다.

★해설 유아의 사회 정서적 발달
- 이 시기에 흔히 관찰되는 행동 특성으로는 거절증, 떼쓰는 것, 의식적인 행동, 양가감정 등이 있다.
- 또한 이 시기에 심리적 요인으로 인하여 유아에게 야뇨증이 자주 발생한다.

34 신경성 식욕부진 아동을 위한 간호는?

① 식욕촉진제 투여
② 간호의 치료 과정에 가족의 참여를 제한
③ 증상의 개선을 위하여 완고한 태도로 교육
④ 자존심을 강화시키기 위한 교육활동을 계획
⑤ 아동이 표현하는 부정적 감정을 억누르는 교육을 시킴

★해설 신경성 식욕부진 아동은 자존감을 강화시키기 위한 교육활동으로 증상을 개선시켜야 한다.

35 영유아 구강관리 시 불소를 사용하는 이유로 옳은 것은?

① 치주질환 예방
② 치아우식증 예방
③ 풍치 예방
④ 치아 모형의 기형 방지
⑤ 반상치

★해설 불소는 치아우식증 예방을 위해 사용된다.

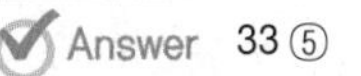

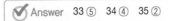

Answer 33 ⑤ 34 ④ 35 ②

36 **지역사회 간호사업의 기본 원리가 아닌 것은?**

① 뚜렷한 목표와 목적이 있다.

② 지역사회에서 이용 가능한 것이어야 한다.

③ 개인 환자보다는 가족이 사업에 단위가 된다.

④ 보건교육과 건강상담은 사업의 중요한 부분이다.

⑤ 건강목표 달성을 위한 의사결정의 주체는 간호조무사이다.

해설 지역사회 간호사업의 기본 원리

지역사회 간호사업은 지역사회 주민 전체의 건강증진에 그 목적이 있으며 가장 중요한 목적은 가족으로 하여금 건강의 필요성을 인식시키고, 건강문제 해결에 대한 힘을 길러 주는 것(가족 단위의 자기관리 능력)이다.

37 **금연 프로그램에 참가하여 유지단계에 있는 금연 대상자를 돕기 위한 지역사회 간호조무사의 역할로 옳은 것은?**

① 흡연으로 인해 폐암에 걸린 사례 사진을 보여준다.

② 담배의 유해 성분을 확인할 수 있는 실험에 참여시킨다.

③ 흡연이 자신과 가족 건강에 미치는 영향과 위험성에 대해 교육한다.

④ 금연의 유익성에 대해 정보를 제공한다.

⑤ 1개월 이상 금연을 하고 있으므로 대상자에게 담배 유혹 대처법을 교육한다.

해설 보건소의 금연 프로그램의 단계

- **계획이전단계** : 아직 담배를 끊고 싶다는 생각이 전혀 없는 상태
- **계획단계** : 담배가 해롭다는 것을 인정하고 당장 금연을 하고자 하는 것은 아닌 단계
- **준비단계** : 금연을 준비하는 단계
- **행동단계** : 금연으로 돌입하는 과정으로 금연을 시작한 지 1개월 이내
- **유지단계** : 적어도 1개월 이상 금연을 지속하고 있는 단계

Answer 36 ⑤ 37 ⑤

38 **지역사회 주민의 건강에 영향을 미치는 요인이 아닌 것은?**

① 주민의 경제수준 ② 보건의료 전달체계
③ 정치 · 사회적 영향 ④ 의료기관의 수와 분포
⑤ 간호조무사의 사회적 지위

해설 지역사회 주민 건강에 영향을 미치는 요인 : 주민의 경제수준, 보건의료 전달체계, 정치 · 사회적 영향, 의료자원의 수와 분포

39 **우리나라 국민건강증진법에 의한 범국민 건강생활 실천 내용으로 옳은 것은?**

① 청소년 음주예방 교육 강화
② 학교, 직장 내 금연교육 프로그램 개발 · 보급
③ 보건소 주민복지시설 등에 운동시설 설치 유도
④ 가공식품에 대한 영양표시제 도입
⑤ 질병의 조기발견을 위한 검진 및 처방

해설 국민건강증진사업
- 건강증진 프로그램의 개발 및 실시
- 주민건강의 증진에 관한 세부계획의 수립 및 시행
- 금연 및 절주운동
- 담배 자판기 설치 단속
- 질병의 조기발견을 위한 검진 및 처방

40 **1차 보건의료 사업의 대상자로 옳은 것은?**

① 건강위험인자를 가진 취약한 집단 ② 지역사회 주민 전체
③ 보건소에 등록된 대상자 ④ 질병에 걸린 개인 및 가족 집단
⑤ 만성 퇴행성 일지

해설 1차 보건의료 사업의 대상자는 지역사회 주민 전체이다.

41 **우리나라 의료 취약지역에서 의료행위를 하기 위하여 보건진료소에 근무하는 자는?**

① 보건진료 전담 공무원 ② 가정방문 간호사
③ 특수방문 간호사 ④ 간호사
⑤ 공중보건의

해설 보건진료 전담 공무원은 의료 취약지역에서 의료행위를 하기 위하여 보건진료소에 근무하는 사람을 말한다.

Answer 38 ⑤ 39 ④ 40 ② 41 ①

42 지역주민의 건강증진 및 질병예방 관리를 위해 보건소의 업무로 옳은 것은?

① 식품의 품질관리, 의료조사 연구

② 보건요원 훈련, 보건시설의 설치 및 관리

③ 보수교육 관리, 보건요원의 훈련

④ 보수시설 관리, 비전염성 질환 관리

⑤ 영양관리사업, 모성과 영유아의 건강

해설 보건소의 업무

- 국민건강증진, 구강건강, 영양관리사업 및 보건교육
- 감염병의 예방 및 관리
- 모성과 영유아의 건강 유지 및 증진
- 여성, 노인, 장애인의 건강유지 및 증진
- 정신건강증진 및 생명 존중에 관한 사항
- 지역주민에 대한 진료, 건강검진 및 만성질환 등의 질병관리에 관한 사항
- 가정 및 사회복지시설 등을 방문하여 행하는 보건의료사업

43 지역사회 간호사업에서 이루어지는 가정방문에 대한 설명으로 옳지 않은 것은?

① 실제 환경에서 자료를 수집할 수 있다.

② 실제 환경에서 적절한 간호를 제공할 수 있다.

③ 가족 전체의 장점과 취약점을 확보할 수 있다.

④ 활용 가능한 가족 내 자원을 직접 파악할 수 있다.

⑤ 방문을 통해 모든 가족을 개별적으로 간호할 수 있다.

해설 가정방문의 장점

- 방문을 통해 모든 가족의 포괄적 간호가 가능하다.
- 실제 가정환경에서 자료를 수집함으로써 간호를 제공하고 정확한 간호진단을 내릴 수 있다.
- 가정방문으로 친밀감을 유도하여 관계 형성이 용이하다.
- 보건교육 시 가정에서의 물건을 이용하므로 실천에 옮기기 쉽다.
- 움직이지 못하는 대상자에게 간호제공이 가능하다.
- 대상자들은 시간과 비용을 절감하다.
- 포괄적인 간호제공이 가능하다.

Answer 42 ⑤ 43 ⑤

44 **임신중독증을 예방하기 위해 실시하는 산전관리에 포함되는 것은?**

① 체중 및 당뇨 검사
② 혈압 및 단백뇨 검사
③ 혈색소 및 매독 검사
④ 단백뇨 및 혈색소 검사
⑤ 흉부 X-선 검사 및 혈압 측정

해설 임신중독증의 증상은 단백뇨, 고혈압, 부종이므로 이 증상을 중심으로 산전관리를 해야 한다.

45 **지역사회 간호조무사의 역할 중 옳지 않은 것은?**

① 그 지역 주민들의 요구를 알아낸다.
② 간호사의 지시, 감독하에 업무를 보조한다.
③ 보건통계 작성에 협조한다.
④ 진찰실 정리 및 진료 시 보조한다.
⑤ 응급처치를 한다.

해설 지역사회 간호조무사의 역할

- 그 지역 주민들의 요구를 알아낸다.
- 간호사의 지시, 감독하에 업무를 보조한다.
- 보건통계 작성에 협조한다.
- 진찰실 정리 및 진료 시 보조한다.
- 가족 전체의 건강을 지도한다.
- 환자상태를 파악한다.
- 보건교육의 장소 및 도구를 준비한다.
- 환자의 조기발견과 계몽에 노력한다.
- 임산부에 대한 보건교육을 실시한다.
- 응급처치 및 시범교육 시 조력하도록 한다.

46 **지역사회 간호사업에 주민을 참여시키는 이유는?**

① 보건사업 중에 문제 발생 시 법적 책임을 묻기 위해
② 주민 스스로 모든 문제를 해결하도록 이끌기 위해
③ 다른 지역보다 보건사업의 번창을 위해
④ 보건사업의 전 과정 의사결정 시 주민의 의견을 반영하기 위해
⑤ 주민의 경제적 도움이 있어야 사업이 가능하기 때문에

해설 지역사회 공동사업의 각 단계에서 의사결정에 주민들의 의견을 반영하는 것으로, 사회의 권력을 재분배하는 유효한 수단이며 모두가 참여할 수 있는 권리를 보유하는 과정이다.

Answer 44 ② 45 ⑤ 46 ④

47 **종래의 치료 위주에서 예방 위주로 보건의료가 변화하게 되면서 대두된 일차 보건의료에 대한 설명으로 옳은 것은?**

① 주민들이 지불할 수 있는 의료수가로 제공되어야 한다.

② 의료보호 카드 소지자만이 이용할 수 있다.

③ 특수 질환에 대한 집중적인 관리가 필수적이다.

④ 지역사회개발 사업과는 무관해야 한다.

⑤ 정부가 중심이 되어 진행되어야 한다.

해설 1차 보건의료의 개념

- 지역사회 주민들이 누구나 쉽게 이용할 수 있는 근접성이 있어야 한다.
- 주민들의 지불능력에 맞는 의료수가가 제공되어야 한다.
- 지역주민의 기본적인 건강요구에 기본을 두어야 한다.
- 주민과 보건의료팀과의 접근성과 수용성이 필요하다.
- 1차 보건의료는 지역사회개발 사업의 일환으로 이루어져야 한다.
- 기본적이고 보편적, 포괄적인 지역사회 건강문제를 관리한다.
- 의사, 간호사만이 아닌 보건의료팀을 통한 접근이 이루어져야 한다.
- 지역사회에서 가장 흔한 질병관리부터 우선하며 질병예방이 가능하다.

48 **재가 서비스를 받고 있는 대상자가 독감 예방접종을 요청한 경우 연계할 수 있는 기관은?**

① 보건소

② 노인복지관

③ 사회복지관

④ 자원봉사센터

⑤ 경로당

해설 재가 서비스를 받고 있는 노인이 독감 예방접종을 요청할 경우 보건소로 연계해야 한다.

49 **지역사회 보건사업을 수행할 때 가장 효과적인 사항으로 옳은 것은?**

① 보건요원의 계획대로 한다.

② 정부의 사업목표만 수행한다.

③ 방역사업을 우선적으로 고려하여 수행한다.

④ 그 지역사회 특성에 맞는 사업이어야 한다.

⑤ 중복되는 보건사업은 피한다.

해설 지역사회 간호사업을 수행할 때에는 그 지역사회 특성에 맞는 사업이 효과적이다.

Answer 47 ① 48 ① 49 ④

50 시범교육을 준비할 때 중요하게 고려해야 할 사항이 아닌 것은?

① 가장 최근 내용으로 한다.
② 중요한 부분은 반복해서 연습한다.
③ 시범에 사용할 기구는 미리 준비한다.
④ 단상을 잘 보이는 위치에 미리 준비한다.
⑤ 사람이 많을수록 좋으므로 1회 교육대상을 늘린다.

해설 사람이 많을수록 시범교육을 하는 것이 매우 번거롭다.

제3과목 공중보건학 개론

Nurse Assistant

51 세계보건기구(WHO)의 건강 개념으로 옳은 것은?

① 질병이 없는 상태
② 불구가 없는 상태
③ 자극이 없는 상태
④ 유전적 · 환경적으로 안녕 상태
⑤ 신체적 · 정신적 · 사회적으로 안녕 상태

해설 세계보건기구(WHO)의 건강 개념
"건강이란 단순히 질병이 없거나 허약하지 않다는 것을 말하는 것이 아니라 신체적 · 정신적 · 사회적으로 안녕한 상태이다."라고 건강을 정의하고 있다.

52 인간의 체온조절에 중요한 영향을 미치는 요소에 해당하지 않는 것은?

① 기온 ② 기습
③ 구름 ④ 기류
⑤ 복사열

해설 기후요소 중 인간의 체온조절에 중요한 기온, 기습, 기류, 복사열을 온열 요소라고 하며 이들에 의해 이루어진 종합적인 상태를 온열 조건이라고 한다.

Answer 50 ⑤ 51 ⑤ 52 ③

53 **대기오염이 가장 잘 발생하는 기상 조건은?**

① 눈이 올 때
② 날씨가 흐릴 때
③ 비가 많이 올 때
④ 바람이 많이 불 때
⑤ 기온역전이 되었을 때

해설 대기오염에 영향을 미치는 기상 조건

- 대기에 배출되는 오염 물질은 자체 정화작용인 희석작용, 세정작용, 산화작용, 살균작용 등에 의해 스스로 깨끗해지기도 하지만 기상과 지형의 변화에 따라 상당한 영향을 받는다.
- 대표적인 것으로 기온역전, 열섬효과, 대기의 난류 등이 있다.

54 **폐디스토마의 제2 중간숙주로 옳은 것은?**

① 우렁이
② 달팽이
③ 다슬기
④ 게와 가재
⑤ 붕어

해설 폐디스토마의 전파 경로

대변이나 객담에서 충란→다슬기→(제1 중간숙주)→참게, 참가재(제2 중간숙주)→비위생적인 조리나 생식 시 감염

55 **급성 시에는 점액성 혈변을 배설하여 복통을 동반하고 음료수 끓여 먹기, 위생적인 분변 관리, 파리 등 매개체 관리를 통해 예방하는 기생충 질환은?**

① 폐흡충증
② 아메바성 이질
③ 십이지장충증
④ 회충증
⑤ 요충증

해설 아메바성 이질

- 열대와 아열대에서 계절에 관계없이 발병하고 온대지역에서는 여름철에 많이 발생한다.
- 병원체는 원충류이다.
- 식수를 끓여 마시고 위생적으로 분변을 관리한다.
- 전신권태, 복부팽만감, 복통, 변통의 불규칙 등이 나타난다.

Answer 53 ⑤ 54 ④ 55 ②

56 피코르나 바이러스가 원인이며 구토와 황달을 동반한 제1군 감염병은?

① 세균성 이질　② A형간염
③ 장티푸스　④ 파라티푸스
⑤ 장출혈성대장균감염증

해설 A형간염
- **원인** : 피코르나 바이러스
- **증상** : 열, 구토, 복부불편감, 황달
- **예방** : 위생적인 식수, 주삿바늘 재사용 금지

57 감염병을 관리할 때 제일 어렵고 중요한 것은?

① 토양 관리　② 건강보균자 관리
③ 환자 관리　④ 노약자 관리
⑤ 동물병원소 관리

해설 건강보균자 관리
- 병원체에 의해 감염되고도 처음부터 전혀 증상을 나타내지 않고 발병하지 않는 경우를 말한다.
- 병원체를 배출하는 보균자로, 특히 감염병 관리상 가장 관리가 어렵다.

58 만성질병의 역학적 특성으로 맞는 것은?

① 이환기간이 짧다.　② 유병률이 발생률보다 높다.
③ 유병률이 발생률보다 낮다.　④ 유병률 · 발생률이 모두 높다.
⑤ 유병률 · 발생률이 모두 낮다.

해설 만성질환의 특성
- 일단 발생하면 3개월 이상 오랜 기간의 경과를 취하며 직접적인 요인은 존재하지 않는다.
- 호전과 악화를 반복하면서 결국 점점 나빠지는 방향으로 진행한다.
- 연령 증가에 따라 유병률과 발생률이 증가하지만 유병률이 발생률보다 더 높다.
- 잠재기간이 길고 발생 시점이 불분명하며 개인차가 있다.
- 장시간에 걸쳐 치료와 감시, 재활이 필요하다.
- 만성질환은 생활습관과 관련이 깊다.
- 기능장애를 동반한다.

Answer 56 ② 57 ② 58 ②

59 우리나라의 4대 사회보험에 해당되지 않는 것은?

① 고용보험 ② 생명보험
③ 국민건강보험 ④ 국민연금보험
⑤ 산업재해보상보험

해설 우리나라의 4대보험에는 고용보험, 국민건강보험, 국민연금보험, 산업재해보상보험 등이 있다.

60 의료비 지불제도 중 등록된 환자나 사람 수에 따라 의사가 보상받는 방식으로 예방에 관심을 기울이게 되어 총 진료비 억제 효과가 있는 것은?

① 봉급제 ② 포괄수가제
③ 행위별 수가제 ④ 인두제
⑤ 총액계약제

해설 **인두제** : 등록된 환자나 사람 수에 따라 의사가 보상받는 방식으로 예방에 관심을 기울이게 되어 총 진료비 억제 효과가 있는 제도로 영국이 대표적인 나라이다.

61 의료인의 결격 사유로 옳지 않은 것은?

① 파산선고를 받고 다시 복권된 자
② 금치산자
③ 마약, 대마, 향정신성의약품 중독자
④ 한정치산자
⑤ 정신질환자

해설 의료인의 결격 사유
- 정신보건법에 따른 정신질환자
- 마약, 대마 또는 향정신성의약품 중독자
- 금치산자, 한정치산자
- 의료 관련 법령에 위반하여 금고 이상의 형의 선고를 받고 그 형의 집행이 종료되지 아니하거나 집행을 받지 아니하기로 확정되지 아니한 자

Answer 59 ② 60 ④ 61 ①

62 총 부양비를 옳게 나타낸 것은?

① 65세 이상 인구 / 15 ~ 64세 인구 × 100

② 15 ~ 64세 인구 / 65세 이상 인구 × 100

③ 65세 이상 인구 / 15세 미만과 64세 이상 인구 × 100

④ 15세 미만과 64세 이상 인구 / 15세 미만과 64세 이상 인구 × 100

⑤ 0 ~ 14세 인구 + 65세 이상 인구 / 15 ~ 64세 인구 × 100

해설 부양비

- 경제활동 연령층(15~64세)의 인구에 대한 비경제활동 연령인구의 비를 말한다.
- 경제활동 연령층의 인구가 비경제활동 연령인구를 개인당 몇 명이나 부양해야 하는가를 나타낸다.

63 산업피로를 예방하기 위한 대책으로 옳지 않은 것은?

① 작업 중 적절한 휴식시간 제공

② 작업환경의 유해인자 개선

③ 작업공구 및 작업자세를 인간공학적으로 고안

④ 과중한 유해노동의 부담 경감

⑤ 작업편성의 강제화

해설 산업피로의 예방대책

- 작업부하 측면의 개선(인간공학 대책, 환경개선 등)
- 작업편성의 자율화와 작업시간의 조절
- 휴식, 휴양의 확보와 생활조건의 개선

64 의료법상 의료기관이 아닌 것은?

① 조산원 ② 한방병원

③ 치과의원 ④ 보건소

⑤ 요양병원

해설 의료기관의 정의

- 의료기관이란 의료인이 공중 또는 특정 다수인을 위하여 의료, 조산의 업을 행하는 곳을 말한다.
- 의원, 치과의원, 한의원, 병원, 치과병원, 한방병원, 요양병원, 종합병원, 조산원 등이 속한다.

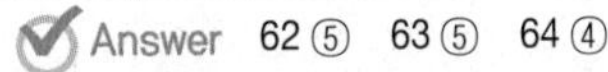
Answer 62 ⑤ 63 ⑤ 64 ④

65 간호조무사의 자격 인정은 누가 하는가?

① 보건소장
② 질병관리본부장
③ 보건복지부장관
④ 한국보건의료인 국가시험원장
⑤ 서울특별시장, 광역시장, 도지사

해설 간호조무사의 자격 인정은 보건복지부장관이 한다.

66 0~14세가 65세 이상 인구의 2배에 미치지 못하며 프랑스, 일본과 같이 인구 재생산력이 감소하는 인구 유형으로 옳은 것은?

① 종형
② 기타형
③ 피라미드형
④ 별형
⑤ 항아리형

해설 항아리형

- 사망률이 낮고 정체적이지만 출생률이 사망률보다 더욱 낮아 인구가 감소하는 감소형 인구이다.
- 이 형의 특징은 0~14세 인구가 65세 이상 인구의 2배에 미치지 못한다.
- 프랑스, 일본이 속하며 우리나라도 항아리형이라 할 수 있다.

67 간호조무사에게 적용되는 법은?

① 의료법
② 간호협회 정관
③ 모자보건법
④ 지역보건법
⑤ 특별조치법

해설 간호조무사는 무면허의료행위 금지의 규정에도 불구하고 간호보조업무에 종사할 수 있다(의료법 제80조).

68 「구강보건법」 제5조에 중시된 구강보건사업 기본계획에 포함되지 않는 것은?

① 학교구강보건사업
② 노인 및 장애인 구강보건사업
③ 사업장 구강보건사업
④ 중환자 특별구강사업
⑤ 구강보건에 관한 조사, 연구 및 교육사업

Answer 65 ③ 66 ⑤ 67 ① 68 ④

해설 구강보건사업 기본계획에 포함되어야 할 사업의 내용

- 구강보건에 관한 조사, 연구 및 교육사업
- 수돗물불소농도 조정사업
- 학교 구강보건사업
- 사업장 구강보건사업
- 노인, 장애인 구강보건사업
- 임신부, 영유아 구강보건사업
- 구강보건 관련 인력의 역량 강화에 관한 사업
- 기타 대통령이 정하는 사업(구강보건 관련 인력의 양성 및 수급에 관한 사업, 구강보건에 관한 홍보사업, 구강보건사업에 관한 평가사업, 기타 구강보건에 관한 국제 협력 등 보건복지부장관이 필요하다고 인정하는 사업)

69 혈액매매 행위금지에 해당되지 않는 것은?

① 헌혈증서 판매

② 헌혈증서 구입

③ 헌혈증서 판매구입 방조

④ 자신의 혈액을 금전상 대가를 받고 제공함

⑤ 혈액원에서의 채혈행위

해설 혈액매매행위 등의 금지 내용

- 금전, 재산상의 이익 기타 대가적 급부를 받거나 받기로 하고 자신의 혈액(헌혈증서 포함)을 제공하거나 약속하는 것
- 금전, 재산상의 이익, 기타 대가적 급부를 주거나 주기로 하고 타인의 혈액을 제공받거나 약속하는 것
- 혈액매매 행위금지 규정에 위반되는 행위의 교사, 방조, 알선을 하는 것
- 위의 이익을 받기로 하거나 주기로 하는 위반 행위를 알았을 때 그것과 관련된 혈액을 채혈하거나 수혈하는 것

70 감염병 예방법상 간헐적으로 유행할 가능성이 있어 지속적으로 그 발생을 감시하고 방역 대책의 수립이 필요한 감염병은?

① 콜레라 ② 페스트

③ B형간염 ④ 결핵

⑤ 한센병

해설 "제1군 감염병"이란 마시는 물 또는 식품을 매개로 발생하고 집단 발생의 우려가 커서 발생 또는 유행 즉시 방역대책을 수립하여야 하는 아래의 감염병을 말한다.

- 콜레라
- 장티푸스
- 파라티푸스
- 세균성 이질
- 장출혈성대장균 감염증
- A형간염

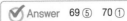

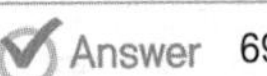 Answer 69 ⑤ 70 ①

71 심첨맥박 측정과 관련된 내용으로 옳지 않은 것은?

① 1분 동안 측정한다.
② 심첨맥박은 심첨부에서 촉진을 통해 측정한다.
③ 신생아, 3세 이하 어린이의 맥박을 사정하기에 적합하다.
④ 측정하는 동안 맥박수, 맥박의 강도와 규칙성 등을 평가한다.
⑤ 좌측 쇄골중앙선과 5번째 늑간이 만나는 부위에서 들을 수 있다.

해설 심첨맥박
- 심첨부에서 청진을 통해 맥박 측정이 가능하다.
- 1분 동안 정확히 측정한다.
- 신생아, 3세 이하 어린이의 맥박을 사정하기에 적합하다.
- 측정하는 동안 맥박수, 맥박의 강도와 규칙성 등을 평가한다.
- 좌측 쇄골중앙선과 5번째 늑간이 만나는 부위에서 들을 수 있다.

72 혈액 내에 이산화탄소가 증가할 경우 호흡수로 옳은 것은?

① 변화 없다.
② 감소한다.
③ 증가한다.
④ 감소하다 증가한다.
⑤ 증가하다 감소한다.

해설 이산화탄소의 특징
- 혈액 속에 이산화탄소가 증가할 경우 호흡수가 증가한다.
- 이산화탄소는 혈장에 용해되거나 헤모글로빈에 의해서 운반되지만 대부분 탄산수소염의 형태로 운반된다.

73 투약 시 지켜야 할 5가지 원칙 중 옳지 않은 것은?

① 정확한 양
② 정확한 용량
③ 정확한 주소
④ 정확한 시간
⑤ 정확한 대상자

해설 **투약의 기본 원칙** : 정확한 약물, 정확한 용량, 정확한 경로, 정확한 대상자, 정확한 시간

Answer 71 ② 72 ③ 73 ③

74 **간의 기능으로 옳지 않은 것은?**

① 담즙 형성
② 조혈기능
③ 응고인자 방해
④ 해독작용
⑤ 흡수된 영양분의 저장 및 대사작용

해설 간의 기능
- 담즙 형성
- 조혈기능
- 응고인자 형성
- 해독작용
- 흡수된 영양분의 저장 및 대사 작용

75 **약물중독이라고 의심되는 응급환자가 병원에 왔을 때 우선 시행해야 할 간호중재는?**

① 도뇨관 삽입
② 이뇨제 투여
③ 투석 요법
④ 위세척
⑤ 활력 징후 측정 관찰

해설 약물중독으로 병원 응급실에 왔을 때의 우선적 간호중재는 활력 징후를 측정하고 관찰하는 것이다.

76 **심폐소생술을 시행할 경우 가장 먼저 해야 할 사항은?**

① 약물 투여
② 인공호흡
③ 기도 개방
④ 환자의 반응 확인
⑤ 호흡의 확인

해설 심폐소생술 시 가장 먼저 환자의 반응(의식수준 사정)을 실시한다.

77 **감염병 환자와 보호자에게 감염교육을 실시할 때 가장 강조되어야 할 사항은?**

① 손씻기
② 음식물 관리법
③ 1회용품 사용법
④ 세탁물의 소독법
⑤ 소독가운 착용

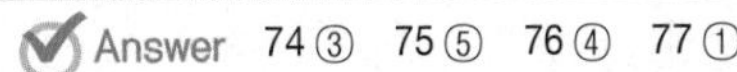

Answer 74 ③ 75 ⑤ 76 ④ 77 ①

해설 교차감염을 예방하기 위해 손을 씻어야 하는 경우

- 근무 시작 전후
- 가운 및 마스크 사용 전후
- 환자와 직접 접촉한 후
- 환자 붕대나 대소변을 만지고 난 후
- 처치나 투약 전

78 **상부 위장관 조영술을 위하여 금식해야 할 환자가 식사는 하지 않았지만 간식을 먹었다고 할 경우 옳은 간호는?**

① 그래도 촬영한다.　② 관장 후 촬영한다.

③ 30분 후에 촬영한다.　④ 위장관 촬영을 연기한다.

⑤ 물을 많이 마시고 촬영한다.

해설 상부 위장관 조영술

- 조영제인 바륨을 삼키게 해 식도, 위, 십이지장관의 폐쇄와 염증 등의 병변을 보기 위한 검사
- 검사 전 8시간 동안 금식하여야 한다.
- 검사 후 수분 섭취를 권장하여 바륨 배출을 촉진시켜야 한다.
- 만약 환자가 검사 전 음식물을 섭취하였다면 검사를 연기해야 한다.

79 **부분 위절제수술을 받은 환자의 급속이동증후군을 예방하기 위한 간호로 옳은 것은?**

① 위관영양을 시킨다.

② 음식을 소량씩 자주 준다.

③ 한번에 많은 양의 음식을 나누어 준다.

④ 음식 섭취 후 소화제를 복용시킨다.

⑤ 식사 중에 물을 많이 마시게 한다.

해설 급속이동증후군

- 주로 식후 5~30분 사이에 발생하며 어지러움, 실신, 구토, 심계항진, 발한, 복통, 창백, 설사 등의 증상이 있다.
- 예방법으로는 위를 천천히 비울 수 있게 횡와위로 조금씩 자주 식사하며 식후 20~30분 동안 누워 있고, 식사와 동시에 수분이나 국물을 함께 섭취하지 않도록 한다.

Answer 78 ④ 79 ②

80 **인체를 가로지르는 여러 개의 가상적 단면 중 인체를 앞뒤로 나누는 면을 무엇이라 하는가?**

① 가로단면 ② 시상단면
③ 관상단면 ④ 수평단면
⑤ 정중단면

해설 ① **가로단면(수평단면)** : 인체를 수평 방향으로 지나면서 위아래 두 부분으로 나누는 면
② **시상단면** : 정중단면에 평행한 면
⑤ **정중단면** : 인체를 좌우로 나누는 면

81 **방어벽 또는 그물을 형성하여 감염과 염증이 더욱 확대되는 것을 저지하는 중요한 역할을 하는 것은?**

① 방어세포 ② 백혈구
③ 적혈구 ④ 삼출액
⑤ 섬유소

해설 **섬유소에 의한 방어벽 형성** : 백혈구 증가나 식균작용과 마찬가지로 섬유소는 방어벽 또는 그물을 형성하여 감염과 염증이 더욱 확대되는 것을 저지하는 중요한 역할을 한다.

82 **광선치료 요법을 받는 신생아의 관리로 적절하지 않은 것은?**

① 탈수 문제가 있으므로 구강으로 수분을 공급한다.
② 눈의 손상을 방지하기 위해 검은 안대로 눈을 가려준다.
③ 광선을 온몸에 골고루 쪼이기 위해 체위변경을 자주 해준다.
④ 매일 빌리루빈 검사를 한다.
⑤ 얼음물 주머니를 적용한다.

해설 **신생아 황달 치료를 위한 광선요법의 간호**
- 탈수 증상을 관찰하고 눈의 손상을 방지하기 위해 눈 가리개를 하여 보호해 준다.
- 옷을 벗기고 광선을 온몸에 골고루 쪼이기 위해 체위 변경을 자주 해주되 생식기는 가려 준다.
- 수유 시에는 광선요법을 중단하고 수유한다.
- 구강으로 수분을 보충해주고 오한이 나지 않도록 주의한다.
- 온도를 적절히 조절해 준다.
- 매일 빌리루빈 검사를 하고 고체온을 발견하기 위해 체온 측정을 한다.

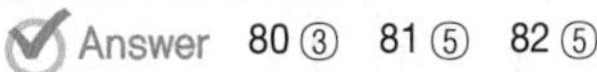
Answer 80 ③ 81 ⑤ 82 ⑤

83 **열, 복부압통을 호소하며 질 출혈과 악취가 나는 임산부에게 어떤 상태를 의심할 수 있는가?**

① 불가피 유산
② 패혈성 유산
③ 불완전 유산
④ 계류 유산
⑤ 완전 유산

해설 패혈성 유산
- 열, 복부압통, 출혈(소량, 또는 다량의 질 출혈), 악취 증상이 있다.
- 자궁내막염, 자궁결합조직염, 복막염 등으로 인해 패혈증, 세균성 쇼크 등으로 사망할 수 있다.

84 **분만 후 3일이 지난 산모가 혈압 120/80mmHg, 호흡 20회/분, 맥박 78회/분, 체온 38.2℃일 때 의심할 수 있는 증상은?**

① 감염
② 출혈
③ 탈수
④ 정상적인 산욕기 반응
⑤ 쇼크전구 증상

해설 산후감염
- 산도 내의 모든 세균성 감염을 의미한다.
- 분만 후에 가장 흔히 발생하는 감염은 생식기, 비뇨기, 유방이다.

85 **수양성 설사를 하는 11개월 영아에게 보충해야 할 것으로 옳은 것은?**

① 염분, 지방
② 지방, 단백질
③ 포도당, 비타민
④ 수분, 전해질
⑤ 단백질, 무기질

해설 수양성 설사 등 심한 설사를 하는 영아에게 가장 우선적인 중재는 수분과 전해질의 공급이므로 처방된 수액을 즉시 주입하도록 해야 한다.

86 **조기이상의 치료적 효과와 거리가 먼 것은?**

① 폐렴과 같은 폐합병증 예방
② 회복시간 단축
③ 혈전성 정맥염 예방
④ 빈혈 예방
⑤ 장폐색 예방

Answer 83 ② 84 ① 85 ② 86 ④

해설 조기이상의 치료적 효과 : 폐렴과 같은 폐합병증 예방, 회복시간단축, 혈전성 정맥염 예방, 장폐색 예방

87 **심울혈로 입원한 65세 김씨는 호흡곤란과 부종으로 힘들어하고 있다. 부종이 심한 환자에게 일반적으로 제한해야 하는 영양소로 옳은 것은?**

① 수분, 지방
② 탄수화물, 단백질
③ 나트륨, 탄수화물
④ 수분, 나트륨
⑤ 단백질, 수분

해설 부종은 혈장교질 삼투압의 감소로 간질액, 혈장 등이 증가하는 현상으로 수분과 나트륨을 제한하고 피부간호를 해야 한다.

88 **피임방법으로 기초체온법을 실시할 때 체온을 측정할 시기는?**

① 아침식사 후
② 점심식사 후
③ 취침 직전에 누워서
④ 아침에 깨어나서 누운 채로
⑤ 아침에 일어나서 세수한 후

해설 기초체온법은 아침에 깨어나서 누운 채로 체온을 재는 것으로 갑자기 체온이 하락한 뒤 다시 올라가는 때가 배란일이다.

89 **노인 우울증에 대한 설명으로 옳은 것은?**

① 여성 노인보다 남성 노인에게 더 흔하다.
② 노인 우울증은 정신력으로 극복하는 것이 좋다.
③ 우울증이 심한 경우 식욕증진과 과다수면이 동반된다.
④ 배우자 및 사랑하는 가족의 상실이 가장 큰 원인이다.
⑤ 우울증 노인은 알츠하이머 질환에 걸릴 가능성이 낮다.

해설 노인 우울증의 특징
- 심한 경우에는 식욕 감퇴와 체중감소, 또는 과식과 체중증가, 수면부족 또는 과다수면, 불안, 절망감, 변비, 직업이나 취미 혹은 섹스에 대한 흥미나 즐거움의 상실, 집중력이나 기억력 곤란 등이 나타난다.
- 여성 노인에게 더 흔하며 우울증이 심할 경우 전문의의 치료를 받아야 한다.
- 배우자 및 사랑하는 가족의 상실이 가장 큰 원인이 될 수 있다.

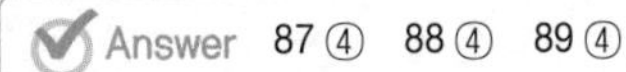
Answer 87 ④ 88 ④ 89 ④

90 **노인의 수면간호에 대한 설명으로 옳은 것은?**

① 정규적으로 수면제를 복용하도록 한다.

② 자기 전에 운동하며 근육을 피로하게 한다.

③ 수면부족 호소 시 알코올 섭취를 권장한다.

④ 침실의 조도를 낮추고 환경적 자극을 최소화한다.

⑤ 야간수면이 감소하므로 낮잠을 충분히 취하도록 한다.

해설 노인의 수면간호
- 정규적으로 수면제를 복용하는 것을 금지시킨다.
- 매일 규칙적이고 적절한 양의 운동을 하되, 잠자기 전에 운동하는 것을 피한다.
- 낮잠을 피하고 오랜 시간 동안 자는 것을 조절하도록 한다.
- 과도한 카페인, 알코올, 담배를 제한시킨다.
- 밤에 수분 섭취를 제한하고 잠자기 전에 소변을 보게 한다.
- 배가 고파 잠이 오지 않을 경우에는 간단한 먹거리를 제공한다.
- 침실의 조도를 낮추고 환경 자극을 최소화한다.

91 **업무 도중 눈에 화학물질이 들어가게 되었다. 이때 눈을 세척하는 방법으로 옳은 것은?**

① 외안각에서 내안각으로 용액이 흐르게 한다.

② 보통 생리식염수나 알코올을 사용한다.

③ 환측 부위를 아래로 향하게 한다.

④ 눈동자에 정확하게 세척액을 떨어뜨린다.

⑤ 안구에 압력을 가한다.

해설 눈에 화학물질이 들어갔을 때의 응급처치
- 화학물질이 한쪽 눈에만 들어갔을 때는 감염되지 않은 눈에 화학물질이 들어가지 않도록 감염된 눈만 흐르는 물이나 생리식염수로 씻어낸다.
- 환측 부위를 아래로 향하게 하여 세척한다.

92 **비출혈이 있는 경우에 처치 방법으로 옳지 않은 것은?**

① 머리를 뒤로 젖힌다.

② 콧등에 얼음찜질을 한다.

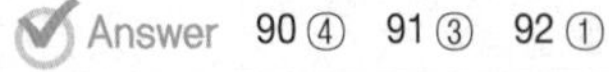
Answer 90 ④ 91 ③ 92 ①

③ 머리로 가는 피의 양을 적게 한다.

④ 인두로 흘러내리는 혈액은 뱉어낸다.

⑤ 출혈이 맺은 후 1시간 정도 코를 자극하지 않는다.

해설 비출혈이 있는 경우 머리를 뒤로 젖히지 않게 한다.

93 고온 환경에서 동통을 수반하는 수의근의 경련발작을 일으키는 대상자에게 취할 수 있는 가장 적절한 조치는?

① 더운물로 마사지한다.

② 소금물을 먹인다.

③ 다리를 올린다.

④ 쉬게 한다.

⑤ 신속하게 서늘한 곳으로 이동하여 옷을 느슨하게 풀어 준다.

해설 열사병의 응급처치

- 환자를 시원하고 그늘진 곳에 눕혀서 머리를 약간 높여 주고 다리를 올려준다.
- 실온에서 찬물로 닦아주고 수분 공급 및 혈액순환을 돕는다.
- 찬 식염수로 관장하거나 얼음찜질이나 얼음물 마사지를 한다.
- 냉수 욕조에 눕혀서 마사지한다.
- 필요하면 심폐소생술을 시행한다.
- 의복을 제거하고 젖은 타월이나 시트로 환자를 덮고 바람을 불어준다.
- 병원으로 신속히 이동한다.

94 전신부목을 적용하는 대상자는?

① 척추골절

② 대퇴골절

③ 손목골절

④ 발목염좌

⑤ 골반골절

해설 목과 척추를 보호하기 위해서는 최대한 고정하며 전신부목을 적용한다.

Answer 93 ③ 94 ①

95 동상 부위를 거상시키는 이유는?

① 출혈을 예방하기 위해서
② 감염을 예방하기 위해서
③ 동상 부위를 녹이기 위해서
④ 통증과 부종 감소를 위해서
⑤ 체온상승을 위해서

해설 동상 부위는 심장보다 높게 거상한다. 이유는 통증과 부종을 감소시키기 위해서이다.

96 50세의 김씨는 조금만 피곤해도 눈에 충혈이 있고 쉽게 멍이 든다. 혈액응고의 기능이 가능한 영양소로 김씨에게 필요한 것은?

① 비타민 A
② 비타민 C
③ 비타민 D
④ 비타민 B
⑤ 비타민 B_{12}

해설 비타민 C의 기능
- 모세관 벽의 수축
- 세포 간 물질의 형성
- 감염에 대한 저항력 강화
- 빠른 상처 치유
- 골수에서 철에 관여하여 혈액 형성이 잘 되게 한다.

97 창상 시 기본원칙이다. 옳지 않은 것은?

① 손을 씻은 후 장갑을 착용한다.
② 오염된 부위를 먼저 소독한 뒤 청결한 부위를 소독한다.
③ 중심에서 나선형으로 닦는다.
④ 절개부위 소독 후 배액관을 소독한다.
⑤ 위에서 아래로 닦는다.

해설 오염된 부위에서 청결한 부분을 오염시키는 것을 막기 위해 청결한 부위를 가장 먼저 소독한다.

Answer 95 ④ 96 ② 97 ②

98 **체온계 소독을 하려고 할 때 알코올의 농도로 알맞은 것은?**

① 10~20%　② 20~30%
③ 50%　④ 70%
⑤ 100%

해설 무수 알코올보다 물이 30% 섞이니 유수알코올이 살균력이 더 높다. 알코올은 세포막으로 들어가 세균을 응고시켜 없애는데 80% 이상은 세포막이 먼저 응고되어 세포 내로 들어갈 수 없고 60% 이상은 소독력이 약하다.

99 **억제대를 중간에 풀어주는 이유는?**

① 환자에게 적절한 자유를 제공하기 위함이다.
② 환자에게 편안한 식사의 기회를 제공하기 위함이다.
③ 적절한 관절운동을 제공하고 혈액순환 장애가 일어나지 않도록 하기 위함이다.
④ 환자가 답답할 수 있기 때문이다.
⑤ 환자의 수면에 지장이 없도록 하기 위함이다.

해설 억제대의 사용
- 억제대는 혈액순환 장애가 일어나지 않도록 최소 4시간마다 풀어줘야 한다.
- 10분간 관절운동을 해주며 피부상태를 관찰하도록 한다.

100 **상처간호에 사용되는 약물이 아닌 것은?**

① 과산화수소　② 붕산
③ 베타딘　④ 알코올
⑤ 생리식염수

해설 소독 효과가 좋은 알코올은 피부 소독에 많이 사용하지만 피부를 건조하게 하고 상처회복 과정을 방해하며 자극적이므로 개방성 상처에 적용하지 않는다.

Answer 98 ④ 99 ③ 100 ④

간호조무사 실전평가문제집

제2회 실전평가문제

제2회 실전평가문제

제1과목 기초간호학 개요

01 혈압 측정에 관한 설명으로 옳지 않은 것은?

① 하지에서 혈압을 측정하는 경우에는 슬와동맥에서 측정한다.
② 커프는 팔이나 대퇴 부위의 약 2/3를 덮는 크기를 사용한다.
③ 수은주는 초당 2~4mmHg의 속도로 내린다.
④ 혈압을 정확하게 측정하기 위해서는 환자의 팔을 심장보다 높이 해야 한다.
⑤ 청진기의 판막형을 상완동맥에 올려 놓는다.

해설 혈압측정법

- 심장보다 팔을 높이 올리고 측정하는 경우 혈압이 낮게 측정된다.
- 혈압을 정확하게 측정하기 위해서는 환자의 팔을 심장과 같은 높이로 해야 한다.
- 하지에서 혈압을 측정하는 경우에는 슬와동맥에서 측정한다.
- 커프는 팔이나 대퇴 부위의 약 2/3를 덮는 크기를 사용한다.
- 수은주는 초당 2~4mmHg의 속도로 내린다.
- 청진기의 판막형을 상완동맥에 올려 놓는다.

02 뇌척수액을 채취하기 위한 검사에 해당하는 것은?

① 요추천자
② 흉강천자
③ 복수천자
④ 혈관조영술
⑤ 기초신진대사율

해설 요추천자

- 뇌척수액을 채취하기 위한 검사로 요추 3~4번 사이를 천자한다.
- 뇌척수액은 뇌와 척수를 순환하는 액체로 무색투명하다.

Answer 01 ③ 02 ①

03 화상 환자의 침상으로 옳은 것은?

① 개방침상 ② 골절침상
③ 크래들 침상 ④ 일반침상
⑤ 수술침상

해설 크래들 침상은 윗침구의 무게가 가해지지 않도록 하기 위한 것으로 화상 환자를 위해 사용한다.

04 억제대 사용에 관한 설명으로 옳은 것은?

① 필요 이상 억제하여도 된다.
② 기능적 장애가 일어나지 않게 억제한다.
③ 신체적 · 정신적 상태는 관찰할 필요가 없다.
④ 환자가 싫어하면 중단한다.
⑤ 억제대는 불안한 환지를 진정시키기 위해 실시한다.

해설 억제대 사용 시 주의사항

- 억제대는 반드시 의사의 지시를 받아 시행한다.
- 환자 및 보호자에게 억제대 사용 목적을 분명히 설명하고 동의서를 받는다.
- 억제대를 사용하는 부위가 아닌 곳의 움직임은 자유롭게 한다.
- 상하지의 억제대를 너무 끼게 하여 혈액순환 장애를 일으키면 안 된다.
- 적어도 2시간 30분간 풀고 관절운동과 피부를 자주 관찰한다.

05 현대의 간호가 지향하는 방향은?

① 질병치료 위주의 간호
② 양심적 기술적 간호
③ 빠른 치유를 위한 모든 과학 분야를 도입한 간호
④ 환자를 인격체로 보는 전인간호
⑤ 의료인의 업무를 줄이는 간호

해설 현대간호의 특징

- 환자를 인격체로 보는 환자 중심의 전인간호이다.
- 간호의 기본 목적은 질병이나 부상자의 신체적 간호뿐 아니라 인간의 정신적 요구가 무엇인지 이해하며 인도적, 인류애적인 희생, 봉사정신을 포함한다.
- 현대간호는 환자 위주, 전인간호, 재활간호를 그 특성으로 하고 있다.

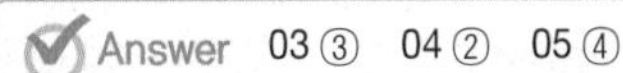
Answer 03 ③ 04 ② 05 ④

06 말초동맥에서 혈액의 흐름을 촉진할 수 있는 박동은?

① 심장박동
② 맥박
③ 혈압
④ 호흡
⑤ 심계항진

해설 맥박이란 말초동맥에서 혈액의 흐름을 촉진할 수 있는 박동을 의미한다.

07 간호조무사의 태도로 옳은 것은?

① 환자가 고통을 호소하지 못하도록 엄격한 태도를 보인다.
② 개인적으로 친근감을 갖도록 하여 환자와 비밀 없이 지낸다.
③ 상냥하면서도 품위 있는 태도를 지녀야 한다.
④ 노인환자에게 친근감을 느끼게 하기 위해 할머니, 할아버지로 호칭한다.
⑤ 환자나 보호자의 요구는 무조건 들어준다.

해설 간호조무사는 환자의 요구를 즉시 처리해 주고 못할 경우 환자에게 충분히 상황을 설명하고 이해를 구해야 한다. 또한 환자가 고통을 호소할 때 즉각적으로 해결해 주어야 하며 상냥하면서도 품위 있는 태도를 지녀야 한다.

08 간호조무사라는 직업인으로 갖추어야 할 조건으로 옳지 않은 것은?

① 이타적 동기를 중요시하는 봉사활동이므로 독자적인 자원봉사이어야 한다.
② 자율적인 조직체계를 통하여 사회적 · 경제적 지위를 향상시킨다.
③ 직업에 대해 끊임없이 일어나는 사회적 요구에 대비하여야 한다.
④ 스스로 행동을 규율하는 윤리강령을 가져야 한다.
⑤ 지식과 기술 및 능력향상을 위해 실무교육을 지속적으로 받는다.

해설 간호조무사가 직업인으로서 갖추어야 할 조건

- 간호조무사는 독자적인 자원봉사가 아닌 보건의료 직업인으로서 다른 보건관계자들과 협력하는 자들이다.
- 자율적인 조직체계를 통하여 사회적 · 경제적 지위를 향상시킨다.
- 직업에 대해 끊임없이 일어나는 사회적 요구에 대비하여야 한다.
- 스스로 행동을 규율하는 윤리강령을 가져야 한다.
- 지식과 기술 및 능력향상을 위해 실무교육을 지속적으로 받는다.

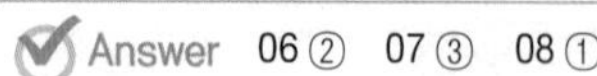
Answer 06 ② 07 ③ 08 ①

09 역격리법에 대한 설명으로 옳은 것은?

① 외과적 무균법의 하나이다.
② 세균을 일정한 범위 밖으로 나가지 못하게 하는 것이다.
③ 감염병 환자나 보균자로부터 감염병이 전파되는 것을 막는 것이다.
④ 감염에 민감한 사람을 위해 주위 환경을 무균적으로 유지하는 것이다.
⑤ 건강한 사람이 스스로 감염을 관리하는 것이다.

해설 **역격리법** : 격리란 입원환자, 병원 직원, 방문자 간에 감염성 질환의 전파를 제한하여 병원체의 전파를 줄이는 일반적 격리와 일반 환경으로부터 면역력이 약한 대상자 특히, 백혈병, 광범위한 화상, ·장기이식 환자 등을 보호하기 위한 보호격리 또는 역격리로 구별된다.

10 소독의 정의로 옳은 것은?

① 아포를 포함한 모든 미생물을 파괴시키는 것이다.
② 미생물의 성장을 억제시키는 것이다.
③ 악취를 없애거나 방지하기 위해 쓰이는 약제이다.
④ 아포를 제외한 모든 미생물을 파괴하는 것이다.
⑤ 이물질을 제거하는 것이다.

해설 소독은 아포를 제외한 모든 병원성 미생물을 파괴하는 것이다. 이에 비해 멸균은 아포를 포함한 모든 미생물을 없애는 것이다.

11 방어적 장기로 옳지 않은 것은?

① 비장
② 심장
③ 림프절
④ 골수
⑤ 간

해설 방어적 장기에는 간, 골수, 림프절, 비장 등이 있다.

Answer 09 ④ 10 ④ 11 ②

12 상처 드레싱을 하는 목적으로 옳지 않은 것은?

① 상처를 보호하기 위해서
② 분비물 흡수를 위해서
③ 통증을 완화하기 위해서
④ 상처 부위를 지지하기 위해서
⑤ 출혈을 방지하기 위해서

해설 상처 드레싱의 목적
- 기계적인 손상으로부터 상처 보호
- 미생물의 오염으로부터 상처 보호
- 상처 치유를 위한 습기 유지
- 상처 부위의 체열방출을 차단함으로 치유 촉진
- 상처 부위의 삼출물 흡수와 괴사조직 제거
- 압박붕대와 탄력붕대의 적용으로 출혈 예방
- 상처 부위를 고정함으로 손상으로부터 보호

13 좌심실이 수축하여 대동맥 벽을 타고 흐르는 압력을 무엇이라고 하는가?

① 평균압
② 맥압
③ 수축기압
④ 고혈압
⑤ 이완기압

해설 대동맥이 수축하여 좌심실에서 동맥관 내로 혈액이 나와 생기는 압력을 수축기압이라고 하며, 이완기압은 대동맥에 일시 저장되었던 혈액이 이완기에 말초혈관으로 흘러갈 때 압력을 말한다.

14 다음 설명 중 맞는 것은?

① 혈소판의 평균 수명은 약 120일이다.
② 적혈구의 수명은 약 102일이다.
③ 적혈구의 수명은 약 120일이며 핵이 있다.
④ 적혈구는 핵이 없고 수명은 약 120일이다.
⑤ 백혈구의 주 기능은 혈액응고이다.

해설 적혈구는 산소 운반의 기능을 하며 핵이 없고 평균수명은 120일이다.

Answer 12 ③ 13 ③ 14 ④

15 앙와위로 누워 있는 무의식 환자에게 욕창이 가장 잘 발생하는 부위는?

① 천골부, 견갑부
② 측두부, 늑골부
③ 장골부, 경골부
④ 대전자 부위, 요추부
⑤ 상완골부위, 견봉돌기 부위

해설 앙와위로 누워 있을 경우 욕창의 호발 부위는 천골부, 견갑골, 후두, 팔굼치, 발꿈치이다.

16 산소를 전신으로 운반하는 혈액 성분은?

① 섬유소원
② 혈장
③ 혈소판
④ 헤파린
⑤ 헤모글로빈

해설 적혈구의 내용물 중 가장 많은 것은 혈색소로서 이것은 글로빈이라는 단백질과 철을 함유하고 헴이라는 색소로 이루어져 있다. 이 물질은 산호와 친화력을 갖고 있으며 산소를 전신으로 운반한다.

17 등장성 생리식염수란?

① 0.2% 식염수
② 0.45% 식염수
③ 0.9% 식염수
④ 10% 식염수
⑤ 50% 식염수

해설 인체 세포의 삼투질 농도와 같은 용액을 등장성 용액이라 하며 일반적으로 0.9% 식염수가 해당한다.

18 퇴행성 관절염을 앓고 있는 노인의 무릎 보호를 위해 제공해야 할 간호로 옳은 것은?

① 장시간 같은 자세를 취하도록 한다.
② 자세를 자주 바꾸지 않도록 한다.
③ 가급적 수영을 금지시키도록 한다.
④ 일어섰다 앉았다를 반복시킨다.
⑤ 쭈그려 앉거나 무릎을 꿇지 않도록 한다.

해설 퇴행성 관절염을 앓고 있는 대상자는 계단 오르내리기, 무릎을 꿇거나 쭈그려 앉을 경우, 장거리 걷기, 등산 등 관절을 많이 사용할수록 통증이 심해질 수 있다.

Answer 15 ① 16 ⑤ 17 ③ 18 ⑤

19 환자에게 모르핀을 투여하기 전에 반드시 측정해야 하는 것은?

① 소변 배출량
② 체온
③ 호흡수
④ 맥박
⑤ 혈압

해설 모르핀은 호흡억제 작용을 하기 때문에 환자에게 투여 직전 호흡수를 반드시 측정해야 한다.

20 혈관 평활근에 작용하여 말초 저항을 감소시킴으로써 동맥을 직접 확장시키는 항고혈압제로 사용되는 약물은?

① 하이드랄라진
② 페니실린
③ 와파린
④ 벤프린
⑤ 바륨

해설 하이드랄라진

- 혈관 평활근에 작용하여 말초 저항을 감소시킴으로써 동맥을 직접 확장시킨다.
- 고혈압, 신기능 장애에 적용한다.
- 부작용으로는 두통, 빈박, 위장장애 등이 있다.

21 당뇨병 환자의 간호로 옳은 것은?

① 1일 총 열량은 환자의 현재 체중을 기준으로 결정한다.
② 탄수화물 음식은 절대로 주면 안 된다.
③ 혈당을 낮추기 위해 인슐린 치료가 필수적이다.
④ 캔디, 초콜릿과 같이 위에서 곧바로 흡수되는 당분은 평상시 금지한다.
⑤ 합병증이 없는 제2형의 당뇨환자는 고열량식이를 주어도 된다.

해설 당뇨병 환자가 휴대해야 할 것

- 당뇨병 환자는 항상 주머니에 당뇨병 환자 증명카드와 사탕을 준비하고 있어야 한다.
- 일단 혈당을 검사한 후 혈당의 정도에 따라서 정맥주사 요법, 인슐린 요법, 꿀물이나 설탕물 투여, 오렌지 주스, 산소 공급을 한다.
- 저혈당일 경우 어지러움증, 오한, 식은땀 등이 나타나므로 인슐린 쇼크가 일어나기 전에 먹어야 한다.

Answer 19 ② 20 ① 21 ④

22 **관상동맥 폐색으로 심근에 혈액공급이 차단되어 흉통이 있는 급성심근경색증 환자간호 중 옳지 않은 것은?**

① 절대안정 ② 산소공급
③ 모르핀 근육주사 ④ 변 완화제 투여
⑤ 심전도 모니터링

해설 관상동맥 환자에게 근육주사를 하게 되면 혈청 CPK를 상승시켜 심근경색증 진단에 혼돈을 줄 수 있기 때문에 주의해야 한다.

23 **심장질환이 있는 환자가 부종이 있을 때 식이에서 염분을 제한하는 이유는?**

① 소변으로 염분이 많이 배출되기 때문
② 염분 섭취는 갈증을 초래하기 때문
③ 염분은 심장기능에 장애를 주기 때문
④ 염분은 조직 속에 수분을 축적하는 성질이 있기 때문
⑤ 염분을 많이 섭취하면 혈압이 증가하기 때문

해설 심장질환이 있는 대상자에게 부종이 있을 경우 저염식이를 하는 이유는 염분은 수분을 축적하는 성질이 있기 때문이다.

24 **수술 후 의식이 없는 환자의 머리를 돌려 눕히는 이유는?**

① 마취에서 빨리 깨어나게 하기 위해
② 기침을 하게 하기 위해
③ 구강 내 분비물의 배출을 용이하게 하기 위해
④ 심호흡을 용이하게 하기 위해
⑤ 편안함을 도모하기 위해

해설 수술 후 환자의 의식이 없는 상태에서는 입안에 든 분비물을 흡입하여 기도를 막을 수 있으므로 환자의 머리를 옆으로 돌려 놓아주며 고여 있던 점액을 입 밖으로 흘러나오게 한다.

Answer 22 ③ 23 ④ 24 ③

25 항암제 투여를 받고 있는 암환자를 돌볼 때 가장 중요한 것은?

① 감염 예방
② 칼로리 섭취 증가
③ 수분 제한
④ 환경 자극을 최소화
⑤ 운동의 증가

해설 항암제 투여 시 가장 중요한 간호중재는 감염의 예방이다. 항암제의 가장 큰 부작용이 골수억제이므로 골수에서 생성되는 적혈구와 백혈구 등이 감소되어 면역저하로 인한 감염발생률이 높아진다.

26 수술 후 환자의 위장관 튜브(L-tube)를 제거하는 적절한 시기는?

① 오심, 구토가 없을 때
② 수분과 전해질 균형이 회복되었을 때
③ 소변 배설량이 정상일 때
④ 장운동이 회복되었을 때
⑤ 기침을 원활히 할 수 있을 때

해설 비위관의 제거

- 수술 후 위장 감압을 위해 비위관을 삽입할 경우 장 운동이 회복되면 비위관을 제거한다.
- 위장 출혈의 정도를 측정하기 위해 비위관을 삽입할 경우 더 이상의 출혈이 없으면 비위관을 제거한다.
- 장폐쇄의 징후가 없어지고 흡인되는 위액의 양이 감소한 경우 비위관을 제거한다.
- 비강점막의 손상이나 위벽 손상으로 비위관의 위치를 바꿀 필요가 있을 경우 비위관을 제거한다.

27 충수돌기염 환자 수술 후 심호흡을 권장하는 이유로 옳은 것은?

① 통증을 완화시켜 주기 위하여
② 가스교환으로 폐 확장을 돕기 위하여
③ 혈전성 정맥염을 예방하기 위하여
④ 장운동을 촉진시켜 주기 위하여
⑤ 수술 부위의 상처 회복 촉진을 위하여

해설 전신마취 후 환자간호의 가장 중요한 점은 호흡기 합병증을 예방하는 일이다. 심호흡은 가스교환을 촉진시켜 순환을 증진시키고 폐 확장을 도우며 효과적인 기침을 유도하여 객담 배출에 유용하며 무기폐와 폐렴과 같은 폐합병증을 예방한다.

Answer 25 ① 26 ④ 27 ②

28 **척수액의 흐름에 장애가 있을 때 뇌실의 압력으로 인해 생기는 증상으로 옳은 것은?**

① 뇌졸중 ② 뇌출혈
③ 뇌경색 ④ 뇌수종
⑤ 뇌종양

해설 뇌수종은 뇌척수액의 생산과 흡수기전의 불균형이나 뇌척수액 순환 통로의 폐쇄로 인하여 뇌실 내 또는 두개강 내에 뇌척수액이 과잉 · 축적되어 올라간 상태를 말한다.

29 **자간증 임산부의 치료에 적절한 환경을 제공하기 위한 병실 환경으로 옳은 것은?**

① 직사광선을 쏘여 구루병을 예방한다.
② 가능하면 여러 산모와 함께 있도록 하여 불안을 제거해 준다.
③ 경련이 심할 때는 억제대를 사용한다.
④ 침대 안정과 실내를 어둡고 조용하게 한다.
⑤ 습도를 높이고 방안을 밝게 한다.

해설 임신중독증 임부의 간호중재
- 절대안정이 우선이고 병실을 조용하고 어둡게 유지한다.
- 좌측위 유지, 활력 징후, 의식상태와 반사상태를 확인한다.
- 혈장 전해질 농도, 혈소판, 단백뇨 등의 검사 결과를 확인한다.
- 매일 체중을 측정하여 손과 안검의 부종을 사정한다.

30 **분만 중 임부가 힘을 주어 복압을 높여야 할 시기로 옳은 것은?**

① 통증이 심할 때 ② 태아 만출기
③ 태반 만출기 ④ 규칙적인 분만 진통 시
⑤ 경관개대기

해설 분만 2기(태아 만출기)의 특징
- 자궁경관의 완전 개대부터 태아의 몸체가 만출되는 시기로서 임부가 힘을 주어 복압을 높여야 한다.
- 분만 2기가 지연될 때 탈수 예방을 위해 정맥을 통해 수분을 공급한다.

Answer 28 ④ 29 ④ 30 ②

31 **산욕기에 산모에게 나타나는 생리적 반응으로 옳은 것은?**

① 방광근육 이완으로 소변이 정체된다.

② 수유부는 비수유보다 산욕기간이 짧다.

③ 산후통은 초산부가 경산부보다 오래 간다.

④ 자궁 회복은 초산부보다 경산부가 빠르다.

⑤ 3주까지 갈색 오로가 나온다.

해설 산욕기 산모의 생리적 반응
- 방광근육의 이완으로 요실금이 나타난다.
- 산후통은 경산부보다 더 심하다.
- 자궁 회복은 경산부보다 초산부가 더 빠르다.
- 갈색 오로는 분만 후 4~10일 정도 나온다.

32 **분만 2주차가 된 임산부들에게 건강한 산욕기에 대한 교육을 하려고 한다. 설명으로 옳은 것은?**

① 회음절개 후 치유를 통해 통목욕을 한다.

② 산후 7일 이후에 조기이상을 실시한다.

③ 오로의 냄새가 심하면 감염을 의심한다.

④ 산후통은 초산부가 더 심하다.

⑤ 적색 오로는 산욕기간 내내 분비된다.

해설 분만 2주차의 산욕기의 변화
- 분만 후 2일에 태반 부착 부위와 자궁 내막에 남아 있던 탈락막층은 2층으로 차이가 나는데 자궁근육층에 인접한 내층은 남아서 자궁내막 재생의 기초가 된다.
- 이때 오로의 냄새가 심하면 감염을 의미한다. 오로의 양이 지나치게 많으면 분만 후 자궁 내에 잔여물이 있음을 의미하고 소량이면서 열이 있으면 산욕열을 의심할 수 있다.
- 산후 오로는 3주까지 지속된다.

33 **(　　) 안의 내용으로 옳은 것은?**

> 신생아 생리적 체중 감소는(　　)부터 시작되며 체중의(　　)가 감소된다.

Answer 31 ② 32 ③ 33 ②

① 1~2일, 5~10%
② 3~4일, 5~10%
③ 8~10일, 15%
④ 10일 이상, 20%
⑤ 15~16일, 5~10%

해설 신생아의 생리적 체중 감소는 3~4일부터 시작되며 체중의 5~10%가 감소된다.

34 **프로이드는 성적 에너지가 집중된 곳을 성감대라고 했다. 가장 관심이 집중되는 영아기, 유아기, 아동기까지의 중요한 성감대 부위가 순서대로 나열된 것은?**

① 성기, 입, 피부
② 입, 항문, 성기
③ 입, 고환, 피부
④ 항문, 손, 피부
⑤ 피부, 입, 항문

해설 영아기에서 아동기까지의 성감대 부위는 영아기에는 입, 유아기에는 항문, 아동기에는 성기로 집중된다.

35 **성장과 발달의 특징에 관한 설명으로 옳은 것은?**

① 어떤 행동에 대한 학습은 결정적 시기가 있다.
② 성장은 발달보다 환경적 요소에 의한 영향을 더 크게 받는다.
③ 성장과 발달은 다른 속도로 진행되고 서로 연관성이 전혀 없다.
④ 성장은 기능과 기술의 증가를 의미하는 것으로 일정한 순서에 따라 단계적으로 일어난다.
⑤ 모든 아동에게 있어 성장은 개인차가 있으나 발달은 개인차가 없다.

해설 성장과 발달의 특징
- 발달은 성장보다 환경적 요소의 영향을 더 많이 받는다.
- 성장과 발달은 서로 의존적이고 밀접한 관계가 있다.
- 발달은 일정한 순서와 질서에 의해 진행된다.
- 성장과 발달은 아동마다 개인차가 있다.

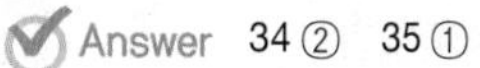

36 **지역사회 보건사업의 대상자이자 효과적인 지역사회 보건사업을 수행하기 위해 가장 중요한 사람은?**

① 각종 사업장 단체장
② 각급 학교장
③ 이장
④ 보건소장
⑤ 지역사회 주민

해설 지역사회간호의 대상자는 모든 지역사회 주민으로서 다시 말해 보건사업을 필요로 하는 개인 및 사회를 포함한다. 그러므로 지역사회 주민은 효과적인 지역사회 보건사업을 수행하기 위해 가장 중요한 사람이라고 할 수 있다.

37 **지역사회 보건의료사업을 실시하려는 측과 지역주민과의 관계에 대한 설명으로 옳은 것은?**

① 보건요원은 전체의 이익보다 주민 개개인의 이익을 우선시한다.
② 서로 수평관계를 유지한다.
③ 주민을 선도하는 입장에서 강경한 자세를 취한다.
④ 서로 업무 중복이 가능하다.
⑤ 상호이해를 하면 의사소통은 불필요하다.

해설 지역사회 간호사업을 하려는 측과 지역주민과는 서로 수평적 관계를 유지해야 한다.

38 **1차 보건의료에서 간호조무사와 주민과의 교량 역할을 할 수 있는 사람으로 옳은 것은?**

① 건강에 대한 지식이 많은 사람
② 주민을 위해 봉사하고자 하는 활동적인 사람
③ 간단한 의료행위를 할 수 있는 사람
④ 학력이 고졸인 사람
⑤ 교육 능력이 있는 사람

해설 간호사와 주민 간의 교량 역할은 주민을 위해 봉사하고자 하는 활동적인 사람이 적합하다.

Answer 36 ⑤ 37 ② 38 ②

39 **지역사회 건강증진사업의 주된 철학은?**

① 질병치료를 위한 의료진의 책임을 강조
② 질병의 악화를 막으려는 소극적 개념
③ 건강문제를 지역사회 스스로 해결할 수 있도록 하는 개념
④ 신체적 건강의 증진을 강조하는 개념
⑤ 보건소의 질병치료에 관련된 책임을 강조하는 개념

해설 지역사회 건강증진사업의 주된 철학은 적정 기능수준의 향상에 두며, 지역사회 간호사는 지역사회의 건강문제를 지역사회 스스로 해결할 수 있도록 자기 건강관리능력을 향상시키도록 돕는다.

40 **지역사회 중심의 간호사업과정에서 첫 번째 단계는?**

① 문제해결에 알맞은 간호수단 및 방법의 선택
② 현실성 있는 목표설정
③ 사업평가에 대한 계획 수립
④ 지역사회 진단
⑤ 구체적 사업활동 계획 수립

해설 지역사회 중심의 간호사업과정 단계
- **사정단계** : 자료수집, 자료분석, 건강문제 도출
- **진단단계** : 간호문제 도출, 간호진단 수립, 진단의 우선순위 결정
- **계획단계** : 목표(일반적 · 구체적) 설정, 수행 및 평가계획 수립
- **수행단계** : 수행
- **평가단계** : 평가

41 **대상자들의 상태와 요구에 따라 다른 보건의료 인력들과 의사소통하며 필요할 때 사례 집담회 등을 준비하는 지역사회 간호조무사의 역할로 옳은 것은?**

① 촉진자　　② 상담자
③ 대변자　　④ 의뢰자
⑤ 조정자

해설 조정자는 건강관리 전달 중심의 지역사회 간호사의 역할로 대상자들의 상태와 요구에 따라 다른 요원들과 의사소통이 필요할 때 사례 집담회 등을 준비하는 역할을 말한다.

Answer 39 ③ 40 ④ 41 ⑤

42 보건사업에서 간호조무사의 역할로 옳지 않은 것은?

① 독자적인 간단한 치료 및 예방접종 실시

② 전반적인 사업실천에 참여

③ 보건교육 시 보조 업무

④ 보건통계 작성에 대한 협조

⑤ 보건간호사의 보조 업무

해설 지역사회 간호조무사의 역할

- 간호사업을 위해 가장 먼저 그 지역 주민들의 요구를 알아낸다.
- 가족 전체의 건강을 지도한다.
- 환자의 상태를 정확히 파악해야 한다.
- 환자의 조기발견과 보건계몽에 힘쓴다.
- 보건교육의 장소 및 도구를 준비하고 임산부에 대한 보건교육을 실시한다.
- 결핵 사업에 참여하고 보건통계 작성에 협조한다.
- 응급처치 및 시범교육 시 조력하도록 한다.
- 전반적인 보건사업계획 및 실천에 협조 참여한다.
- 간호사의 지시 감독하에 업무를 수행하고 보조한다.

43 가족보건사업의 중요한 목적은?

① 개인위생을 실천하도록 한다.

② 안전과 사고방지를 위한 대책을 강구하도록 한다.

③ 지역사회 내의 건강 관련 기관을 적절히 이용하도록 한다.

④ 가족 스스로 건강관리를 할 수 있는 능력을 갖도록 한다.

⑤ 질병을 예방하는 데 있다.

해설 가족보건사업의 중요한 목적

- 현대사회로 접어들며 가족 구조에 많은 변화가 일어나고 있다.
- 우리 사회 내에서 가족은 여전히 생리적으로 사회적으로 기본단위이다.
- 가족체계는 개인에게 문화, 가치, 습관, 건강, 질병 행위를 전달하며 생활 양식에 지속적인 영향을 미친다.
- 가족은 가족 구성원의 질병과 건강에 가장 중요한 영향을 미치는 일차적 단위로서, 가족 내 환자가 발생하면 가족의 의학적 처방의 수행을 포함한 환자간호의 역할을 담당하게 되며, 그로써 가족생활에도 큰 영향을 받게 된다.
- 효과적인 간호를 제공하기 위해서는 가족의 문화와 종교적 관습, 사회 · 경제적 상태 등을 고려하여 가족 스스로 건강관리를 할 수 있는 능력을 갖도록 해야 한다.

Answer 42 ① 43 ④

44 인슐린 주사 교육 시 가장 효율적인 매체는?

① 비디오
② 환등기
③ 슬라이드
④ 궤도
⑤ 모형

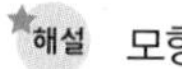
모형

- 실물이나 실제 상황을 활용할 때와 비슷한 효과를 얻을 수 있고 반복 관찰과 시행이 가능하다.
- 실물에서 볼 수 없는 세부적인 부분까지 볼 수 있으므로 개념 습득과 기술 습득에 효과적이다.

45 어느 지역의 보건의료 수준을 대변하는 척도는?

① 노인사망률
② 질병이환율
③ 영아사망률
④ 모성사망률
⑤ 신생아사망률

해설 영아사망률

- 1세 미만의 인구를 정확히 파악하는 것이 어렵기 때문에 연간 출생아 수 1,000명당 생후 1세 미만 사망아 수의 비율로 나타낸다.
- 국가별 보건지표 및 지역사회의 건강상태나 모자보건사업 수준을 평가할 때 가장 많이 이용된다.

46 모유 수유를 하고 월경 주기가 불규칙한 아이의 엄마가 터울 조정을 위해 2~3년간 피임을 하고자 할 때 가장 적절한 피임방법은?

① 월경주기법(오기노방법)
② 경구용피임약
③ 난관결찰술
④ 질외사정
⑤ 자궁 내 장치

해설 자궁 내 장치(루프)

- 수정란의 자궁 내 착상을 방해하는 방법으로 월경이 끝날 무렵에 루프를 삽입하는 것이 가장 적합하다.
- 1회 삽입으로 장기간 피임이 가능하고 자궁 내 염증 시 삽입할 수 없다.
- 삽입 후 3~4개월까지 월경량과 질분비물이 증가할 수 있다.
- 첫 아이를 낳은 부인에게 터울 조절을 위해 권장한다.
- 모유 수유 중 사용 가능하다.

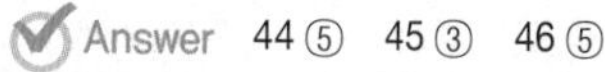
Answer 44 ⑤ 45 ③ 46 ⑤

47 피임과 성병 예방을 동시에 할 수 있는 방법은?

① 질세척법
② 다이아프램
③ 살정자제
④ 경구피임약
⑤ 콘돔

해설 콘돔의 장단점

- 콘돔은 정확히만 사용하면 피임 효과가 확실하며 인체에 해가 없고 성병 예방에 가장 효과적이다.
- 콘돔의 단점은 성감이나 접촉감이 다소 둔해질 수 있으나 분만 경험이 없는 신혼부부에게 권장되고 있다.

48 선천성 매독을 예방할 수 있는 산전 검사는?

① 소변 검사
② 잠혈 검사
③ 간기능 검사
④ X-선 검사
⑤ 혈청 검사

해설 혈액 검사인 VDRL 검사를 통해 매독의 유무를 발견한다.

49 경구피임약 28정 복용 시 21정+7정을 먹는 데 왜 7정을 복용하는 지 그 이유로 옳은 것은?

① 영양 공급을 위해
② 피임효과를 증대시키기 위해
③ 매일 먹는 습관을 들이기 위해
④ 미용 효과를 위해
⑤ 부작용을 예방하기 위해

해설 경구피임약

- 월경 주기에 맞춘 28정짜리와 21정짜리가 있는데 28정짜리에는 노란색의 영양제가 7정 포함되어 있다.
- 월경 시작 첫날부터나 5일째 되는 날부터 백색이 약을 한 알씩 매일 일정한 시간에 21일간 복용하며 28정짜리인 경우 매일 먹는 습관을 들이기 위해 그 다음부터 7일간 노란색의 영양제를 추가로 복용하고 21정짜리인 경우 7일간 쉬고 다시 반복한다.

Answer 47 ⑤ 48 ⑤ 49 ③

50 보건교육 시 강의의 장점으로 옳은 것은?

① 학습자의 자율성이 최대로 보장된다.
② 학습자를 능동적으로 만든다.
③ 짧은 시간에 많은 양의 지식 전달이 가능하다.
④ 학습자의 의견이 반영된다.
⑤ 학습자의 개인별 성향을 고려할 수 있다.

해설 강의의 장점
- 단시간에 많은 양의 교육 내용이 전달되고 비용과 시간이 절약된다.
- 새로운 교육을 시키고자 할 때 문자, 어구 또는 문장 등을 자유롭게 해석하여 전달할 수 있다.
- 대상자의 교육 준비 시간이 짧다.
- 대상자들은 교육에 대한 긴장감이 적다.

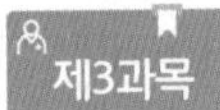

제3과목 공중보건학 개론

Nurse Assistant

51 긴급한 대책이 필요한 급성 감염병의 발생 시 대중을 대상으로 한 효과적인 보건교육 방법은?

① 집단 토론회
② 방송매체
③ 가정방문
④ 강연회
⑤ 개인면접

해설 긴급한 대책이 필요한 급성 감염병인 경우 방송매체를 통해 빨리 보건교육을 해야 더 이상의 감염병의 확산과 피해를 막을 수 있다.

52 우리나라에서 최초로 인구조사가 실시된 해로 옳은 것은?

① 1920년
② 1925년
③ 1930년
④ 1940년
⑤ 1950년

해설 근대적 의미의 인구조사인 인구총조사는 1925년에 처음으로 실시된 후 매 5년마다 실시되어 오고 있으며, 주택에 관한 조사가 함께 시행된 것은 1960년 제9회 조사 때부터이다.

Answer 50 ③ 51 ② 52 ②

53 인공호흡을 실시하기 전 가장 먼저 해야 할 것은?

① 환자의 턱을 치켜 올려 기도가 일직선이 되게 한다.
② 몸을 옆으로 돌려 눕힌다.
③ 코를 손가락으로 막는다.
④ 목과 어깨 사이에 베개를 대준다.
⑤ 입안에 이물질이 있는지 확인한다.

해설 입안에 이물질이 있을 경우 제거하고 난 뒤 인공호흡을 해야 한다.

54 1차 보건의료에 대한 개념으로 옳지 않은 것은?

① 특수 건강문제를 우선으로 관리한다.
② 지역사회의 지불 능력에 맞는 보건의료수가로 제공되어야 한다.
③ 지역사회 주민이 처음으로 접촉하는 보건의료 사업이다.
④ 지역사회 주민이 쉽게 이용 가능하다.
⑤ 지역 주민이 평등하게 이용한다.

해설 1차 보건의료

- 지역사회에서 가장 흔한 질병 관리부터 우선한다.
- 의사, 간호사만이 아닌 보건의료팀을 통한 접근이 이루어져야 한다.
- 지역주민의 기본적인 건강 요구에 기본을 두어야 한다.
- 지역주민들이 누구나 쉽게 이용할 수 있는 근접성이 있어야 한다.
- 주민들의 지불 능력에 맞는 의료수가가 제공되어야 한다.
- 지역사회개발사업의 일환으로 이루어져야 한다.
- 기본적이고 보편적, 포괄적인 지역사회 건강문제를 관리한다.

55 1차 보건의료가 성공하기 위해 갖추어야 할 가장 중요한 요건은?

① 정부의 관심
② 첨단시설과 기구
③ 보건의료인의 자질
④ 충분한 재정
⑤ 주민의 적극적인 참여

해설 성공적인 1차 보건의료를 위해 가장 중요한 요건은 지역사회의 공동적인 노력과 주민의 적극적인 참여이다.

Answer 53 ⑤ 54 ① 55 ⑤

56 국민의료비에 직접 포함되는 항목으로 옳은 것은?

① 위생계획에 필요한 비용
② 병원 이용 시 사용한 교통비
③ 전문인력 교육 보조비
④ 환경개선비
⑤ 국가가 의료보호 환자를 위해 지불한 진료비

해설 국민의료비
- 개인이 구매한 약값
- 치과에서 발치하고 지불한 금액
- 한방병원에서의 초진, 재진 진찰료
- 비영리 및 정부의 보건 프로그램을 위해 지불한 진료비
- 민간의료보험 가입자의 순비용
- 보건 프로그램의 장부 지출
- 비영리적인 보건서비스 연구, 의료시설 건립 등에 소요되는 비용

57 정상 공기 성상의 화학적 조성이 변화하여 군집독이 발생하였을 경우 이 군집독을 없애기 위해 필요한 것은?

① 항생제 투여
② 환기
③ 항독소 투여
④ 산소공급
⑤ 인공호흡

해설 군집독
- 일정한 공간에 다수인이 밀집되어 있거나 산소가 불충분한 실내에 장기간 밀폐되어 있을 경우 실내 환기가 불량하여 정상 공기 성분의 화학적 조성 변화가 생긴다.
- 이산화탄소가 증가하고 산소가 감소함으로 인해 두통, 불쾌감, 권태, 현기증, 구토 등의 신체 증상을 초래하게 되는데 이를 군집독이라고 한다.
- 예방과 처치로는 실내 환기가 가장 중요하다.

58 음용수의 수질기준 항목 중 분변오염의 지표는?

① 일반세균
② 대장균
③ 과망간산칼슘
④ 용존산소
⑤ 혼탁도

Answer 56 ⑤ 57 ② 58 ②

 해설 대장균

- 음용수의 수질검사에서 분변오염의 지표로서 검출되어서는 안 된다.
- 저항성이 병원균과 비슷하거나 강해서 다른 미생물의 오염을 추정할 수 있다.
- 매주 1회 이상 검사해야 하며 검출방법이 간편하고 비교적 정확하다.

59 결핵 환자, 수유부 및 회복기 환자에게 제공해야 할 식이는?

① 염분제한 식이　② 고비장 식이
③ 고단백 식이　④ 저열량 식이
⑤ 저단백 식이

해설 결핵 환자, 수유부 및 질병의 회복기 환자에게는 고단백 식이로 영양을 보충해 주어야 한다.

60 통조림, 소시지 등이 원인 식품이며 신경계 급성중독 증상을 일으키고 치명률이 높은 식중독은?

① 보툴리누스균 식중독　② 포도상구균 식중독
③ 장염비브리오 식중독　④ 살모넬라균 식중독
⑤ 연쇄상구균 식중독

해설 보툴리누스균 식중독

- 사망률이 가장 높은 식중독을 일으키는 균이다.
- 땅속에 분포하고 있는 혐기성 세균이다.
- 통조림이나 소시지 등의 밀폐된 혐기성 상태의 식품에서 번식하며 강한 독소를 만든다.

61 바이러스에 대한 설명으로 옳은 것은?

① 항생제에 의한 치료 효과가 크다.
② 병원체 중 크기가 가장 크다.
③ 전자현미경으로 관찰 가능하다.
④ 박테리아의 일종이다.
⑤ 주로 곤충류가 매개하며 발진티푸스 결핵을 일으킨다.

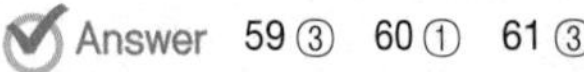
Answer 59 ③ 60 ① 61 ③

 바이러스의 특징

- 바이러스는 자기복제 양식이 다르며 복제를 위한 효소는 거의 없다.
- 바이러스는 기생세포에 의존하며 항생물질의 효과가 없다.
- 바이러스는 세포 내에 국한되며 감염기에는 병을 일으킬 수 있다.
- 바이러스는 단백질을 가지고 있다.
- 바이러스는 한 종류의 핵산만 가지고 있고 핵산의 형태로서 증식한다.
- 바이러스는 병원체 중 크기가 가장 작다.
- 전자현미경으로 관찰 가능하다.

62 홍역 유행 시 예방접종을 하지 않은 사람에게 홍역면역 글로블린을 주사하였다. 이는 어떤 면역에 해당되는가?

① 자연수동면역
② 인공수동면역
③ 자연능동면역
④ 선천면역
⑤ 인공능동면역

 인공수동면역

- 회복기 혈청, 면역혈청, 감마 글로블린, 항독소 등의 항체를 사람 또는 동물에게서 얻어 주사하는 것이다.
- 예방 목적 외에 치료 목적으로 이용되며 접종 즉시 효력이 생기는 반면에 비교적 저항력이 약하고 효력의 지속 시간이 짧다.

63 직접 접촉이나 기침, 재채기로 전파되며 예방접종 후 이상 반응으로 통증, 부종, 발적, 발열 등이 나타날 경우 의심될 수 있는 질환은?

① 폐결핵
② 세균성 이질
③ 발진티푸스
④ 풍진
⑤ 폐렴 구균

 폐렴구균

- 정상인이나 환자의 상기도에 있는 폐렴구균은 직접 접촉이나 기침, 재채기로 전파된다.
- 예방접종 후 이상반응으로 실제로 드물지만 가장 흔한 것은 접종 후 통증, 부종, 발적, 발열 등이 있다.

Answer 62 ② 63 ⑤

64 **행위별 수가제에 대한 설명으로 옳지 않은 것은?**

① 의사들은 가능한 많은 서비스를 환자에게 제공하려고 한다.

② 환자에게 제공된 서비스의 내용은 모두 진료비 청구의 근거가 된다.

③ 국민의료비가 상승될 가능성이 많다.

④ 의사의 권한이 커진다.

⑤ 등록된 환자 수에 따라 일정액을 보상한다.

해설 등록된 환자 수에 따라 일정액을 보상받는 제도는 인두제이다. 영국이 대표적인 나라이다.

65 **우리나라 건강보험에서 국민에게 제공하는 혜택이 아닌 것은?**

① 아플 때 병원에서 치료받을 수 있는 요양급여

② 간병인을 고용하면 받을 수 있는 간병비

③ 건강진단을 받을 수 있는 건강진단급여

④ 사망 시 받을 수 있는 장례비

⑤ 분만 시 병원을 이용할 수 있는 분만급여

해설 우리나라 보험급여의 혜택 : 요양급여, 건강검진, 요양비(만성신부전증 환자의 복막관류액 및 자동복막 투석 소모성 재료 구입비), 출산비, 장애인 보장구급여비

66 **장기간의 의료처치 또는 보호를 요하는 상태나 질병을 의미하는 만성질환에 속하는 것끼리 나열된 것은?**

① 저혈압, 협심증

② 악성암종, 맹장염

③ 신부전, 빈혈

④ 동맥경화증, 결핵

⑤ 고혈압, 당뇨병

해설 만성질환이란 오랫동안 앓게 되는 병으로 장기간의 치료와 간호를 요하는 손상을 입은 경우이다. 고혈압, 당뇨병, 동맥경화증, 악성암종 등이 속한다.

Answer 64 ⑤ 65 ② 66 ⑤

67 헌혈자의 건강진단에 속하지 않는 것은?

① 문진·시진 및 촉진
② 체온, 맥박 측정
③ 체중 측정
④ 혈압
⑤ 간기능 검사

해설 헌혈자의 건강진단
- 과거의 헌혈경력 및 혈액 검사 결과와 애혈 금지대상자 여부의 조회
- 시진·문진 및 촉진
- 체온 및 맥박 측정
- 체중 측정, 혈압 측정, 빈혈 검사, 혈소판 계수 검사

68 방어기제의 유형 중 사실과 다르게 그릇되게 하거나 진실과 다르게 해석하는 것은?

① 왜곡
② 억압
③ 억제
④ 투사
⑤ 반동형성

해설 왜곡이란 사실과 달리 그릇되게 하거나 진실과 다르게 해석하는 것

69 결핵이 전파되는 방법 중 가장 흔한 것은?

① 오염된 식수
② 결핵 환자의 기침
③ 주삿바늘
④ 대변
⑤ 밀집생활

해설 결핵 환자의 기침이나 재채기로 전파되는 비말감염이 가장 흔한 감염 경로이다.

70 둔부 근육주사 시 손상되기 쉬운 부위는?

① 좌골 신경
② 척 신경
③ 요골 신경
④ 비골 신경
⑤ 대퇴 신경

해설 둔부 근육 주사 시 손상되기 쉬운 부위는 좌골 신경이다.

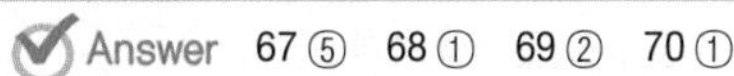
Answer 67 ⑤ 68 ① 69 ② 70 ①

71 천식 환자에 대한 간호로 옳지 않은 것은?

① 알레르기를 유발시키는 음식과 환경을 피한다.
② 호흡곤란 시에는 휴식을 취하도록 한다.
③ 호흡곤란 시에는 앙와위로 눕도록 한다.
④ 불안하고 두려워하지 않도록 정서적 지지를 한다.
⑤ 호흡횟수와 특성을 자주 사정한다.

해설 천식 환자의 발작이나 기침이 심해 호흡곤란이 있을 경우 적절한 체위는 흉강의 범위를 넓혀 주는 반좌위나 좌위를 취해주어야 한다.

72 척추골절로 3주간 침상 안정이 필요한 대상자에게 적절한 침상간호는?

① 목을 높여 주어 안정되게 해 준다.
② 침요 밑에 편평한 판자를 깔아준다.
③ 변압 침요를 침상 밑에 깔아준다.
④ 크래들 침상을 사용하도록 한다.
⑤ 구토를 대비해 복위를 취해 준다.

해설 척추 골절 환자는 판자처럼 단단한 침상을 사용하도록 한다.

73 올바른 칫솔질로 예방할 수 있는 사항으로 옳은 것은?

① 치석 제거
② 치면 세균막 제거
③ 타액분비량 증가
④ 치주낭
⑤ 치면열구, 소와의 청결

해설 올바른 칫솔질은 세균막을 제거해 주며 치주질환과 충치를 예방하는 가장 기본적이고 효과적인 방법이다.

Answer 71 ③ 72 ② 73 ②

74 **음압 펌프질로 관 속의 공기를 빼내어 경혈상 피부 표면에 흡착시켜 울혈을 하여 치료하는 것은?**

① 구법 ② 수기요법
③ 부항법 ④ 기공요법
⑤ 지압요법

해설 부항요법은 음압 펌프질로 관 속의 공기를 빼내어 경혈상 피부 표면에 흡착시키거나 간접적으로 화력을 이용하여 울혈을 하는 방법이다.

75 **침요법을 하지 않는 경우는?**

① 통증 ② 뇌졸중
③ 알코올 중독 ④ 내출혈
⑤ 위장관 질환

해설 침요법의 내과적 적응증
- 호흡기계의 감기, 편도선염, 기관지염이나 합병증이 없는 경우의 천식
- 소화기계의 딸꾹질, 위하수, 급만성 위염, 위산 과다, 만성 십이지장궤양의 통증 완화
- 급만성 대장염, 과민성 대장증후군

76 **가장 정확하게 체온을 측정할 수 있는 것은?**

① 구강체온 ② 액와체온
③ 이마체온 ④ 직장체온
⑤ 기초체온법

해설 직장체온이 가장 정확하며 액와체온이 가장 부정확하다.

77 **15~49세의 인구가 전체 인구의 50%를 초과하는 경우로 생산 연령 인구가 유입되는 도시형 인구 구조는 무엇인가?**

① 피라미드형 ② 항아리형
③ 호로형 ④ 종형
⑤ 별형

Answer 74 ③ 75 ④ 76 ④ 77 ④

해설 종형(정지형)

- 출생률, 사망률이 다 낮아서 정체 인구가 되는 단계이다.
- 0~14세 인구가 65세 이상 인구의 2배가 된다.
- 정지형, 선진국형이다.

78 환자의 복부 검사를 돕는 방법으로 옳은 것은?

① 검사 부위를 최대한 노출시켜 검사자의 편의를 돕는다.

② 환자의 프라이버시를 위하여 조명은 어둡게 한다.

③ 검사 전에 배뇨하도록 한다.

④ 복위를 취하도록 한다.

⑤ 간단한 검사이므로 설명은 생략해도 좋다.

해설 복부 검사를 돕는 방법

- 가능하면 밝은 조명을 유지하여 시야를 회복하도록 한다.
- 최소한의 부위만 노출시키도록 한다.
- 검사 전 배뇨하고 배횡위를 해준다.
- 설명은 환자에게 불안감을 감소시킨다.

79 의료법상 간호기록부의 기록 내용에서 제외되는 사항은?

① 체온, 맥박, 호흡, 혈압에 관한 사항

② 투약에 관한 사항

③ 처치와 간호에 관한 사항

④ 주된 증상과 진단 결과에 관한 사항

⑤ 섭취 및 배설물에 관한 사항

해설 간호기록부의 기재사항

- 체온, 맥박, 호흡, 혈압에 관한 사항
- 투약에 관한 사항
- 섭취 및 배설물에 관한 사항
- 처치와 간호에 관한 사항

Answer 78 ③ 79 ④

80 **오랜 세월 페인트칠 작업과 배터리 제작 일에 종사한 근로자에게 나타날 수 있는 납중독의 증상으로 옳은 것은?**

① 구강염 ② 이타이이타이병
③ 단백뇨 ④ 빈혈
⑤ 미나마타병

해설 납중독에는 심한 위장장애, 신장장애, 조혈기능 장애, 빈혈 등의 증상이 나타난다.

81 **바륨관장과 상부 위장관 촬영 검사 후 환자에게 적절한 간호중재는?**

① 수분 섭취를 제한한다.
② 검사 후 구개반사가 돌아올 때까지 금식을 유지한다.
③ 24시간 안정을 취하도록 한다.
④ 수분 섭취를 권장한다.
⑤ 검사 후 폐확장을 위하여 반좌위를 해 준다.

해설 바륨관장, 상부 위장관 촬영 시 바륨 조영제를 사용하게 되는데 이때 바륨은 인체에 흡수되지 않고 변으로 배출되나 변비를 유발할 수 있기 때문에 수분 섭취를 충분히 해주어야 한다.

82 **혈액원이 채혈 전 헌혈자에게 실시하는 건강진단이 아닌 것은?**

① 문진, 시진 및 촉진 ② 체온 및 맥박 측정
③ 산소포화도 측정 ④ 혈압 측정
⑤ 적혈구 용적률 검사에 의한 빈혈 검사

해설 혈액원이 헌혈 전 헌혈자에게 실시하는 건강진단
- 문진, 시진, 촉진
- 체온 및 맥박 측정, 체중 측정, 혈압 측정
- 빈혈 검사, 혈소판 계수 검사
- 과거의 헌혈 경력 및 혈액검사 결과와 채혈금지 대상자 여부의 조회

Answer 80 ④ 81 ④ 82 ③

83 아미노필린과 페노바비탈의 용도가 순서대로 바르게 연결된 것은?

① 기관지 천식 - 진정제
② 평활근 수축 - 수면제
③ 진정작용 - 항고혈압제
④ 혈압하강 - 이뇨제
⑤ 혈압상승 - 정온제

해설 아미노필린의 적응증은 기관지 천식이며 페노바비탈은 진정제로 사용한다.

84 모자구강건강관리 규정에 의하여 모자보건수첩에 기록되어야 하는 사항은?

① 임산부의 산후 구강 형태에 관한 사항
② 영유아의 구강암 상태에 관한 사항
③ 영유아의 구강 형태에 관한 사항
④ 임산부의 정기 구강검진에 관한 사항
⑤ 임산부의 산전 구강 형태에 관한 사항

해설 모자보건수첩의 기재사항

- 임산부의 산전 및 산후의 구강건강관리에 관한 사항
- 임산부 또는 영유아의 정기 구강검진에 관한 사항
- 영유아의 구강발육과 구강관리상의 주의사항
- 구강질환 예방 진료에 관한 사항
- 기타 임산부 및 영유아의 구강건강관리에 필요한 사항

85 간의 크기를 확인하기 위한 타진 시 들을 수 있는 정상 타진음은?

① 고창음
② 둔탁음
③ 과도공명음
④ 편평음
⑤ 공명음

해설 타진이란 몸의 피부 표면을 두드려 그 소리를 듣거나 진동을 느끼는 검진법으로 간 타진 시는 둔탁음이 정상음이다.

Answer 83 ① 84 ④ 85 ②

86 **환자에게 디지털리스(강심제, 디곡신)를 투여하기 전에 측정해야 할 것은?**

① 혈압 ② 호흡
③ 체중 ④ 맥박
⑤ 체온

해설 디곡신은 맥박을 느리게 하기 때문에 투여 전에 맥박을 꼭 측정해야 한다.

87 **발목 염좌 시의 응급처치법으로 옳은 것은?**

① 미지근한 물에 담가둔다. ② 관절을 좌우로 움직여준다.
③ 뜨거운 찜질을 한다. ④ 얼음찜질을 해준다.
⑤ 손상 부위를 밑으로 내려 준다.

해설 염좌 시 응급처치
- 염좌된 부분을 높여준다.
- 얼음찜질을 해준다.
- 체중을 지탱하지 않는다.
- 마사지를 금하고 안정시킨다.
- 손상 24시간 후에 열찜질을 한다.
- 손상 부위를 고정시킨다.

88 **심한 출혈 시의 가장 먼저 해야 할 처치로 옳은 것은?**

① 지혈대 사용을 1시간 이상 하지 않는다.
② 의사가 오기 전까지 지혈대를 사용한다.
③ 환부를 심장보다 높게 상승시킨다.
④ 상처 부위를 직접 압박한다.
⑤ 지압봉을 사용하여 지혈한다.

해설 출혈이 심한 부상자의 응급처치는 즉시 출혈을 막고 부상자가 안정되도록 눕혀 둔다. 그리고 대출혈이 있으면 우선 상처를 직접 압박한다.

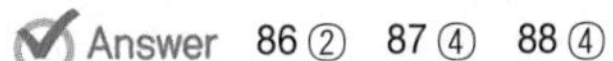

89 일반 소변 검사를 위한 검사물 채취방법으로 옳은 것은?

① 도뇨를 하여 멸균 소변을 30~50cc 가량을 검사물 용기에 담는다.
② 24시간 동안에 소변을 모아서 그 중에 30~50cc 가량을 검사물 용기에 담는다.
③ 처음 소변과 마지막 소변을 합하여 30~50cc 가량을 검사물 용기에 담는다.
④ 마지막 소변으로 30~50cc 가량을 검사물 용기에 담는다.
⑤ 중간 소변으로 30~50cc 가량을 검사물 용기에 담는다.

해설 일반 소변 검사용 소변을 받는 경우 환자에게 처음 소변 50cc 정도를 배뇨하다가 소변 컵에 중간뇨 30~50cc를 받게 하고 생리중인 여자는 검사물에 생리중임을 표시한다.

90 복수천자 시 체위로 옳은 것은?

① 심스위
② 측위
③ 반좌위
④ 복위
⑤ 앙와위

해설 복수천자 시 적절한 체위는 좌위나 반좌위를 적용한다.

91 더운물 주머니를 준비 또는 사용할 때 옳은 방법은?

① 물주머니에 물을 넣을 때는 주머니의 4/5 이상을 채운다.
② 물주머니에 공기를 약간 넣어 사용한다.
③ 원인 모르는 복통이 있을 때에는 더운물 주머니를 대준다.
④ 물주머니의 새는 곳을 확인하기 위해 거꾸로 들고 흔들어 본다.
⑤ 물통을 사용할 때는 마개를 막은 상태로 가열한다.

해설 더운물 주머니의 특징

- 더운물 주머니는 최소한 2시간마다 물을 바꿔 준다.
- 상처 부위에는 직접 대어 주지 않으며 물주머니를 수건에 잘 싸서 적용한다.
- 더운물 주머니를 발치에 넣어줄 때에는 2/3만 채우고, 다른 부분에 넣을 때는 1/3~1/2만 채운다.
- 공기를 빼기 위해 입구까지 물이 올라오게 한 후 마개를 클램프로 잠근다.
- 46~52℃ 정도의 물을 담고 수건으로 물주머니의 물기를 닦고 물주머니를 거꾸로 들고 흔들어 새는 곳이 있나 다시 한번 확인한다.

Answer 89 ⑤ 90 ③ 91 ④

92 **수술실에 근무하는 간호사가 수술 전 소독을 마치고 양손을 올린 채로 양 손바닥을 간호사의 얼굴을 향하게 들고 있는 이유로 옳은 것은?**

① 다른 사람이 손을 닦게 하기 위하여
② 손의 오염을 방지하기 위하여
③ 손 소독이 끝났다는 것을 알리기 위해
④ 손을 말리기 위해
⑤ 소독 가운을 입기 위해

해설 외과적 무균술의 손씻기에서 손의 오염을 피하기 위해 팔꿈치가 항상 아래로 가도록 손을 위로 올린다.

93 **다음 중 외과적 무균술을 적용해야 하는 간호는?**

① 결장루 세척
② 관장
③ 비위관 삽입
④ 심한 화상 환자
⑤ 침상 만들기

해설 외과적 무균술은 아포를 포함한 미생물을 모두 제거하는 것으로 화상 환자는 방어 역할을 하는 피부가 파괴되어 미생물의 노출이 쉬우므로 외과적 무균술과 역격리가 필요하다.

94 **멸균된 물품을 관리하는 일반적인 원칙이다. 옳지 않은 것은?**

① 멸균된 물품은 개봉하면 사용하지 않았어도 재소독해야 한다.
② 멸균포장이 젖었어도 개봉하지 않으면 멸균된 물품이다.
③ 멸균된 포장을 열어야 하는 경우 준비하는 사람으로부터 먼 쪽을 먼저 열도록 한다.
④ 공기에 오랜 시간 노출되었으면 오염된 것으로 간주한다.
⑤ 멸균된 영역에서 사용되는 모든 물품은 멸균상태여야 한다.

해설 멸균된 물품관리 원칙
- 미생물은 습한 환경에서 더 잘 이동한다. 멸균 영역이 습하면 미생물은 멸균이 되지 않은 영역에서 모세관 현상에 따라 멸균된 영역으로 이동할 수 있다.
- 보호용 포장을 제거하면 그 물품은 공기에 의해 오염된 것으로 간주한다.

Answer 92 ② 93 ④ 94 ②

95 유방울혈을 보이는 산모의 불편감을 감소시킬 수 있는 방법으로 옳지 않은 것은?

① 유방대 혹은 브래지어로 적절하게 지지해준다.
② 수유 전 온찜질과 유방 마사지를 한다.
③ 유방마사지 후 유즙을 짜낸다.
④ 아이에게 자주 젖을 물려 빨게 한다.
⑤ 수유를 일시적으로 중단한다.

해설 유즙을 짜내고 아기에게 유륜을 빨리도록 한다.

96 입덧을 완화시키는 방법으로 옳은 것은?

① 아침식사 전 물을 마신다.
② 아침식사 전 약간의 크래커와 토스트를 먹는다.
③ 아침식사 전 우유를 마신다.
④ 금식한다.
⑤ 탄산음료를 지주 마신다.

해설 입덧이 심한 임산부는 탄수화물이 많이 함유된 음식을 섭취하게 하고 소량으로 자주 먹게 해야 한다. 또한 자리에서 일어나기 전 마른 음식인 크래커나 토스트를 약간 섭취하게 한다.

97 미숙아 체중 측정 시 옳은 것은?

① 보육기에서 꺼내어 잰다.
② 보육기 내에서 잰다.
③ 어떠한 방법이든 상관없다.
④ 간호사에 따라 다르다
⑤ 옷을 많이 입힌 후 측정한다.

해설 미숙아는 외부 온도 변화에 민감하기 때문에 체온 등을 측정할 경우 보육기 내에서 측정해야 한다.

Answer 95 ⑤ 96 ② 97 ②

98 니트로글리세린으로 통증이 완화되는 노년기 대표적인 순환기계 질환은?

① 심근경색
② 부정맥
③ 협심증
④ 고혈압
⑤ 하지정맥류

해설 설하로 투여되는 니트로글리세린은 협심증의 통증을 감소시킨다.

99 노인에게 발생할 수 있는 심각한 질병을 예방하기 위해 즉각적인 정보를 얻고자 한다. 다음 중 어떤 의사소통이 효과적인가?

① 정보제공
② 사회적 의사소통
③ 직접적 질문
④ 개방적 기술
⑤ 신체 접촉

해설 언어적 의사소통
- **정보제공** : 사실을 직접적으로 전달한다.
- **개방적 기술** : 노인들이 대답하기 여유롭다.
- **직접적 질문** : 정확하고 빠른 정보를 얻어야 할 때 효과적이다.
- **사회적 의사소통** : 의료진과 환자와의 대화보다는 가족과 환자와의 대화 방식이다.

100 영아가 흉골이 함몰된 모습을 하고 있다. 어떤 것을 의미하는가?

① 호흡을 깊게 안정적으로 하고 있다는 것을 의미한다.
② 탈수를 의미한다.
③ 열이 나는 것을 의미한다.
④ 가스교환이 잘되고 있다는 것을 의미한다.
⑤ 가스교환 장애를 의미한다.

해설 호흡기계 문제가 있는 영아는 흉골이 함몰되는 모습을 보이는지 주의 깊게 관찰해야 하며 흉골이 함몰된다는 것은 가스교환 장애를 의미한다.

Answer 98 ③ 99 ④ 100 ⑤

제3회 실전평가문제

제3회 실전평가문제

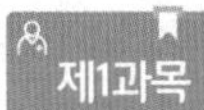

제1과목 기초간호학 개요

01 임종 시 볼 수 있는 호흡은?

① 쿠스마울 호흡
② 체인스톡 호흡
③ 바이옷 호흡
④ 지속성 흡식 호흡
⑤ 긴장성 호흡

해설 체인스톡 호흡은 호흡수와 깊이가 증가하고 무호흡이 교차하는 호흡 형태로 임종 시 볼 수 있다.

02 장시간 누워 있는 환자에게 잘 발생되는 욕창의 원인이 아닌 것은?

① 침구의 주름
② 장시간 같은 자세로 누워 있는 것
③ 실금이나 실변으로 오염된 침구
④ 영양상태의 불량
⑤ 체위의 잦은 변경

해설 체위를 자주 변경하는 방법은 욕창을 예방하는 방법 중 하나이다.

03 체온 측정 시 갑자기 높게 측정된 환자를 발견하였을 경우 옳은 간호중재는?

① 즉시 알코올로 목욕시켜 안정시킨다.
② 해열제를 투여한다.
③ 다른 체온계로 재어 확인한 후 보고한다.

Answer 01 ② 02 ⑤ 03 ③

④ 가족에게 알리고 환자를 안정시킨다.
⑤ 얼음주머니를 적용한다.

해설 고체온을 발견했을 경우 다시 체온계로 재측정한 뒤 보고해야 한다.

04 심폐소생술 시 가슴압박을 하는 이유는?

① 환자의 의식을 깨우기 위함이다.
② 심장과 뇌로 충분한 혈액을 공급하기 위함이다.
③ 기도를 개방하기 위함이다.
④ 맥박을 측정하기 위함이다.
⑤ 심장에 압력을 주기 위함이다.

해설 심폐소생술 시 가슴압박을 하는 이유는 심장과 뇌로 충분한 혈액을 공급하기 위함이다.

05 다음 중 주관적 자료에 해당하는 것은?

① 호흡 곤란, 활력 징후, 속쓰림, 소양감
② 통증, 소양증, 현기증, 우울감
③ 통증, 부종, 소양감, 혈압
④ 호흡 곤란, 소양감, 청색증, 얼굴색깔
⑤ 두통, 두근거림, 혈압, 울렁거림

해설 주관적 자료는 대상자에 의해서만 지각되는 정보나 소양감, 통증, 현기증 등이다.

06 체온에 대한 설명으로 옳지 않은 것은?

① 생산열과 상실열의 차이를 말한다.
② 뇌의 시상하부에서 체온을 조절한다.
③ 수면 시에는 체온이 낮아진다.
④ 운동 시에는 체온이 상승한다.
⑤ 스트레스로 인해 체온이 하강한다.

해설 체온은 신진대사 활동 시 발생하는 생산열과 상실열의 차이를 말한다. 스트레스를 받으면 교감신경의 자극으로 체온이 상승한다.

Answer 04 ② 05 ② 06 ④

07 다음 중 교차감염을 옳게 설명하고 있는 것은?

① 교차감염이란 감염이 재발된 것을 의미한다.

② 한 환자의 병원균이 다른 환자에게 전파되어 감염을 일으키는 것을 말한다.

③ 병원에서 드물게 발생하는 감염원이다.

④ 교차감염은 공기를 통해서만 전파된다.

⑤ 교차감염을 예방할 수 있는 기본은 마스크 착용이다.

해설 교차감염이란 한 환자의 병원균이 의료인의 손이나 병원 기구를 통해 다른 환자에게 감염되는 것이다.

08 입원중인 환자에게 투약하던 도중 약이 잘못 투여된 것을 알게 되었을 때 적절한 행동은?

① 모른 척 지나친다.

② 환자에게 알리고 비밀로 해줄 것을 부탁한다.

③ 원래 주었어야 했던 약을 갖다 주어 즉시 복용하도록 한다.

④ 간호사에게 즉시 보고하여 조치를 취할 수 있도록 한다.

⑤ 다음 투약시간에 두 배의 용량을 투여한다.

해설 투약 오류 사고는 중대한 의료사고이므로 간호사에게 즉시 보고하여 조치를 취할 수 있어야 한다.

09 표준주의 관리 지침이다. 옳지 않은 설명은?

① 상처 소독 시 소독면 하나로 한 번씩 닦고 버려야 한다.

② 동일한 대상자라도 창상의 부위가 다른 경우에는 장갑을 교체해야 한다.

③ 인공도뇨 시 도뇨관을 무균적으로 삽입해야 한다.

④ 병원성 미생물에 감염되지 않은 환자의 상처를 소독할 때에는 장갑을 착용하지 않는다.

⑤ 혈액, 체액으로 옷이 더렵혀질 수 있는 경우 가운을 착용한다.

해설 표준주의란 모든 환자의 혈액과 체액, 손상된 피부 등은 감염 가능성이 있다고 간주하고 모든 환자에게 기본 감염관리의 원칙을 적용하는 것이다.

Answer 07 ② 08 ④ 09 ④

10 **손 소독제로 사용되며 독성과 자극성이 없고 수술 부위, 화농성 분비물이 있는 상처 소독에 효과적인 약물은?**

① 베타딘 ② 과산화수소
③ 알코올 ④ 보리
⑤ 생리식염수

해설 베타딘은 창상, 피부감염, 수술 부위, 수술 전 피부소독 등에 주로 쓰이며 손 소독제로도 사용된다.

11 **환자 자신의 저항력이 감소되었을 때 주로 발생하여 환자 자신의 구강, 장 등에 정착되어 있는 세균에 의해 유발되는 감염은?**

① 외인성 감염 ② 원발성 감염
③ 내인성 감염 ④ 교차감염
⑤ 방어감염

해설 내인성 감염이란 숙주에 상재하는 균이 원인이 되어 일어난 감염을 말한다.

12 **증기를 압축하여 생기는 고온의 습기를 활용하는 멸균법은?**

① 건열멸균법 ② 압축소각법
③ 습열멸균법 ④ 고압증기 멸균법
⑤ 음극선조사 멸균법

해설 고압증기 멸균법
- 120℃에서 20~30분간 소독하며 아포까지 사멸한다.
- 증기를 압축하여 발생하는 고온의 습기를 활용한다.
- 단점은 열에 약한 제품이나 증기가 침투되면 곤란한 제품은 사용할 수 없다는 것이다.

13 **뼈의 성장 및 대사와 관련 없는 것은?**

① 칼슘 ② 글루카곤
③ 비타민 D ④ 부갑상선 호르몬
⑤ 칼시토닌

해설 글루카곤은 췌장에서 분비되는 호르몬으로 간의 글리코겐을 포도당으로 분해하여 혈당량을 증가시킨다.

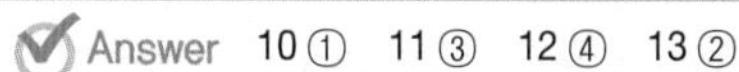
Answer 10 ① 11 ③ 12 ④ 13 ②

14 Pursed lip breathing에 대한 설명으로 옳지 않은 것은?

① 호흡곤란 대상자에게 적합한 호흡법이다.

② 만성폐쇄성 폐질환 대상자에게 적합한 호흡법이다.

③ 흡기의 시간을 연장하는 호흡법이다.

④ 호기의 시간을 연장하는 호흡법이다.

⑤ 호기의 시간을 흡기보다 2~3배 더 길게 한다.

해설 Pursed lip breathing은 입술을 오므리고 하는 호흡법으로 호기 시 기관지 내부의 압력을 높여 좁아진 기도의 허탈을 감소시키며, 호기의 시간을 연장시키는 호흡법이다.

15 비뇨기의 배설과정이 순서대로 나열된 것은?

① 신장 - 요관 - 요도 - 방광

② 신장 - 요관 - 방광 - 요도

③ 신장 - 요도 - 방광 - 요관

④ 신장 - 방광 - 요관 - 요도

⑤ 요관 - 요도 - 신장 - 방광

해설 신장 - 요관 - 방광 - 요도를 통해 배설과정이 진행된다.

16 혈액 성분 중 식균작용을 하는 것은?

① 적혈구 ② 혈소판

③ 혈색소 ④ 백혈구

⑤ 혈장

백혈구

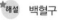

- 적혈구와는 달리 운동성이 있어 모세혈관을 빠져 나와 조직 내로 들어갈 수 있다.
- 식균작용으로 이물질에 대한 신체방어, 체액성 면역작용과 세포성 면역작용으로 신체 면역을 주도하며 염증과정에서 기여한다.

Answer 14 ③ 15 ② 16 ②

17 **투약 효과를 가장 신속하게 얻을 수 있는 방법은?**

① 구강투여
② 피하주사
③ 근육주사
④ 정맥주사
⑤ 피내주사

해설 정맥주사의 목적
- 약물의 빠른 효과를 기대한다.
- 많은 용량의 투여 시 적용한다.
- 수분과 전해질, 영양 등을 공급한다.
- 피하나 근육, 위장관에 자극적인 약물을 투여한다.
- 오랜 시간 약물 치료 시 적용한다.

18 **환자에게 항생제 투여 전에 알레르기 반응을 확인하는 방법은?**

① 피내주사
② 근육주사
③ 척수강내주사
④ 정맥주사
⑤ 피히주사

해설 피내주사의 목적
- 항생제 과민반응 검사, 투베르쿨린 반응, 알레르기 반응 등의 진단 목적에 이용된다.
- 주로 전완의 내측면에 주사하고 문지르지 않는다.

19 **약물을 오랫동안 사용하다가 투약을 중지할 때 그 약물에 대한 갈망과 함께 심한 정신적 · 신체적 반응이 나타나는 것은?**

① 내성현상
② 금단현상
③ 전신증상
④ 상승현상
⑤ 저항현상

해설 ① **내성현상** : 약물의 반복 복용에 의해 약효가 저하되는 현상
② **금단현상** : 약물을 오랫동안 사용하다가 투약을 중지할 때 그 약물에 대한 갈망과 함께 심한 정신적 · 신체적 반응이 나타나는 것을 말한다.
③ · ④ **전신증상**과 **상승현상**은 약물의 기본적인 약리작용이며 저항현상은 일종의 부작용 증상이다.

Answer 17 ④ 18 ① 19 ②

20 아스피린의 가장 주요한 부작용은?

① 오심과 구토
② 일관성 구토
③ 경련
④ 위장 출혈
⑤ 고열

해설 아스피린은 해열, 진통, 항염에 작용하는 약물로 가장 큰 부작용은 위장 출혈이다.

21 염증의 국소적 4대 증상은?

① 발열, 종창, 통증, 괴저
② 발적, 발열, 종창, 통증
③ 종창, 발진, 발열, 통증
④ 두통, 발열, 발적, 종창
⑤ 기능장애, 발열, 발적, 종창

해설 발적, 발열, 종창, 통증, 기능장애가 염증의 국소적인 증상이다.

22 통목욕에 대한 설명으로 옳지 않은 것은?

① 환자가 원하면 목욕시간을 30분 이상 길게 하여 최대한 이완할 수 있도록 한다.
② 물의 온도는 42 ~ 44℃가 적당하다.
③ 안전위험이 없고 움직일 수 있는 대상자만 가능하다.
④ 미끄러지지 않도록 주의한다.
⑤ 문을 안에서 잠그지 않도록 한다.

해설 목욕시간은 20분을 넘지 않도록 한다. 따뜻한 물에 오래 노출되면 혈관이 확장되고 혈액이 정체될 수 있으며 이로 인해 두통이나 현기증이 있을 수 있다.

23 쇼크에 대한 증상으로 옳지 않은 것은?

① 혈압 하강
② 청색증
③ 발한
④ 소변 배설량 증가
⑤ 빠른 맥박

해설 쇼크의 증상으로 빈맥, 발한, 의식불명, 안면창백, 심계항진, 빠르고 얕은 호흡 등이 있다.

Answer 20 ② 21 ② 22 ① 23 ④

24 **충수염 대상자의 간호로 옳지 않은 것은?**

① 더운 물 주머니를 복부에 제공해 편안하게 해준다.
② 장운동이 돌아올 때까지 금식시킨다.
③ 수술 시까지 대상자의 활력 징후를 잘 관찰한다.
④ 수술 후 기침과 심호흡을 통해 호흡기계 합병증을 예방한다.
⑤ 수술 전 금식한다.

해설 염증 부위에 더운 물 주머니를 제공하면 복막염이 될 가능성이 높다.

25 **위 절제술을 받은 환자가 식후 30분 내에 덤핑 신드롬이 일어나는 경우 적절한 간호 방법은?**

① 수분을 제공한다.
② 고지방 식이를 제공한다.
③ 고탄수화물 식이를 제공한다.
④ 식후에 똑바로 앉아 있게 한다.
⑤ 국물과 함께 밥을 말아먹도록 한다.

해설 급속이동증후군(덤핑신드롬)

- 위 절제 수술 후에 올 수 있는 문제로 수술한 지 6~12개월이면 사라진다.
- 예방은 한 번에 섭취하는 음식물의 양을 줄이고 고단백, 고지방, 저탄수화물과 수분이 적은 식사를 유지시킨다.
- 식사 시 자세는 횡와위나 측위를 취하고 식후에는 가능하면 누워 있도록 하고, 지방 섭취를 늘리며 식전 1시간 동안이나 식사 시, 또는 식후 2시간까지는 수분 섭취를 하지 않는다.

26 **임신 시 생리적 변화로 옳은 것은?**

① 호르몬의 증가로 자주 설사를 한다.
② 혈량이 약 30% 증가하므로 생리적 빈혈을 초래한다.
③ 임신 초기에는 빈뇨 현상이 나타나지 않는다.
④ 자궁의 압박으로 호흡을 길게 한다.
⑤ 심장의 부담이 적어 호흡하기가 매우 수월하다.

해설 임신으로 인한 생리적 변화

- 혈액량이 30% 증가하므로 생리적 빈혈을 초래한다.
- 적혈구가 18~33% 증가되고, 백혈구는 임신 2기와 3기 동안 증가된다.
- 헤모글로빈과 헤마토크리트가 모두 저하된다.

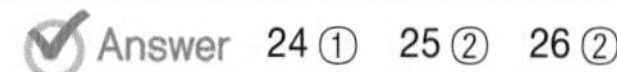
Answer 24 ① 25 ② 26 ②

27 분만의 전구 증상들로 옳은 것은?

① 하강감, 가진통, 이슬　　② 하강감, 이슬, 배림

③ 자궁경부개대, 이슬, 파수　　④ 자궁경부개대, 폐렴, 파수

⑤ 자궁경부소실, 지궁수축, 자궁출혈

해설 분만의 전구 증상에는 태아 하강감, 태동감의 감소, 가진통, 빈뇨, 이슬, 체중감소, 양막 파열, 자궁경부의 거상

28 전신마취로 제왕절개 분만을 한 후 4시간이 경과된 산모에게 우선적으로 제공하는 간호로 옳은 것은?

① 심호흡, 격려, 출혈관찰　　② 모아애착 형성

③ 육아 및 산후 활동　　④ 유방울혈 간호

⑤ 자연배뇨 확인

해설 제왕절개 수술 후 마취가 깨면 가장 먼저 심호흡과 기침의 격려, 질 출혈과 절개 부위 출혈을 관찰하도록 한다.

29 산욕기의 변화와 간호에 해당되는 것은?

① 방광근육의 이완으로 소변이 정체된다.

② 수유부는 비수유부보다 산욕기간이 짧다.

③ 산후통은 초산부가 경산부보다 오래간다.

④ 자궁회복은 초산부보다 경산부가 더 빠르다.

⑤ 3주까지 갈색 오로가 나온다.

해설 산욕기의 변화

- 방광근육의 이완으로 요실금이 나타난다.
- 수유부는 비수유보다 산욕기간이 짧다.
- 산후통은 초산부가 경산부보다 오래 간다.
- 자궁 회복은 초산부보다 경산부가 빠르다.
- 3주까지 갈색오로가 나온다.

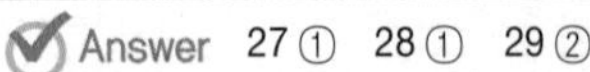

Answer 27 ① 28 ① 29 ②

30 대소변 훈련에 관한 설명으로 옳은 것은?

① 소변 훈련은 18개월까지는 완성시켜야 한다.
② 밤에 소변 가리기는 3 ~ 4세 때 가능하다.
③ 대변 훈련은 24개월까지 완성시킨다.
④ 소변 훈련은 대변 훈련보다 먼저 시킨다.
⑤ 대소변 훈련은 영아기에 하게 된다.

해설 대변은 12개월쯤에 시작하여 18개월 정도에 가릴 수 있게 되고, 소변은 16~18개월에 시작하여 24개월 정도에 완성된다. 단, 밤에 소변 가리기는 3~4세가 되어야 한다.

31 아동이 구걸하면서 음식 쓰레기를 주워 먹고 있다. 옷이 지저분하고 아픈데 부모가 그대로 두는 것을 무엇이라고 하는가?

① 가정폭력
② 자기방임
③ 정신적 학대
④ 방임
⑤ 유기

해설 방임
- 아동의 보호자가 아동을 방치하는 것을 의미한다.
- 기본적인 의식주를 제공하지 않는 행위, 불결한 환경이나 위험한 상태에 아동을 방치하는 행위 등이 있다.

32 골수에 있는 전구세포로부터 만들어지는 망상내피세포의 역할로 옳은 것은?

① 발열 억제, 영양소 운반, 혈액 이송
② 영양소 운반, 이물질 제거, 혈액 이송
③ 면역체 형성, 식균작용, 영양소 운반
④ 식균작용, 혈액이송, 발열 억제
⑤ 식균작용, 이물질 제거, 면역체 형성

해설 망상내피세포의 작용
- 식균작용, 면역체 형성, 이물질 제거
- **관련된 질환** : 빈혈, 만상세포육종
- **위치** : 림프절, 비장, 골수에 있다.

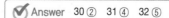

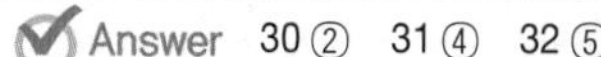
Answer 30 ② 31 ④ 32 ⑤

33 다음 중 생균백신은?

① 결핵
② 콜레라
③ 소아마비(Salk)
④ 장티푸스
⑤ 백일해

해설 **생균백신** : 병원 미생물의 독력을 약하게 만든 생균의 현탁액으로 홍역, 결핵, 풍진, 볼거리, 탄저병, 황열, 인플루엔자균, 광견병, 일본뇌염 등이 있다.

34 부항요법의 금기가 아닌 대상자는?

① 빈혈
② 피부의 탄력성이 없는 대상자
③ 출혈성 질환
④ 혈액순환 장애
⑤ 임산부

해설 부항요법 금기 대상자
- 임산부, 빈혈, 출혈성 질환이 있는 대상자
- 피부의 탄력성이 좋지 않은 대상자

35 혈소판의 기능을 잘 설명한 것은?

① 항체를 형성한다.
② 혈액응고가 주 기능이다.
③ 노폐물을 운반한다.
④ 산소를 운반한다.
⑤ 영양소를 운반한다.

해설 혈소판은 혈액응고의 기능을 갖고 있다.

Answer 33 ① 34 ④ 35 ②

제2과목 **보건간호학 개요** Nurse Assistant

36 **지역사회 간호란 지역사회 대상으로 (　　　) 및 (　　　)을 통하여 지역사회 적정기능 수준의 향상에 기여하는 것을 목표로 하는 과학적인 실천이다. 괄호 안에 들어갈 단어로 옳은 것은?**

① 간호제공, 보건교육
② 결핵치료, 보건사업
③ 수질오염, 검역실시
④ 모자보건, 혼전교육
⑤ 질병관리, 치료

해설 지역사회 간호란 지역사회 대상으로 간호제공 및 보건교육을 통하여 지역사회 적정기능수준의 향상에 기여하는 것을 목표로 하는 과학적인 실천이다.

37 **최근 건강의 중요성으로 금연이 강조되고 있다. 흡연에 대한 보건교육시 그 효과가 가장 큰 대상자는?**

① 환자
② 40대 남자
③ 근로자
④ 주부
⑤ 학생

해설 보건교육 중 학생을 대상으로 하는 학교보건은 장기적인 행동 변화에 중요하며 가장 능률적이며 효과적이다.

38 **실물이나 실제 상황을 교육매체로 활용할 수 있는 현장학습의 장점으로 옳은 것은?**

① 반복 사용이 가능하다.
② 실생활에 적용이 쉽다.
③ 구입이 용이하다.
④ 비용이 적게 든다.
⑤ 많은 대상자가 사용할 수 있다.

해설 현장학습의 장점
- 실물이나 실제 상황의 직접 관찰이 가능하다.
- 교육 시 실제 활용 자료로서 유용하다.
- 사물 관찰 능력을 배양하며 실생활에 적용이 쉽다.
- 다양한 경험 습득 및 적용 능력 함양이 가능하다.

Answer 36 ① 37 ⑤ 38 ②

39 **우리나라 국민건강증진법에 의한 건강증진사업으로 옳은 것은?**

① 지역사회 조직활동 강화
② 질병의 조기발견을 위한 검진 및 처방
③ 사회환경 조성
④ 건강한 공공정책 조성
⑤ 기존 보건의료 서비스의 방향 재설정

해설 건강증진사업

- 보건교육의 권장, 실시 및 평가
- 구강건강사업의 계획 수립 및 시행
- 지역사회의 보건문제에 관한 조사 및 연구
- 영양 개선 및 국민영양조사
- 광고의 금지
- 건강증진사업
- 질병의 조기발견을 위한 검진 및 처방
- 건강 생활의 지원 및 금연, 절주 운동
- 검진, 검진 결과의 공개 금지

40 **사회공동 연대책임을 통한 소득재분배 효과가 있는 우리나라 의료보장제도에 대한 설명으로 옳은 것은?**

① 산업재해 시 건강보험에서 지불한다.
② 건강보험은 1종, 2종, 3종으로 분류한다.
③ 농어촌 거주자는 지역건강보험에 가입해야 한다.
④ 건강보험은 사회보험 방식으로 운영된다.
⑤ 고소득자는 민간보험에 가입해야 한다.

해설 우리나라 의료보장제도

- 산업재해 시 근로복지공단에서 보상을 받는다.
- 건강보험은 직장가입자와 지역가입자로 분류된다.
- 농어촌 거주자 중 비임금소득자는 지역건강보험에 가입한다.
- 민간보험의 가입 여부는 자유이다.

41 **노인복지시설로 적합한 곳은?**

① 요양병원시설
② 요양센터
③ 실버타운시설
④ 요양원
⑤ 노인요양시설

해설 노인복지법에 따른 노인의료 복지시설에는 노인요양시설, 노인요양 공동생활가정 등이 있다.

Answer 39 ② 40 ④ 41 ⑤

42 **노인장기요양보험 표준서비스 내용 중 개인활동지원 서비스에 해당되는 것은?**

① 말벗
② 방문목욕
③ 세탁
④ 기본동작 훈련
⑤ 외출 시 동행

해설 노인장기요양보험 표준서비스 내용 중 개인활동지원 서비스
- 은행, 관공서, 병원 등의 방문 또는 산책 시 부축 및 동행
- 일상 업무 대행(물품 구매, 약타기, 은행, 관공서 서비스 업무 대행)

43 **국가와 지방자치단체의 책임하에 생활이 어려운 사람에게 의료급여를 함으로써 국민보건의 향상과 사회복지의 증진에 이바지하기 위한 의료보장으로 옳은 것은?**

① 의료급여
② 기초생활보장
③ 국민건강보험
④ 사회복지 서비스
⑤ 국민연금

해설 의료급여의 목적은 생활이 어려운 사람에게 의료급여를 함으로써 국민보건의 향상과 사회복지의 증진에 이바지함을 목적으로 한다.

44 **강의를 하는 교육자의 주의사항으로 옳지 않은 것은?**

① 주위를 집중하게 한다.
② 대상자와의 시선 맞춤은 학습효과를 떨어뜨린다.
③ 내용을 전달한 후에는 요약과 정리가 필요하다.
④ 흥미유발을 위해 노력해야 한다.
⑤ 학습 분위기를 살피며 강의를 진행한다.

해설 강의 교육자는 자신이 주가 되어 강의가 진행되므로 학습자들의 주의집중과 시선맞춤, 흥미유발, 내용정리, 좀 더 좋은 학습 분위기를 이끌어가야 한다.

Answer 42 ⑤ 43 ① 44 ②

45 **자신의 의사를 전달하는 능력이 생기고 이를 통해 참여자 모두의 의견을 일치시키는 과정이 포함된 보건교육 방법은?**

① 심포지엄
② 집단토의
③ 브레인스토밍
④ 강의
⑤ 시범교육

해설 집단토의란 달성해야 할 분명한 목표를 가지고 서로의 의견을 교환하는 것이다.

46 **온도가 높을 때 습도도 높아 느껴지는 정도를 수치로 나타낸 것은?**

① 기온역전
② 불감기류
③ 불쾌지수
④ 연교차
⑤ 일교차

해설 불쾌지수란 온도가 높을 때 습도도 높아 느껴지는 불쾌감을 수치로 나타낸 것이다.

47 **대기오염의 원인이 되는 것은?**

① 복사열
② 연교차
③ 냉각력
④ 기온역전
⑤ 일교차

해설 기온역전이란 하층부의 온도보다 상층부의 온도가 올라가는 현상으로 대기오염의 원인이 된다.

48 **해수면의 온도가 높아지는 현상을 무엇이라고 하는가?**

① 온실효과
② 라니냐
③ 엘니뇨
④ 열섬
⑤ 군집독

해설 해수면의 온도가 높아지는 현상이 엘니뇨이며 낮아지는 현상을 라니냐 현상이라고 한다.

Answer 45 ② 46 ③ 47 ④ 48 ③

49 **장내 세균이 위장관에 작용해 발생하는 식중독은?**

① 장염비브리오 ② 살모넬라
③ 보툴리누스 ④ 포도상구균
⑤ 웰치균

해설 살모넬라증은 장내 세균으로 대장균과 비슷하며 위생적이지 못한 식품에 번식한다.

50 **행위별 수가제에 대한 설명으로 옳은 것은?**

① 의사의 권한이 작아진다.
② 국민의료비가 낮아질 가능성이 많다.
③ 정해지거나 등록된 환자 수에 따라 일정액을 보상한다.
④ 의사들은 가능한 한 많은 서비스를 환자에게 제공하려고 한다.
⑤ 환자에게 제공된 서비스 중 일부만 진료비 청구의 근거가 된다.

해설 행위별 수가제
- 사후 보상으로 진료 행위당 수가를 정해 보상하는 방법이다.
- 진료에 사용된 약품비나 재료비, 제공한 진료 행위마다 일정값을 정해 의료비를 지불하는 것이다.
- 역사적으로 가장 오래된 방법으로 진료한 만큼 보상받으므로 의료인이 가장 선호하고, 현실적으로 시행이 가장 용이한 방법이다.

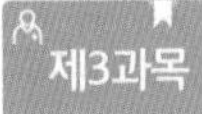

공중보건학 개론

51 **공중보건사업의 질병예방 수준과 그 내용에 대한 설명이 옳게 연결된 것은?**

① 1차 예방 : 질병예방, 불구예방
② 1차 예방 : 건강증진, 질병치료
③ 2차 예방 : 집단검진, 환경관리
④ 2차 예방 : 보건교육, 상담, 질병치료
⑤ 3차 예방 : 재활, 사회생활 적응을 위한 노력

Answer 49 ② 50 ④ 51 ⑤

해설 공중보건사업의 질병예방 수준
- 1차 예방 : 예방접종, 산전 간호, 건강유지, 질병예방, 건강증진, 보건교육, 환경위생개선, 개인청결유지
- 2차 예방 : 질병의 조기발견 및 치료, 건강검진, 집단검진
- 3차 예방 : 재활 서비스, 사회 복귀 훈련, 사회생활 적응 훈련

52 **최근에는 치료보다 질병예방이나 건강증진이 강조되고 있다. 그 이유로 옳은 것은?**

① 의료비 증가를 막기 위해서
② 의료인에 대한 불신의 증가
③ 원만한 사회생활을 위해
④ 의사 및 의료시설의 부족
⑤ 급성퇴행성 질환의 증가

해설 치료보다 질병예방이나 건강증진이 강조되는 이유
- 건강생활 습관의 중요성이 증대되었다.
- 의료비에 대한 사회적 부담의 증가를 막기 위해서다.
- 인구의 노령화로 인한 비전염성 질환이 증가하였다.
- 질병의 만성퇴행성 질환 및 난치병이 증가하였다.

53 **면역의 정의로 옳지 않은 것은?**

① 항원에 대한 감수성 저하 상태이다.
② 항원의 작용에 대한 항체 생산이다.
③ 병 또는 독소에 대한 저항성을 의미한다.
④ 항원이 체내에 들어왔을 때 생체가 항원에 대해 감수성이 적어진 것을 뜻한다.
⑤ 생체의 항원에 대한 저항성의 저하이다.

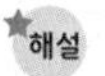

면역
- 생체의 항상성을 유지하기 위하여 외부 자극으로부터 생체를 보호하고 저항력을 기른다.
- 저항력을 통해 동일한 균의 단백 성분에 대해 두 번 다시 감염되지 않도록 예방하는 것이다.

54 **폐결핵의 전파를 예방하기 위하여 취할 행위 중 옳지 않은 것은?**

① 환자의 객담은 종이에 받아 소각한다.
② 환자의 분뇨를 소독 처리한다.

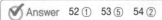

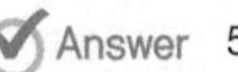

52 ① 53 ⑤ 54 ②

③ 환자의 방은 환기를 자주시킨다.
④ 환자의 가족은 규칙적인 X-선 검사를 한다.
⑤ 감염병 환자 발견 시 즉시 보건소에 신고한다.

해설 폐결핵 전파의 예방
- 보건교육 실시 및 객담의 소각 처리
- BCG 주사와 우유 저온 소독
- 환자의 가족은 모두 규칙적인 X-선 검사
- 먼지를 흡입하지 않도록 하고 환자의 식기, 침구나 가구 등으로는 전염되지 않는다고 교육한다.
- 의료에 종사하는 사람, 환자, 정신과 환자, 산업장에서 일하는 사람은 정기적인 검진을 한다.
- 감염병 환자 발견 시 보건소에 신고한다.

55 자궁 내 장치의 금기증으로 옳은 것은?

① 모유수유를 하는 자
② 과다한 월경과 자궁암
③ 장기간 피임을 원하는 자
④ 터울 조절을 원하는 자
⑤ 월경이 불규칙한 자

해설 자궁 내 장치의 금기증
- 골반의 염증, 자궁암, 과다한 월경
- 임신 경험이 없는 자
- 자궁암

56 성병의 일종인 연성하감과 관계 없는 것은?

① 성병의 일종이다.
② 국소적 임파결절, 부종, 동통, 궤양이 특징이다.
③ 듀크레이 간균이 원인균이다.
④ 직접적인 성교접촉에 의해 감염된다.
⑤ 자연면역이 가능한 질환이다.

해설 연성하감 등 성전파성 질환은 면역이 불가능한 질환으로 치료 후 다시 접촉할 경우 재감염이 될 수 있다.

Answer 55 ② 56 ⑤

57 **지역사회 보건사업을 계획할 때 최우선으로 고려해야 할 사항으로 옳은 것은?**

① 보건복지부장관의 관심
② 보건소장의 관심
③ 지방자치단체장의 관심
④ 대통령의 관심
⑤ 지역사회 주민의 관심이나 요구 파악

해설 지역사회 보건사업 계획 시 가장 우선적으로 고려해야 할 사항은 지역 주민의 건강에 대한 요구를 파악하는 것이다.

58 **지역사회 요구를 알기 위해 조사해야 할 지역사회의 자원으로 옳지 않은 것은?**

① 문화시설
② 보건의료시설
③ 관련 법규
④ 보건통계
⑤ 교육, 경제 상태

해설 지역보건사업 수행 시 고려할 지역사회의 자원

- 건강 관련 인력의 종류
- 건강 관련 정부기관
- 보건통계 및 보건의료시설
- 생정통계 등의 정부기관 기록
- 양로원, 탁아소 등의 사회자원
- 문화시설 및 교육, 경제 상태

59 **병원체가 침입했을 때 숙주의 감수성이나 저항력에 영향을 주는 요인으로 옳은 것은?**

① 기후
② 면역
③ 영양소
④ 병원체
⑤ 직업

해설 숙주요인에는 유전적 소인이나 성격, 면역, 사회계급, 연령, 성, 인종 등이 포함된다.

60 **18세 여고생이 성폭행을 당한 뒤 밤길을 못가고 옆에 남자가 지나가도 소스라치게 놀라고 있다. 이에 대한 중재방법으로 옳은 것은?**

① 신체화 장애 프로그램
② 자살위기 프로그램
③ 건강진단 프로그램
④ 방문간호 프로그램
⑤ 외상 후 스트레스 장애 프로그램

Answer 57 ⑤ 58 ③ 59 ② 60 ⑤

해설 외상후 스트레스 장애란 생명을 위협할 정도의 극심한 스트레스를 경험하고 나서 발생하는 심리적 반응이다. 외상이 지나갔음에도 불구하고 계속해서 그 당시의 충격적인 기억이 떠오르고 그 외상을 떠오르게 하는 활동이나 장소를 피하게 된다. 이때는 주관적 지각을 객관적으로 바라볼 수 있도록 바로잡아 주고, 그에 따른 신체적, 심리적 증상에 반응해 대상자를 이해하도록 하며 환자의 비논리적 사고를 교정해 주도록 해야 한다. 외상 후 스트레스 장애 프로그램을 통해 시간이 지남에 따라 과거의 영향에서 벗어날 수 있도록 인지시켜 주어야 한다.

61 지방의 특수성에 의해 그 지방에 환자가 계속적으로 발생하거나 혹은 주기적으로 밸생하는 감염병의 양상은?

① 유행성 ② 토착성
③ 범유행성 ④ 산발성
⑤ 주기성

해설 토착성은 지방성이라고도 하며 지방의 특수성에 의해 그 지방에 환자가 계속적으로 발생하거나 혹은 주기적으로 발생하는 양상으로 간디스토마, 장티푸스 등이 해당된다.

62 골관절염으로 무릎 통증을 호소하는 노인에게 심폐기능과 근력강화를 위해 가장 권장되는 운동은?

① 수중운동 ② 고전무용
③ 관절가동범위 운동 ④ 조깅
⑤ 맨손체조

해설 골관절염으로 무릎 통증이 있는 노인에게는 심폐기능과 근력강화를 위한 수중운동이 적절하다.

63 만성퇴행성 질환에 대한 설명으로 옳지 않은 것은?

① 유병률이 발생률보다 높다. ② 원인이 명확하지 않다.
③ 미리 예측하고 예방하기 어렵다. ④ 완치가 어렵다.
⑤ 연령 증가에 반비례성을 갖는다.

해설 만성퇴행성 질환은 연령 증가에 비례성을 갖는다. 즉, 연령이 높을수록 만성퇴행성 질환의 유병률과 발생률이 높아진다.

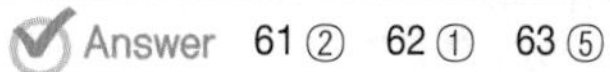
Answer 61 ② 62 ① 63 ⑤

64 **쌀뜨물과 같은 설사가 특징인 제1군 감염병은?**

① 콜레라 ② 간염
③ 세균성 이질 ④ 장티푸스
⑤ 파라티푸스

해설 콜레라균이 원인균으로 구토와 쌀뜨물 같은 설사, 혼탁한 소변 등이 특징이다.

65 **바이러스가 뇌척수액 공간에 침투하는 감염병으로 열과 오한, 두통이 증상인 감염병은?**

① 뇌수막염 ② 풍진
③ 홍역 ④ 백일해
⑤ 유행성 이하선염

해설 뇌수막염
- **원인** : 바이러스가 뇌척수액 공간에 침투
- **증상** : 열, 두통, 오한

66 **홍역의 가장 특징적이고 대표적인 증상은?**

① 코플릭 반점 ② 부종
③ 수포 ④ 가려움
⑤ 혈압 하강

해설 홍역의 원인은 measles virus로 증상으로 코플릭 반점, 발열, 기침 등이 증상으로 나타난다.

67 **항문 주위에서 발견되고 소양증, 습진과 염증을 일으키는 제5군 감염병은?**

① 회충증 ② 편충증
③ 요충증 ④ 간흡충증
⑤ 폐흡충증

해설 요충증은 항문 주위에서 발견되며 야간에 가려움, 습진, 염증이 나타난다.

Answer 64 ① 65 ① 66 ① 67 ③

68 정액과 혈액이 전파 경로인 감염병은?

① 장티푸스 ② B형간염
③ 말라리아 ④ A형간염
⑤ 홍역

해설 B형간염의 경로는 정액과 혈액이며 증상으로 황달, 오심, 피로, 미열, 구토, 식욕저하 등이 나타난다.

69 응급피임법을 사용해야 할 상황으로 옳은 것은?

① 성폭력으로 인하여 임신이 우려되는 경우
② 먹는 피임약 복용을 잊은 경우
③ 임신 5개월 이후 임신을 지속하기 어려운 경우
④ 임신 초기 낙태를 원할 경우
⑤ 영구 피임을 원하지 않는 경우

해설 응급피임법을 사용해야 할 상황
- 계획되지 않은 성교
- 피임의 실패
- 불확실한 피임법 사용
- 성폭력 등으로 불시의 성행위 후 임신을 방지하기 위한 것

70 영구적 피임법에 속하는 것은?

① 경구피임약 ② 월경주기법
③ 기초체온법 ④ 점액관찰법
⑤ 난관 결찰술

해설 영구적 피임법에는 정관 절제술과 난관 결찰술이 포함된다.

Answer 68 ② 69 ① 70 ⑤

71 **제2차 성비란?**

① 태아성 비
② 출생 시 성비
③ 출생 후 성비
④ 노인
⑤ 사망

해설 2차 성비는 출생 시 성비를 의미하며 장래 인구를 추정하는 데 좋은 자료이다.

72 **만성폐쇄성 폐질환 환자인 75세 노인 대상자가 호흡 곤란, 피로, 호흡기 감염의 문제가 있을 경우 옳은 간호중재는?**

① 간호계획을 설명한다.
② 지남력을 조사한다.
③ 고단백 식이를 제공한다.
④ 객담 배출을 돕는다.
⑤ 환자를 격리시킨다.

해설 만성폐쇄성 폐질환 대상자 간호
- 가습요법은 객담 배출을 돕는다.
- 저농도의 산소를 투여한다.
- 객담 배출을 돕기 위해 반좌위나 등의 체위배액을 하도록 한다.
- 호기 시 입술을 오므리며 길게 호흡하도록 한다.

73 **조산에 관한 출생, 사망 또는 사산의 증명서를 교부할 수 있는 의료인으로 옳은 것은?**

① 한의사, 간호사
② 의사, 간호사
③ 치과의사, 한의사
④ 조산사, 의사
⑤ 간호사, 조산사

해설 의사, 한의사 또는 조산사는 그가 조산한 것에 대한 출생, 사망 또는 사산의 증명서의 교부 요구를 받은 때에도 거부하지 못한다.

Answer 71 ② 72 ④ 73 ④

74 낙상 가능성이 가장 높은 대상군으로 옳은 것은?

① 위염이 있는 환자
② 매일 산책하는 환자
③ 낙상경험이 있는 환자
④ 대상포진을 앓고 있는 환자
⑤ 규칙적으로 운동을 하고 있는 환자

해설 낙상 고위험군
- 시각, 청각의 손상
- 낙상의 경험
- 우울증, 흥분, 배뇨장애, 현기증
- 높은 굽의 구두나 미끄러운 바닥과 신발
- 약물 복용자(이뇨제, 최면제, 항우울제, 항불안제, 항고혈압제, 저혈당제)

75 조산원을 개설할 때 정해야 하는 의사는?

① 당직의사
② 한지의사
③ 지정의사
④ 지도의사
⑤ 관리의사

해설 **조산원의 지도의사** : 조산원의 개설자는 지도의사를 정하거나 지도의사를 변경한 경우 지도의사 신고서에 그 지도의사의 승낙서와 면허증 사본을 첨부하여 관할 시장 · 군수 · 구청장에게 제출해야 한다.

76 무면허 간호행위는 어느 규정에 저촉되는가?

① 지역보건법
② 간호협회 정관
③ 의료법
④ 공중위생관리법
⑤ 간호조무사 및 의료 유사업자에 관한 규칙

해설 의료인이 아니면 누구든지 의료행위를 할 수 없으며 의료인도 면허된 이외의 의료행위를 할 수 없다.

Answer 74 ③ 75 ④ 76 ③

77 **보건소장은 예방접종 후 이상 반응자의 명부에 관한 기록을 몇 년간 보존해야 하는가?**

① 2년
② 3년
③ 5년
④ 7년
⑤ 10년

해설 보건소장은 예방접종 후 이상 반응자의 명부를 작성하고 이를 10년간 보관해야 한다.

78 **초등학생을 대상으로 주 1회 양치하는 경우 불소용액 양치에서 필요한 불소용액의 농도는?**

① 양치액의 0.05%
② 양치액의 0.1%
③ 양치액의 0.2%
④ 양치액의 0.3%
⑤ 양치액의 0.4%

해설 매일 1회 양치하는 경우에는 양치액의 0.05%로 하고 주 1회 양치하는 경우에는 양치액의 0.2%로 한다.

79 **제2군 감염병으로 옳은 것은?**

① 백일해, 파상풍
② 장티푸스, 에이즈
③ 디프테리아, 발진열
④ 발진티푸스, 파상풍
⑤ 결핵, 말라리아

해설 제2군 감염병이란 예방접종을 통하여 예방 또는 관리가 가능하여 국가 예방접종 사업의 대상이 되는 질환이다. 수두, 백일해, 파상풍, 디프테리아 등이 있다.

80 **혈액원이 채혈업무를 할 때 1인 1회 채혈할 수 있는 다음 한도의 110퍼센트를 초과해서는 안되는 데 옳은 것은?**

① 전혈 200ml
② 혈장 성분 채혈 300ml
③ 혈소판 성분 채혈 200ml
④ 전혈 400ml
⑤ 농축적혈구 400ml

Answer 77 ⑤ 78 ③ 79 ① 80 ④

 해설 1인 1회 채혈량은 다음 한도의 110퍼센트를 초과해서는 안 된다.

- 전혈 채혈 400ml
- 성분 채혈 500ml
- 2종류 이상의 혈액을 동시에 채혈하는 다종 성분 채혈 600ml

81 노화로 인해 청각, 후각, 미각, 시각 등 감각기관에도 변화가 초래되는데 이에 적극적으로 대처할 수 있는 간호방법으로 옳은 것은?

① 미각이 저하되므로 입맛을 돋우기 위해 자극적인 음식을 준비한다.

② 욕실 바닥에서 미끄러지지 않게 통목욕을 제한한다.

③ 식사 전에 간식을 제공한다.

④ 전화상의 목소리는 크고 정확한 발음으로 말한다.

⑤ 직사광선을 쏘이도록 교육한다.

해설 노인 대상자와의 대화법

- 소음을 방지하여 소음이 없는 환경에서 대화하도록 한다.
- 전화상의 목소리는 크고 분명하게 한다.
- 대면하고 이야기할 때는 천천히, 또박또박하게 하고 낮은 음으로 한다.
- 가족에게 환자의 청각장애에 대해 알려줌으로써 환자의 행동 변화에 대해 이해할 수 있도록 한다.

82 용접공으로 일하는 김씨가 불꽃이 심하게 튀어 팔에 화상을 입었을 경우 가장 먼저 취해야 할 응급처치는?

① 흐르는 차가운 수돗물에 팔을 대어준다.

② 팔에 붙어 있는 옷을 제거한다.

③ 된장을 상처 부위에 골고루 바른다.

④ 상처 부위에 맥주를 천천히 부어준다.

⑤ 상처 부위에 연고를 골고루 바른다.

해설 상처를 우선 찬물에 담그거나 찬물 찜질, 차가운 수돗물에 팔을 대주고 병원으로 이송해야 한다. 화상 부위에 얼음은 금지이며 화상연고나 바셀린, 소독제, 된장, 식초, 간장 등은 금한다.

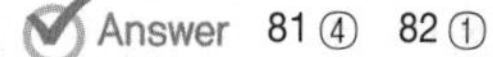
Answer 81 ④ 82 ①

83 파상풍 혐기성 세균인 파상풍균의 침입이 가장 쉬운 상처로 옳은 것은?

① 화상으로 인한 상처
② 깊고 좁은 상처
③ 산소가 존재하는 상처
④ 창구가 넓은 상처
⑤ 수술 부위 상처

해설 깊고 좁은 상처는 파상풍(3대 증상 : 아관긴급, 조소, 후궁반장)의 감염률이 가장 높다.

84 수면제 등 경구 약물중독으로 인한 의식이 있는 환자의 가장 우선적 처치로 옳은 것은?

① 각성 효과를 위해 중추신경흥분제를 먹인다.
② 약물을 희석시키고 중화시킨다.
③ 위를 깨끗하게 세척하도록 한다.
④ 가능한 한 빨리 병원으로 옮기도록 한다.
⑤ 금기 사항이 아니면 구토를 유도하여 신속하게 환자의 위장을 비운다.

해설 경구 중독의 응급처치
- 기도를 유지한다.
- 중독 원인 물질, 중독시간, 물질의 섭취량을 확인한다.
- 금기 사항이 아니면 구토를 유도하여 신속하게 환자의 위장을 비운다.

85 비출혈 시 응급처치로 옳은 것은?

① 목덜미와 콧등에 더운물 찜질을 해준다.
② 안정을 취하게 하고 코로 숨을 쉬게 한다.
③ 우선적으로 코피가 비인두로 넘어가 기도가 흡인되지 않도록 환자의 머리를 앞으로 숙이고 의자에 앉힌다.
④ 코를 풀어 코 안의 이물질을 제거한다.
⑤ 빨래집게로 코를 잡듯이 콧등을 엄지와 인지로 단단히 잡고 최소한 2~3분 정도 누른다.

해설 비출혈 시 응급처치
- 목덜미와 콧등에 얼음찜질을 해준다.
- 구강호흡을 하도록 한다.
- 한동안은 코를 풀지 못하게 한다.
- 콧등을 엄지와 인지로 단단히 잡고 최소한 4~5분 이상 누른다.
- 우선적으로 코피가 비인두로 넘어가 기도가 흡인되지 않도록 환자의 머리를 앞으로 숙이고 의자에 앉힌다.

Answer 83 ② 84 ⑤ 85 ③

86 눈에 축구공을 맞아 심한 타박상을 입었을 경우 가장 우선적인 간호중재는?

① 타박상을 입었을 경우 안대를 대어준다.
② 안구적출 수술 준비를 시작하도록 한다.
③ 머리를 낮춘 자세를 취해주도록 한다.
④ 절대안정을 취하도록 해준다.
⑤ 대상자에게 기침을 하도록 격려한다.

해설 안구에 심한 타박상을 입은 경우 가장 중요한 응급처치는 전방 출혈이 우려되기 때문에 절대안정을 취하도록 한다.

87 교통사고로 인해 심한 복부 손상을 입은 환자를 발견했을 경우 우선적인 간호중재는?

① 쇼크에 대한 응급처치를 하고 마실 것은 금한다.
② 내장의 감염을 막기 위해 알코올을 발라준다.
③ 빠져 나온 내장은 다시 밀어 넣도록 한다.
④ 쇼크를 예방하기 위해 냉찜질을 해준다.
⑤ 내장이 빠져 나오거나 노출된 복부창 환자는 무릎을 펴고 반듯하게 눕힌다.

해설 복부 손상 응급처치
- 환자는 반듯이 눕히고 내장이 몸 밖으로 노출되었을 때는 환자의 무릎을 세워 준다.
- 노출된 내장은 몸 안으로 밀어 넣지 않는다.
- 깨끗한 천이나 헝겊으로 복부 위를 덮어 준다.
- 병원의 수술에 대비하여 환자에게는 마실 것을 주지 않는다.

88 객담 검사를 받는 가장 적절한 시기는?

① 이른 아침
② 점심시간
③ 저녁식사 전
④ 잠들기 전
⑤ 아무 때나

해설 밤새 농축된 세균과 미생물을 함유하고 있는 객담 수집을 위해 이른 아침 첫 기침을 하여 수집하는 것이 가장 적절하다.

Answer 86 ④ 87 ① 88 ①

89 **혈중 산소포화도를 측정할 수 있는 방법으로 맞는 것은?**

① 맥박 산소 측정
② 활력 징후 측정
③ 심전도 확인
④ 흉부 X-ray 촬영
⑤ 폐기능 검사

해설 맥박 산소 측정(oximetry)은 혈중 산소포화도를 측정하며 정상 범위는 90~100%이다.

90 **체위배액에 대한 설명 중 옳지 않은 것은?**

① 타진 시 손은 컵 모양으로 오므린다.
② 진동은 호흡주기 중 흡기에 적용한다.
③ 오므린 손 안의 공기가 진동을 타고 분비물까지 가도록 한다.
④ 타진을 통해 기관지벽 분비물을 탈락시킬 수 있다.
⑤ 흉벽에 손으로 강한 떨림을 제공한다.

해설 진동은 대상자의 호기 호흡에 적용해야 한다.

91 **수술 전 환자의 관장 시 옳지 않은 것은?**

① 관장액의 온도는 40.5℃로 준비한다.
② 관장촉은 배꼽을 향해서 삽입한다.
③ 체위는 앙와위가 이상적이다.
④ 환자가 복통을 호소할 때에는 관장용액의 흐름을 잠시 중단하였다가 계속한다.
⑤ 튜브를 삽입하는 동안 입을 벌리고 숨을 쉬게 한다.

해설 환자의 관장 체위는 심스 포지션으로 해야 한다.

92 **기관 절개 부위에 젖은 거즈를 적용하는 이유는?**

① 세균의 침입 경로를 차단하기 위함이다.
② 수분 섭취를 할 수 없기 때문이다.

Answer 89 ① 90 ② 91 ③ 92 ④

③ 절개 부위의 통증을 경감시켜주기 위해서이다.
④ 습도를 유지하기 위함이다.
⑤ 활력 징후의 정상 범위를 유지하기 위함이다.

해설 습도 유지를 위해 젖은 거즈로 기관절개 삽입구를 덮어주고 분비물의 액화를 위해 가습기를 제공할 수 있다.

93 족저굴곡이 생기는 원인으로 옳게 설명된 것은?

① 윗 침구가 너무 단단히 잡아 당겨져서 다리가 눌린 경우
② 윗 침구의 솔기가 환자에 닿는 경우
③ 침대가 습하게 젖어 있는 경우
④ 고무포를 깔지 않은 경우
⑤ 침대에 주름을 펴지 않은 경우

해설 족저굴곡
- 족저굴곡은 근육이 약화되어 발목을 들지 못하고 발등을 몸쪽으로 당기지 못하며 발이 아래로 떨어지는 증상이다.
- 원인은 근육의 이상이나 신경의 압박 또는 손상 등이며 윗 침구의 지속적인 압박은 족저굴곡을 초래할 수 있으므로 대상자의 발을 자연스럽게 유지하고 윗 침구의 무게를 받지 않도록 발지지대를 해주는 것이 좋다.

94 교감신경 자극 시 나타나는 신체의 변화로 옳은 것은?

① 소화관 연동운동 촉진
② 말초혈관 확대
③ 기관지 수축
④ 심장박동 촉진
⑤ 동공 축소

해설 교감신경 자극 시 신체의 변화
- 동공의 확대
- 섬모체 근육 수축
- 소화관 연동운동 억제
- 기관지 확장
- 조임근 수축
- 눈물샘의 분비 억제
- 침샘의 분비 억제, 땀샘의 분비 촉진
- 심장박동 빨라짐
- 방광 이완
- 혈관의 수축

Answer 93 ① 94 ④

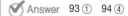

95 내분비관에서 발생하는 것으로 생식에 영향을 미치고 생체의 내부 환경을 조성하는 것은?

① 신경원
② 림프액
③ 척수액
④ 송과체
⑤ 호르몬

해설 호르몬
- 우리 몸의 한 부분에서 분비되어 혈액을 타고 표적기관으로 이동하는 일종의 화학물질이다.
- 인체의 발육과 성장 및 생체의 내부 환경을 조절하고 스트레스와 감염에 반응하여 생식에 영향을 미친다.

96 연동운동에 대한 설명으로 옳은 것은?

① 소장에서만 볼 수 있는 운동이다.
② 소화관의 어느 부위에서나 일어나는 운동이다.
③ 화학적 소화작용에 해당된다.
④ 음식물을 아래로 내려 보내는 작용을 한다.
⑤ 수축과 이완이 일정한 거리를 두고 위로 향하여 일어난다.

해설 연동운동
- 수축과 이완이 일정한 거리를 두고 아래로 향하여 일어난다.
- 음식물을 아래로 내려 보내는 작용을 한다.
- 물리적 소화작용에 해당된다.

97 관장 용액 주입 시 대상자가 갑자기 힘들고 어지럽다며 심한 복통을 호소하면서 얼굴이 창백해졌을 때 간호조무사의 옳은 중재는?

① 환자에게 조금만 참으라고 격려한다.
② 용액이 남아 있을 때 잠근다.
③ 배에 힘을 주라고 한다.
④ 관장 용액 주입을 즉시 중단한다.
⑤ 남은 용액을 주사기로 밀어 넣는다.

해설 관장액 주입 시 환자가 복통을 호소한다면 관장 용액 주입을 즉시 중단하고 보고하는 것이 적절하다.

Answer 95 ⑤ 96 ④ 97 ④

98 **전립선 수술 후에 한동안 유치도뇨관을 삽입하고 있는데 이때 주의해야 할 사항은?**

① 도뇨관을 잠그지 않는다.
② 수집통을 바닥에 내려 놓는다.
③ 도뇨관이 약간 꺾이게 한다.
④ 대변을 보게 한다.
⑤ 감염이 되지 않도록 움직이지 않게 한다.

해설 요로 감염을 예방하기 위해 회음부 위생을 유지하며 도뇨관을 잠그지 않도록 해야 한다.

99 **움직이지 못하고 장기간 누워서 지내는 환자에게 나타날 수 있는 비뇨기계의 변화는?**

① 방광 내 잔뇨량 증가
② 소변 내 칼슘농도 감소
③ 방광근육의 긴장성 증가
④ 소변 배설량 증가
⑤ 소변의 산성화

해설 부동 시 비뇨기계의 생리적 변화
- 신우 내에 소변의 정체
- 소변 정체
- 잔뇨량 증가
- 신장결석의 형성
- 배뇨횟수 감소

100 **무거운 물건을 들어 올리거나 환자를 이송침대로 옮길 때 간호조무사의 신체를 보호하는 자세로 옳은 것은?**

① 무게 중심점을 기저면에서 멀리한다.
② 무릎을 펴고 등을 구부린다.
③ 환자와의 거리를 바싹 붙인다.
④ 허리 근육을 이용한다.
⑤ 양다리를 벌리고 무게 중심을 낮춘다.

해설 무거운 물건이나 환자 이동 시 자세
- 양발을 약간 벌려 기저면을 넓히고 무게 중심을 낮추어 기저면에 가까이 한다.
- 물건을 들어 올리거나 움직일 때에는 엉덩이와 배의 근육을 이용한다.
- 무거운 물체를 들어 올릴 때 허리를 펴고 무릎을 구부린다.
- 물체를 잡아당기거나 밀 때 체중을 이용한다.
- 허리 높이에서 일을 하며 침대를 이 수준에 맞추도록 한다.

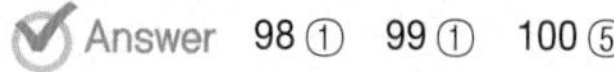
Answer 98 ① 99 ① 100 ⑤

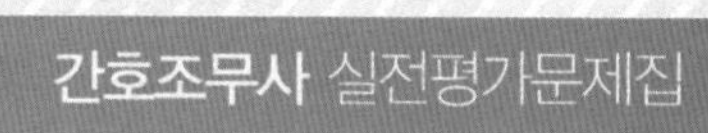
간호조무사 실전평가문제집

제4회 실전평가문제

제4회 실전평가문제

제1과목 기초간호학 개요

Nurse Assistant

01 전인간호는 인간을 중심으로 개별적인 간호를 하는데 중점을 두고 있다. 이때 전인간호의 의미는?

① 육체적 치료를 위한 간호
② 질병예방에 중점을 둔 간호
③ 정신적 · 사회적 간호
④ 환자의 고통만을 제거시키는 것
⑤ 육체 및 정신, 감정의 일체를 간호하는 것

해설 전인간호란 인간을 중점으로 개별적인 간호를 하는데 그 역점을 두고 있다. 환자의 육체, 정신, 감정의 일체를 간호하며 건강의 유지와 증진을 도모한다.

02 우리나라의 최초의 서양식 국립 의료기관은?

① 보구여관
② 제생원
③ 광혜원
④ 태화여자관
⑤ 자혜병원

해설 광혜원은 1885년 갑신정변을 계기로 명성황후의 조카인 민영익의 자상을 알렌과 뒤셀도르프가 치료해 준 것을 계기로 세워진 의료기관이다.

Answer 01 ⑤ 02 ③

03 간호사와 간호조무사의 간호복에 대한 설명으로 옳은 것은?

① 활동하기에 불편함이 없이 편안한 것이 좋다.
② 복잡한 디자인을 해서 아름다움을 강조하면 된다.
③ 복장은 통일되게 입도록 한다.
④ 화려하고 눈에 띄는 것이 좋다.
⑤ 검은 색상으로 통일하는 것이 좋다.

해설 간호조무사의 복장
- 간호사의 복장과는 구별되도록 해야 한다.
- 복잡한 디자인은 피한다.
- 단정하고 수수한 복장이 바람직하다.

04 배란을 알 수 있는 산부인과적 임상적 증상으로 옳은 것은?

① 경관 점액량이 감소한다.
② 질 내 pH가 저하된다.
③ 기초체온이 내려간다.
④ 경관의 점액의 점도성이 증가한다.
⑤ 현미경상 질 분비물이 양치식물 모양을 보인다.

해설 배란기가 끝난 뒤 기초체온이 내려가고 경관의 점액의 점도성이 감소한다. 특히 현미경상 질 분비물이 양치식물 모양을 보인다.

05 월경 주기가 규칙적으로 26일 간격인 K양의 임신 가능 기간으로 옳게 설명한 것은?

① 배란일 3일 후부터 4일간이다.
② 월경이 끝난 날부터 그 이후로 5일간이다.
③ 배란일을 중심으로 전후 4일간이다.
④ 다음 월경 예정일 4일 전부터 월경 예정일까지 4일간이다.
⑤ 다음 월경 예정일 5~7일 전부터 월경 예정일까지이다.

해설 임신 가능 기간은 배란기에 정자 생존 기간 3일을 합한 월경 전 12~19일을 중심으로 4일간이다.

Answer 03 ① 04 ⑤ 05 ③

06 난자와 정자와 만나 결합하는 것으로, 주로 난관의 팽대부에서 이루어지는 현상은 무엇인가?

① 수정
② 착상
③ 월경
④ 배란
⑤ 사정

해설 난자가 자궁에 이르기 전에 정자와 만나 결합하는 현상을 수정이라 하며, 정상적으로는 난자가 난관의 약 1/3 가량 지점(난관의 팽대부)을 지날 때 이루어진다.

07 여성의 생식기 중 내생식기와 외생식기가 순서대로 옳게 연결된 것은?

① 치구 - 질
② 처녀막 - 난관
③ 전정 - 자궁
④ 대, 소음순 - 난소
⑤ 난관 - 음핵

해설
- 내생식기 : 질, 자궁, 난관, 난소
- 외생식기 : 치구, 대음순, 소음순, 음핵, 전정, 포피, 질구, 처녀막, 바르톨린샘, 음순소대, 요도구, 스킨샘, 회음

08 임신 중 자궁 증대로 인해 초래되는 현상으로 옳은 것은?

① 횡경막이 흉부 쪽으로 올라가고 폐의 길이가 길어진다.
② 앙와위로 누울 경우 정맥귀환량과 심박출량이 증가한다.
③ 요통이 발생한다.
④ 앙와위로 누울 경우 혈압이 상승한다.
⑤ 상지에 경련이 발생한다.

해설 임신으로 자궁은 규칙적인 비율로 증가하여 비임신 시의 15~20배로 증가한다. 이렇게 자궁이 커지는 이유는 에스트로겐 때문으로 기존 근육섬유들이 커지면서 새로운 근섬유들이 생겨서 자궁도 함께 커지게 되어 요추만곡으로 인하여 요통이 발생하게 된다. 이러한 요통은 정상적인 증상으로 편안한 자세로 자고 나면 사라진다.

Answer 06 ① 07 ⑤ 08 ③

09 임신부 김씨는 임신 8개월 후반기가 되면서 요통 부위에 심한 통증을 호소하고 있다. 이 이유로 가장 적절한 것은?

① 요추만곡
② 하지부종
③ 자궁의 압박
④ 체위성 저혈압
⑤ 장 폐색

해설 자궁은 임신 후 에스트로겐으로 인해 기존 근육섬유들이 커지면서 자궁도 함께 커지게 된다. 이러한 이유로 요추만곡이 발생하여 요통을 호소하게 된다.

10 신생아실에 입원중인 신생아의 활력 징후를 체크하던 중 맥박 140회, 호흡이 32회로 측정되었다면 이때 취할 간호중재로 옳은 것은?

① 폐렴 증세를 의심한다.
② 두개 내 출혈 증상을 의심한다.
③ 선천성 호흡질환을 의심한다.
④ 패혈증을 의심한다.
⑤ 정상이므로 그대로 지켜본다.

해설 신생아의 맥박 140회, 호흡이 32은 정상이므로 그대로 지켜본다.

11 신생아의 호흡 형태로 옳은 것은?

① 흉식호흡
② 기좌호흡
③ 복식호흡
④ 폐호흡
⑤ 내호흡

해설 신생아의 호흡은 횡경막과 복부 근육에 의해 이루어지는 복식호흡으로써 복부운동으로 관찰된다.

12 태아가 둔위나 횡위로 확인되었을 경우 두정위로 교정해주기에 적합한 시기는?

① 임신 3~4개월
② 임신 5~6개월
③ 임신 7~8개월
④ 임신 전반기
⑤ 임신 초기

Answer 09 ① 10 ⑤ 11 ③ 12 ③

 해설 태아의 위치의 교정

- 임신 중 가장 흔한 태아의 위치는 두정위로 임신 7~8개월경에 산전 진찰을 통해 태아의 위치를 교정해 주어야 한다.
- 의사가 태아의 위치를 확인하기 위해 산모를 복부촉진법으로 촉진하려고 할 때 간호조무사는 임산부를 바로 눕히고 무릎은 약간 구부릴 수 있도록 자세를 도와주어야 한다.

13 양수천자를 받은 임부에게 주의 깊게 관찰해야 할 사항은?

① 하지부종 ② 태반의 위치 변화
③ 오심 및 구토 설사 ④ 극심한 두통
⑤ 태동의 변화

해설 양수천자의 합병증으로 태동이 증가하거나 감소하게 된다.

14 미숙아의 체온 조절이 잘 안 되는 이유는?

① 순환기가 발달하여 중심에서 말단부로 열 전달이 원활하지 않기 때문이다.
② 피하지방층이 두껍기 때문이다.
③ 체중에 비해서 체표면적이 상대적으로 넓기 때문이다.
④ 불감성 수분 손실이 적기 때문이다.
⑤ 말초신경이 발달하지 않아서이다.

해설 미숙아의 경우 신체 표면이 체중에 비해 매우 크고 체온조절 중추가 미숙하며 순환기 미숙으로 인하여 말단부로 열 전달이 부진하다.

15 20주 된 임부 양씨는 오랫동안 태동이 느껴지지 않으면서 복부 통증과 질 출혈도 없었다. 하지만 갑자기 코피가 나면서 응급실을 방문하였다. 예상할 수 있는 유산은?

① 계류유산 ② 자궁외 임신
③ 불가피 유산 ④ 불완전 유산
⑤ 절박유산

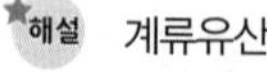 해설 계류유산

- 임신 전반기에 태아가 사망하여 자궁강 내에 4~8주 이상 머무르는 경우
- 복부 통증과 질 출혈은 없으나 코피가 나는 경우가 있다.
- 초음파에 의해 진단된다.

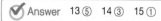

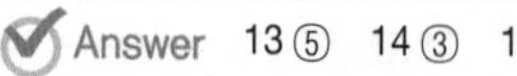 Answer 13 ⑤ 14 ③ 15 ①

16 **질 출혈이 멈추지 않는 임신부에게 간호조무사가 우선적으로 시행해야 할 간호는?**

① 임신부의 하지를 올려준다.
② 수혈을 준비한다.
③ 고개를 똑바로 눕힌다.
④ 골절예방 억제대를 사용한다.
⑤ 체위를 변경한다.

해설 자궁 출혈 환자의 발견 시 간호중재법
- 가장 먼저 하지를 올려 주거나 골반 고위를 취해 준다.
- 즉시 의사나 간호사에게 보고해야 한다.

17 **혈액은 우리 몸 속에서 다양한 기능을 수행하고 있다. 혈액의 기능에 대한 설명으로 옳은 것은?**

① 체액의 전해질 균형을 파괴시킨다.
② 체온을 일정하게 조절, 유지시켜 준다.
③ 지혈작용을 통해 혈액을 생성시킨다.
④ 호르몬을 생성하여 인체를 활성화시킨다.
⑤ 이산화탄소를 저장하는 역할을 한다.

해설 혈액의 기능
- 산소와 영양분과 호르몬을 신체 각 조직에 운반하고 조직으로부터 탄산가스나 요소와 같은 노폐물을 배설기관으로 운반한다.
- 감염이나 염증이 있을 때 그 부위로 백혈구와 항체를 운반해서 미생물로부터 몸을 보호한다.
- 혈관에 상처가 있어 출혈이 될 경우에는 응고작용을 하며 지혈을 한다.
- 체온을 일정하게 조절하고 유지시켜 준다.
- 체액의 전해질 균형을 유지한다.
- 식균작용을 통해 신체를 방어한다.
- 세포환경을 일정하게 유지시켜 준다.

18 **분만의 3대 요소로 옳은 것은?**

① 태아, 산모, 탯줄
② 양수, 태반, 태아
③ 산모, 태아, 양수
④ 산모, 태아 및 부속물, 만출력
⑤ 산모, 태아, 자궁

Answer 16 ① 17 ② 18 ④

분만의 요소

- **태아** : 태아와 그 부속물인 태반, 양수
- **산도** : 골반강, 자궁, 질강
- **만출력** : 일차적으로는 자궁의 수축과 견축, 이차적으로는 산모가 밑으로 힘을 주는 노력을 포함한 복부 근육의 긴장과 횡경막의 수축

19 가진통과 진진통의 차이점으로 옳은 것은?

① 가진통의 경우 자궁경부 소실이 있다.
② 진진통의 경우 진통의 양상이 불규칙하다.
③ 가진통의 경우 이슬이 보인다.
④ 진진통의 경우 보행 시 진통이 더욱 강해진다.
⑤ 진진통의 경우 복부에 진통이 온다.

해설 가진통과 진진통의 구별

- 가진통은 걸어다니면 통증은 없어지고 진진통의 경우 더욱 심해진다.
- 가진통은 매우 불규칙하며 진진통은 규칙적이다.
- 가진통은 이슬이 보이지 않으며 진진통은 이슬을 동반한다.
- 가진통은 자궁의 경부가 닫혀 있으며 진진통은 자궁경부가 열려 있다.
- 진진통은 통증의 주기가 짧아지면서 통증의 강도가 커지고 지속시간이 길어진다.

20 대천문이 닫히는 시기로 옳은 것은?

① 2~3개월
② 4~5개월
③ 6~7개월
④ 12~18개월
⑤ 24~36개월

대천문은 양측 두정골과 전두골 사이에 있고 다이아몬드형으로 대변 가리기와 비슷한 시기인 생후 12~18개월에 닫히게 된다. 또한 소천문은 두정골과 후두골 사이에 있으며 삼각형 모양이고 생후 6~8주 이내에 폐쇄된다.

Answer 19 ④ 20 ④

21 수두 환아가 환부를 긁지 못하도록 하기 위한 간호로 가장 바람직한 방법은?

① 손가락에 쓴 약을 발라 둔다.
② 홑이불로 전신을 고정한다.
③ 모직이불로 전신을 고정한다.
④ 팔꿈치 억제대를 사용한다.
⑤ 손톱을 길게 기르도록 한다.

해설 수두 환아의 간호중재
- 2차 감염 예방을 위해 긁지 못하도록 팔꿈치 억제대와 손에 장갑을 끼워 준다.
- 헐렁한 옷을 입히게 하고 손톱을 짧고 깨끗하게 유지하도록 한다.

22 에릭슨의 발달 단계에서 유아기에 발달되는 사회 · 심리적 정서는?

① 불신감
② 근면성
③ 신뢰감
④ 자율성
⑤ 친밀감

해설 에릭슨은 유아기인 1~3세때 자율성과 수치심이 형성된다고 주장하였다.

23 노화에 따른 신체 생리적 변화를 옳게 설명하고 있는 것은?

① 심박출량 증가
② 기초대사량 증가
③ 근육량 증가
④ 호흡기능 증가
⑤ 혈관 저항 증가

해설 노화에 따른 신체 생리적 변화
- 기침 반사의 감소
- 폐의 크기 확장
- 호흡기능 감소, 호흡기 감염의 증가
- 기관지 분비물의 증가

24 피부가 마찰에 의해 긁혀 피부 또는 점막 표면이 떨어져 나간 상태는?

① 찰과상
② 열상
③ 절상
④ 자상
⑤ 관통상

해설 찰과상이란 마찰에 의하여 피부 또는 점막의 표면이 떨어져 나가거나 긁힌 상처를 말한다.

Answer 21 ④ 22 ④ 23 ⑤ 24 ①

25 **교통사고로 인해 응급실로 이송되어 온 환자의 의식 상태를 점검하려면 어떤 방법을 첫 번째로 적용해야 하는가?**

① 통증 자극
② 언어 자극
③ 반사 자극
④ 심한 통증 자극
⑤ 호흡 자극

해설 환자의 의식 상태를 사정할 때 가장 먼저 사용하는 자극 방법은 언어적 자극이다.

26 **노화기의 성의 변화로 옳은 것은?**

① 성에 대한 인식은 개인차가 없을 것이다.
② 성에 대한 욕구는 일생동안 지속된다.
③ 생리적인 성적 반응이 증가된다.
④ 호르몬의 변화가 없어 성생활에 지장이 없다.
⑤ 신체적 기능 저하로 성에 관심이 없어진다.

해설 노화기에는 성호르몬은 감소하나 성적인 욕구나 관심은 변하지 않고 평생 지속된다.

27 **지사제를 장기적으로 복용했을 경우 발생될 수 있는 문제점은?**

① 설사
② 변비
③ 의존상 상태
④ 습관성 상태
⑤ 중독성 상태

해설 설사를 할 경우 배설을 늦추는 약물인 지사제를 장기간 복용했을 경우 변비가 발생할 수 있다.

28 **약물을 계속 반복 투여할 경우 그 약물의 치료 효과를 얻기 위하여 사용량을 계속 증가시켜야 하는 현상은?**

① 길항작용
② 상승작용
③ 하강작용
④ 내성
⑤ 부작용

Answer 25 ② 26 ② 27 ② 28 ④

해설 내성은 약물을 반복 투여할 경우 그 약물의 효과가 감소되어 같은 치료 효과를 얻기 위하여 사용량을 증가해야 하는 현상으로 내성이 생긴 균에 때해서는 동일한 약제로 치료하기가 어렵다.

29 당질과 지방이 단백질을 대신 할 수 없는 이유로 적절한 설명은?

① 당질과 지방은 단백질에 비해 에너지 발생량이 적다.
② 당질이나 지방은 질소를 함유하고 있지 않다.
③ 당질은 체내에서 산화나 분해가 어려워 신체에 많은 부담을 준다.
④ 당질이나 지방은 소화 흡수가 어렵다.
⑤ 당질이나 지방에 비해 단백질이 분자량이 많다.

해설 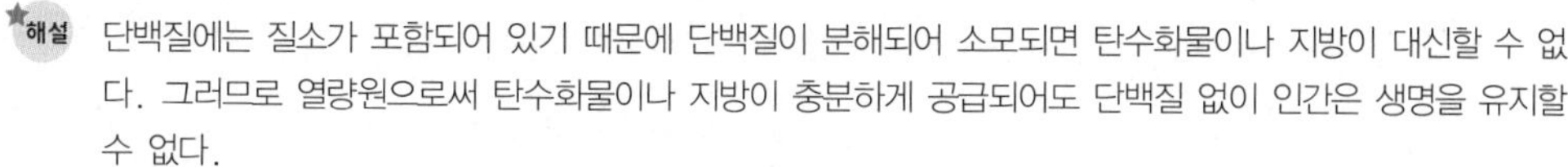
단백질에는 질소가 포함되어 있기 때문에 단백질이 분해되어 소모되면 탄수화물이나 지방이 대신할 수 없다. 그러므로 열량원으로써 탄수화물이나 지방이 충분하게 공급되어도 단백질 없이 인간은 생명을 유지할 수 없다.

30 옥니, 상악치아가 심하게 돌출한 사람의 부정교합 등급은?

① 1급 부정교합　　② 2급 부정교합
③ 3급 부정교합　　④ 4급 부정교합
⑤ 5급 부정교합

해설 부정교합의 종류
- **1급** : 윗니와 아랫니의 기준 교두선이 일직선상에 놓여 있다.
- **2급** : 1급에 비해 윗니의 기준 교두가 앞으로 나와 있다(뻐드렁니, 옥니, 앞니가 돌출된 상태).
- **3급** : 2급에 비해 아랫니의 기준 교두가 앞으로 나와 있다(주걱턱).

31 치과진료 시 치아의 점막이나 피부 소독에 사용되는 용액은?

① 알코올　　② 리도카인
③ 암모니아　　④ 염산
⑤ 과산화수소수

해설 치과진료 전 점막의 소독제는 과산화수소수나 아크리놀이 있다.

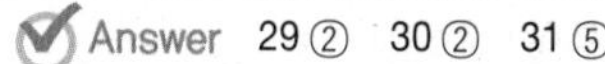
Answer 29 ② 30 ② 31 ⑤

32 한방학에서 나오는 공은 인체의 어떤 장기를 상하게 하는가?

① 간
② 위
③ 신장
④ 대장
⑤ 폐

해설 소문의 음양응상대론편 : 화는 마음을 상하게 하고 노는 간을 상하게 하고 사는 비를 상하게 하고 공은 신장을 상하게 한다.

33 심장박동에 의해 발생된 파동이 동맥파를 따라 말초혈관으로 전달될 때 요골 동맥상에서 지두로 촉지하여 질병상태를 파악하는 진단법은?

① 시진
② 청진
③ 촉진
④ 타진
⑤ 맥진

해설 ① **시진** : 눈으로 환자의 상태를 관찰하는 방법
② **청진** : 환자의 몸 안에서 나는 소리를 들어서 진단하는 방법
③ **촉진** : 진찰자의 손가락을 통하여 촉각으로 대상자의 신체 상태를 파악하는 방법
④ **타진** : 환자의 신체를 두드려서 진찰하는 방법

34 자침에 대한 설명으로 옳은 것은?

① 발침 후 남은 침은 없는지 정확하게 살핀다.
② 자침 및 애구는 모두 내치법의 범위에 속한다.
③ 침치료 시에는 바로 앉게 한다.
④ 침치료 시에는 차갑게 한다.
⑤ 자침이란 일정 부위를 마사지 하는 방법이다.

해설 자침에 대한 설명
- 자침 및 애구는 모두 외치법에 속한다.
- 침 치료 시에는 편안하게 눕도록 하고 따뜻하게 해야 치료 효과를 얻는다.
- 자침이란 침을 직접 놓는 것으로 마사지가 아니다.

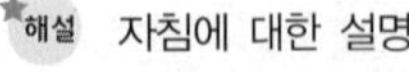
Answer 32 ③ 33 ⑤ 34 ①

35 **우리 몸에서 조직 혈구를 생성하는 조혈작용이 이루어지는 곳은?**

① 연골 ② 골조직
③ 골막 ④ 인대
⑤ 골수

해설 골수 : 해면골의 엉성한 조직과 골수강을 메우는 조직으로 혈구를 생성하는 곳이다.

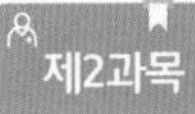

제2과목 보건간호학 개요

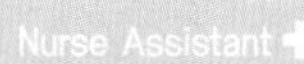

36 **보건교육은 실제 경험과 비슷한 학습환경에서 이루어질 때 효과가 매우 크다. 보건교육을 하는 이유로 가장 옳은 것은?**

① 지역사회 간호업무 중 가장 협소한 것이기 때문이다.
② 보건에 대한 정보나 지식을 전달하기 위함이다.
③ 건강을 향상하고 유지하는 데 필요한 지식이나 태도 등을 바람직한 방향으로 변화시키기 때문이다.
④ 조기발견을 하기 위함이다.
⑤ 조기치료를 하기 위함이다.

해설 보건교육
- 지역사회 간호업무 중 가장 포괄적이고 중요한 것이다.
- 인간이 건강을 유지 증진하고 질병을 예방함으로써 적정기능 수준의 건강을 향상 유지하는 데 필요한 지식, 태도, 습성, 행동 등을 바람직한 방향으로 변화시킨다.

37 **보건교육 중 가장 능률적이고 효과적인 보건교육으로 옳은 것은?**

① 가정 보건교육 ② 직장인 보건교육
③ 지역사회 보건교육 ④ 학교 보건교육
⑤ 사업장 보건교육

해설 학교 보건교육은 장기적인 행동 변화에 중요하며 가장 능률적이며 효과적이다.

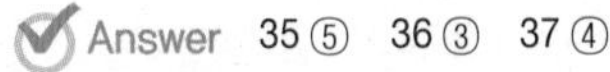
Answer 35 ⑤ 36 ③ 37 ④

38 유행성 독감과 관련된 예방 보건교육을 실시하려고 한다. 이 교육의 가장 궁극적인 목표는?

① 유행성 독감의 치료 실시
② 유행성 독감의 유행 방지
③ 유행성 독감의 예방접종
④ 독감 유행의 근절
⑤ 유행성 독감의 예방실천

해설 보건교육의 가장 궁극적인 목표는 질병예방과 건강증진이므로 유행성 독감의 예방실천이 궁극적인 목표이다.

39 보건교육 방법 선정 시 고려해야 할 요소로 옳지 않은 것은?

① 교육 대상자의 수
② 교육의 실시 장소 및 시설
③ 교육에 참가한 대상자들의 교육 정도
④ 교육자의 경제적 능력
⑤ 교육에서 도달하여야 할 학습목표의 난이도

해설 보건교육방법 선정 시 고려할 요소

- 교육 대상자의 수
- 교육의 실시 장소 및 시설
- 교육에 참가한 대상자들의 교육 정도
- 교육자의 학습지도 기술
- 교육에서 도달하여야 할 학습목표의 난이도

40 집단의 구성원이 많아 모두 토론에 참가하기 곤란한 경우 사전에 충분한 지식을 가진 소수의 전문가들이 다수의 청중 앞에서 그룹 토의를 하는 방법은?

① 집단토의
② 심포지엄
③ 패널토의
④ 분단토의
⑤ 정책포럼

해설 패널토의

- 집단의 구성원이 많아 모두 토론에 참가하기 곤란한 경우 사전에 충분한 지식을 가진 소수의 전문가들이 다수의 청중 앞에서 그룹 토의를 하는 방법이다.
- 선정된 4~7명의 발표자가 자신의 정해진 시간 내에서 의견을 발표하고 참여한 청중들은 전문가의 토론을 들으면서 지식을 얻기도 하고 태도 변화를 유발할 수 있다.

Answer 38 ⑤ 39 ④ 40 ③

41 **만성신부전 환자의 가정에서 복막투석을 방법을 교육하려고 한다. 어떤 교육방법이 적절한가?**

① 브레인스토밍 ② 시범교육
③ 분단토의 ④ 배심토의
⑤ 패널토의

해설 시범교육
- 말이나 토의로 불가능한 기술의 습득인 경우 실제 물건이나 자료를 가지고 시범하는 방법이다.
- 동기유발이 용이하며 대상자가 경험 없이도 직접 눈으로 보고 배우는 것이기 때문에 학습목표 도달이 용이하다.

42 **어떤 시점에서 새롭게 나타난 질병이나 상해 수에 대한 비율은?**

① 발생률 ② 사망률
③ 치명률 ④ 유병률
⑤ 조출생률

해설 발생률
- 감수성 있는 인구집단에서 특정 질병이 발생한 수를 비율로 나타낸 것이다.
- 어떤 시점에서 새롭게 나타난 질병이나 상해 수에 대한 비율이다.
- 관찰할 대상 집단에는 이미 관찰 대상인 사건이 발생하여 다시 발생할 가능성이 없는 사람은 제외시켜야 한다.

43 **모든 인류의 가능한 최고의 건강 수준을 달성하는 것을 목적으로 설립된 국제기구는?**

① UNESCO ② ILO
③ FAO ④ UNICEF
⑤ WHO

해설 WHO(World Health Organization) : 세계보건기구
전 인류의 가능한 최고의 건강수준의 향상을 위한 목적으로 설립된 국제기구이다.

Answer 41 ② 42 ① 43 ⑤

44 1차 보건의료 접근의 필수 요소 중 보건진료소 운영위원회나 마을 건강원 제도를 활용하는 방법은?

① 지리적 접근성
② 수용 가능성
③ 과학적 접근
④ 주민의 참여
⑤ 지불부담 능력

해설 주민의 참여란 주민의 적극적 참여를 통해 이루어지는 것으로 1차 보건의료의 접근의 필수 요소이다. 보건진료소 운영위원회나 마을 건강원 제도를 활용하는 것이 구체적 예이다.

45 사회보장의 기능과 거리가 먼 것은?

① 사회통합 기능
② 소득재분배 기능
③ 경제적 기능
④ 최저 생활의 보장 기능
⑤ 부의 분배 기능

해설 사회보장

- 출산, 양육, 실업, 노령, 장애, 질병, 빈곤 및 사망 등의 사회적 위험으로부터 모든 국민을 보호하고 국민 삶의 질을 향상시키는 데 필요한 소득이나 서비스를 보장하는 사회보험, 공공부조, 사회 서비스를 말한다.
- 사회통합 기능, 소득재분배 기능, 경제적 기능, 최저 생활의 보장 기능 등이 있다.

46 우리나라에서 실시되고 있는 사회보험에 속하지 않는 것은?

① 고용보험
② 국민건강보험
③ 국민연금
④ 산업재해보상보험
⑤ 기초생활보장보험

사회보험

- 국민건강보험
- 고용보험
- 산업재해보상보험
- 노인장기요양보험

⑤ 기초생활보장보험은 사회보험이 아니라 공적부조에 속한다.

Answer 44 ④ 45 ⑤ 46 ⑤

47 **일정한 공간에 다수인이 밀집되어 있거나 산소가 불충분한 실내에 장시간 밀폐되어 있을 경우 두통이나 불쾌감, 권태, 현기증 등의 증상이 나타나는 것은?**

① 군집독 ② 열섬현상
③ 기온역전 ④ 침강성 역전
⑤ 스모그

해설 군집독
- 일정한 공간에 다수인이 밀집되어 있거나 산소가 불충분한 실내에 장시간 밀폐되어 있을 경우 실내 환기가 불량하여 정상 공기 성분의 화학적 조성 변화가 오는 것이다.
- 이산화탄소의 증가와 산소의 감소로 인해 두통, 불쾌감, 현기증, 구토 등의 신체 증상을 초래한다.
- 예방과 처치로는 실내 환기가 가장 중요하다.

48 **공장의 매연, 각종 가스, 먼지, 방사능 물질 등에 오염되었다 하더라도 공기의 조성은 크게 달라지지 않는다. 이것은 대기의 어떤 작용 때문인가?**

① 식균작용 ② 산화작용
③ 교환작용 ④ 자정작용
⑤ 살균작용

해설 공기의 자정작용
- 식물의 동화작용에 의해 이산화탄소와 산소의 교환작용
- 산소, 오존 및 과산화수소에 의한 산화작용
- 자외선에 의한 살균작용
- 희석력
- 강우 및 강설에 의하여 공기 중의 용해성 가스와 부유먼지 제거

49 **다음 중 이차 오염물질에 속하는 것은?**

① 일산화탄소 ② 질소산화물
③ 탄화수소 ④ 황산화물
⑤ PAN

해설
- 일차 오염물질 : 일산화탄소, 질소산화물, 탄화수소, 황산화물, 입자상 물질
- 이차 오염물질 : 스모그, 케톤, PAN, 오존, 알데히드

Answer 47 ① 48 ④ 49 ⑤

50 **이산화탄소가 주된 물질이며 지구 온난화, 해수면 상승, 엘니뇨 현상 등을 야기시키는 환경문제는?**

① 열섬현상
② 오존층 파괴
③ 온실효과
④ 라니냐 현상
⑤ 기온역전

해설 온실효과
- 온실효과를 초래하는 주된 물질이 이산화탄소이며, 메탄, 염화불화탄소, 아산화질소 등이 있다.
- 온실효과로 인해 지구 온난화, 해수면 상승, 엘니뇨 현상 등이 일어난다.

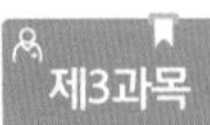

공중보건학 개론

Nurse Assistant

51 **질병예방의 단계에 대한 기술이다. 적절한 것은?**

① 1차 예방은 정기적인 건강검진을 통해 질병을 조기에 발견, 예후를 좋게 하는 것이다.
② 2차 예방은 폐암 환자로 하여금 금연을 하여 폐암으로 인한 후유증을 완화하는 것이다.
③ 2차 예방은 흡연자 같은 고위험군을 대상으로 금연을 하도록 권유하는 것이다.
④ 1차 예방은 B형간염 예방접종을 통해 B형간염의 이환을 억제하는 것이다.
⑤ 3차 예방은 암 선별검사와 같이 증상 발현 초기의 임상단계의 일을 발견하는 것이다.

해설 ① 2차 예방, ② 3차 예방, ③ 1차 예방, ⑤ 2차 예방에 해당된다.

52 **세균성 식중독에 대한 설명으로 옳지 않은 것은?**

① 대표적으로 살모넬라 식중독, 포도상 구균 식중독 등이 있다.
② 2차 감염은 없고 원인식품의 섭취로 발병한다.
③ 소화기계 감염병에 비해 잠복기가 짧다.
④ 다량의 세균이나 독소량이 있어야 발병한다.
⑤ 면역이 생긴다.

해설 면역이 생기는 건 소화기계 감염병이다.

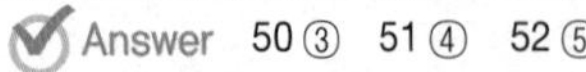

53 하수처리에서 활성오니법에 대한 설명으로 옳은 것은?

① 유기성 오염물질의 희석작용
② 고형 오염물질의 침전작용
③ 호기성 세균에 의한 산화작용
④ 혐기성 세균에 의한 부패작용
⑤ 화학적 작용에 의한 산화작용

해설 활성오니법은 호기성 세균에 의한 산화작용으로 하수 처리하는 방법으로, 호기성 세균이 많은 활성슬러지를 하수량의 20~30% 넣고 산소를 공급해줌으로써 하수 중에 있는 분해성 유기물질을 분해하는 정수방법이다.

54 우리나라 대기오염 물질의 대기환경 기준농도로 옳지 않은 것은?

① 아황산가스(SO_2) - 0.05ppm 이하 - 장시간 평균치
② 일산화탄소(CO) - 25ppm 이하 - 8시간 평균치
③ 이산화질소(NO_2) - 0.06ppm 이하 - 24시간 평균치
④ 미세먼지(PM-10) - 100마이크로그램/m^3 이하 - 24시간 평균치
⑤ 오존(O_3) - 0.1ppm 이하 - 1시간 평균치

해설 **일산화탄소 :** 9ppm 이하(8시간 평균치), 25ppm 이하(1시간 평균치)

55 세계보건기구(WHO)에서 발표한 대사증후군 진단기준에 속하는 항목에 속하지 않는 것은?

① 허리둘레
② 엉덩이둘레
③ 중성지방
④ 고혈압
⑤ 고혈당

해설 **대사증후군 진단기준 :** 허리둘레, 중성지방, 고혈압, 고혈당, 고밀도지단백 콜레스테롤

56 인공능동면역 방법 중 사균 백신을 이용하는 것은?

① 장티푸스
② 결핵
③ 홍역
④ 폴리오
⑤ 디프테리아

해설 장티푸스는 사균이고 나머지는 생균이다.

Answer 53 ③ 54 ② 55 ② 56 ①

57 **보건의료는 여러 가지 사회 · 경제적인 특성이 있어 완전경쟁 시장이 설립되기 어렵다. 그 특성으로 옳지 않은 것은?**

① 수요예측의 불확실성
② 소비자의 정보부족
③ 내부 효과
④ 공급의 독점성
⑤ 가치재

해설 내부 효과가 아닌 외부 효과이다.

58 **Suchman이 제시한 보건사업평가 항목 5가지에 해당하는 것을 모두 고르면?**

가. 사업의 적합성
나. 성과의 충족성
다. 사업의 부수적 효과
라. 업무진행과정

① 가, 나, 다
② 가, 다
③ 나, 라
④ 라
⑤ 가, 나, 다, 라

해설 사업의 적합성, 성과의 충족성, 사업의 부수적 효과, 업무진행과정 등이 포함된다.

59 **공중보건 분야의 감시체계(public health surveillance)를 설명함에 있어 다음 ( ) 안에 가장 적절한 것은?**

공중보건 분야의 감시체계를 위한 자료의 수집, 분석, 해석, 배포 그리고 공중보건 분야에 연계는 ( ) & ( )(으)로 이루어져야 한다.

① 실용적, 심층적
② 체계적, 실용적
③ 지속적, 실용적
④ 체계적, 지속적
⑤ 심층적, 지속적

해설 공중보건 분야의 감시체계를 위한 자료의 수집, 분석, 해석, 배포 그리고 공중보건 분야에 연계는 체계적, 지속적으로 이루어져야 한다.

Answer 57 ③ 58 ⑤ 59 ④

60 살모넬라 식중독에 대한 설명으로 옳은 것은?

① 혐기성 상태의 야채, 과일, 식육, 어육 유제품 등이 감염원이다.
② 잠복기는 원인균의 양에 따라 다르나 평균 3시간 미만이다.
③ 발병률은 다른 식중독균보다 낮아 30% 미만이다.
④ 급성위장염, 발열, 오한이 나타나며 1주일이면 증상이 소멸한다.
⑤ 가열하여도 식중독 균이 사멸하지 않으므로 식품 저장에 주의한다.

해설 살모넬라는 가열하면 사멸하는 균이고 급성위장염, 발열, 오한이 나타나며 1주일이면 증상이 소멸한다.

61 만성퇴행성 질환의 예방과 관련하여 가장 옳은 것은?

① 1차 예방의 내용은 환경적 위험요인의 제거에 국한된다.
② 1차 예방은 개인의 생활습관을 변화시키는 데 중점을 두어야 한다.
③ 만성퇴행성 질환은 발생기전이 불명확하므로 1차 예방이 불가능하다.
④ 대부분의 만성퇴행성 질환의 우선적인 예방방법은 2차 예방이다.
⑤ 만성퇴행성 질환의 2차 예방은 질병의 위험 요인을 제거하는 것이다.

해설 1차 예방은 개인의 생활습관을 변화시키는 데 중점을 두어야 하며, 만성퇴행성 질환도 1차 예방이 가능하다. 또한 만성퇴행성 질환의 2차 예방은 질병을 치료하고 악화를 방지하는 것이다.

62 병원기반 환자 – 대조군 연구를 통해 커피와 췌장암의 연결성을 알아보고자 한다. 췌장암 환자군에 대한 대조군 설정으로 가장 적절한 질환군은? (단, 연령, 성, 직업 등과 같이 질병 발생에 영향을 미칠 수 있는 잠재적인 위험 요인의 분포는 두 군이 유사하다.)

① 식도암
② 바이러스 결막염
③ 십이지장궤양
④ 위식도 역류
⑤ 대장암

해설 환자 - 대조군 연구로 대조군 선정시 췌장염과 가장 연관성 없는 바이러스 결막염으로 선정해야 한다.

Answer 60 ④ 61 ② 62 ②

63 **모집단의 모든 구성원을 나열한 후 주기성을 가지고 선정하는 표본추출 방법은?**

① 계통표본추출
② 단순무작위추출
③ 층화무작위추출
④ 집락표본추출
⑤ 편의표본추출

해설 모집단의 모든 구성원을 나열한 후 주기성을 가지고 선정하는 표본추출 방법은 계통적 표본추출 방법이다.

64 **강노동의 RMR(Relative Metabic Rate, 작업대사율)에 해당하는 것은?**

① 0~1
② 1~2
③ 2~4
④ 4~7
⑤ 7 이상

해설 강노동의 RMR(Relative Metabic Rate, 작업대사율)은 2~4이다.

65 **우리나라 건강보험제도의 발전 단계를 순서대로 나열한 것은?**

가. 「국민건강보험법」 제정
나. 공무원 및 사립학교 교직원 의료보험 실시
다. 농어촌지역 의료보험
라. 도시지역 의료보험 실시
마. 직장 및 지역가입자의 재정통합

① 나 - 다 - 라 - 가 - 마
② 나 - 라 - 다 - 가 - 마
③ 나 - 다 - 가 - 라 - 마
④ 가 - 나 - 다 - 라 - 마
⑤ 가 - 라 - 나 - 다 - 마

- 공무원 및 사립학교 교직원 의료보험 실시(1979. 1)
- 농어촌지역 의료보험(1988. 1)
- 도시지역 의료보험(1989. 7)
- 국민건강보험법 제정(1997. 12)
- 직장 및 지역 가입자의 재정 통합(2003. 7)

Answer 63 ① 64 ③ 65 ①

66 소독약의 살균기전으로 옳지 않은 것은?

① 산화작용 - 과산화수소, 오존
② 균체단백의 응고작용 - 석탄산, 알코올
③ 삼투압 작용 - 석탄산, 중금속염, 역성비누
④ 중금속염의 형성작용 - 승홍, 질산은
⑤ 탈수작용 - 강산, 강알칼리, 열탕수

해설 탈수작용에는 식염, 설탕, 포르말린, 알코올 등이 포함된다.

67 감염병은 예방이 더 중요하다. 감염병 예방관리 중 예방접종은 어디에 속하는가?

① 전파예방
② 면역증강
③ 병원소 격리
④ 도살
⑤ 감염 경로 차단

해설 감염병의 유행관리 대책
1. **전파예방**(감염원 및 감염경로) **대책**
   ㉠ **검역대책** : 검역, 강제격리
   ㉡ **전파예방대책** : 병원소의 제거 및 격리, 환경위생관리
   ㉢ **행정적 관리대책** : 법정 감염병의 지정, 발생현황 파악, 관리체계 마련 등
2. **숙주의 면역 증강 대책** : 예방접종, 영양관리, 적절한 운동과 휴식, 충분한 수면, 개인위생 등
3. **예방되지 못한 환자대책** : 조기검진, 조기치료, 보건교육

68 보건의료정책 수립 과정의 순서가 가장 옳은 것은?

① 이슈화 → 문제제기 → 대안제시 비교 → 아젠다 형성 → 정책결정
② 문제제기 → 이슈화 → 아젠다 형성 → 대안제시 비교 → 정책결정
③ 문제제기 → 이슈화 → 대안제시 비교 → 아젠다 형성 → 정책결정
④ 아젠다 형성 → 이슈화 →문제제기 → 대안제시 비교 → 정책결정
⑤ 문제제기 → 대안제시 비교 → 아젠다 형성 → 이슈화 → 정책결정

해설 문제제기 → 이슈화 → 아젠다 형성 → 대안제시 비교 → 정책결정

Answer 66 ⑤ 67 ② 68 ②

69 사망지표에 관한 설명으로 옳은 것은?

① 사망지표는 주로 병원자료에 의하여 간접적으로 산출한다.
② 조사망률은 지역사회의 건강수준을 가장 잘 나타내는 지표이다.
③ 개발도상국에서의 보건 수준을 가장 잘 반영하는 자료로 사용되는 것은 직업별 사망률이다.
④ 비례사망지수(PMI)는 1년 동안 총 사망자 중 50세 이상의 사망자가 차지하는 비율(%)로 정의된다.
⑤ 영아사망률과 신생아사망률의 비가 1에 가까울수록 지역사회의 건강수준이 낮다고 할 수 있다.

해설 비례사망지수(PMI)는 1년 동안 총 사망자 중 50세 이상의 사망자가 차지하는 비율(%)로 정의된다.

70 병원체의 침입에 대한 개인의 면역성이 파상풍 항독소에 해당되는 것은?

① 선천면역
② 자연능동면역
③ 인공능동면역
④ 자연수동면역
⑤ 인공수동면역

해설 인공수동면역에는 파상풍 항독소, 디프테리아 항독소, B형 감마 글로불린이 포함된다.

제4과목 실기 Nurse Assistant

71 석고 붕대를 한 후 환자의 피부에 무감각증이 나타났을 경우 간호조무사의 역할로 옳은 것은?

① 마사지를 하고 보온을 한다.
② 얼음주머니를 올려준다.
③ 체위를 변경하며 석고를 받쳐준다.
④ 영양공급을 한다.
⑤ 간호사나 책임 간호사에게 보고한다.

해설 석고 붕대를 한 후 환자의 피부에 무감각증이 나타났을 경우 간호사나 책임간호사에게 즉시 보고해야 한다.

Answer 69 ④ 70 ⑤ 71 ⑤

72 임신 초기의 서씨에게 매독균이 발견되었을 경우 간호조무사가 우선적으로 해야 할 일은?

① 접촉자 색출
② 치료와 신속한 격리
③ 페니실린 주사 투여
④ 조기치료를 위해 간호사에게 즉시 보고
⑤ 병원 방문 금지

해설 임부에게 매독균이 발견되면 즉시 조기치료를 위해 간호사에게 보고해야 한다.

73 전치태반인 임신부의 배가 판자처럼 딱딱해지고 넓적해 질 경우 간호조무사가 취해야 할 행동으로 적절한 것은?

① 손으로 배를 마사지한다.
② 즉시 간호사에게 보고한다.
③ 한참 관찰한다.
④ 임신부를 일으켜 운동하고 걷게 한다.
⑤ 좋아질 거라고 심리적으로 안심시킨다.

해설 전치태반의 진단을 받은 임산부의 배가 판자처럼 딱딱해지고 넓적해 질 경우 긴급한 응급처치와 수술이 필요한 경우이므로 간호사에게 즉시 보고해야 한다.

74 분만 1기의 간호중재 내용으로 옳은 것은?

① 회음절개술을 실시할 수 있도록 준비한다.
② 도플러로 태아의 심음을 청취한다.
③ 분만실로 옮겨 절석위를 취하게 한다.
④ 진통이 시작될 경우 지속적으로 복압을 주도록 한다.
⑤ 무통 분만할 경우 수술실로 옮긴다.

해설 분만 1기 간호
- 적절한 운동 및 휴식
- 태아의 심음 청취 및 태아 심박동수 사정
- 음식의 제공
- 배변과 배뇨의 관리
- 체위 및 호흡 조절 관리

Answer 72 ④ 73 ② 74 ②

75 **분만 직후 산모 간호를 위해 우선적으로 관찰해야 할 사항으로 가장 적절한 것은?**

① 활력 징후 측정과 자궁수축 관찰
② 체중 관찰
③ 소변의 배설상태 점검
④ 하지의 부종상태 관찰
⑤ 호흡상태 관찰

해설 분만 직후 산모의 간호사정으로 가장 중요한 것은 출혈의 유무, 자궁의 수축 상태, 활력 징후, 산도의 열상 확인 등이다.

76 **분만한 지 3일 된 수유부가 유방의 울혈로 젖몸살을 겪고 있다. 가장 적절한 간호중재는?**

① 더운물 찜질 후 마사지를 해준다.
② 콜드크림으로 유두 주위를 마사지한다.
③ 바세린 크림을 발라준다.
④ 찬물로만 찜질하게 한다.
⑤ 모유 수유를 중단한다.

해설 울혈된 수유부의 유방 간호

- 분만 후 2~3일이 지나면 울혈이 되면서 모유가 나오기 시작하므로 자주 모유수유를 하도록 격려한다.
- 손으로 유륜을 짜주거나 유축기 혹은 유방 펌프로 짜준 뒤 아기에게 수유하도록 한다.
- 유방울혈이 심해 단단해 지고 열감과 통증이 심할 경우 온습포를 해주고 유방 마사지를 해주어야 한다.

77 **분만 후 2시간이 지난 산모가 갑자기 패드에 피가 흥건히 적신 것을 발견하였다면 즉시 제공해야 하는 간호중재는?**

① 절석위를 취해준다.
② 자궁 저부 마사지를 즉시 제공한다.
③ 패드를 넣어준다.
④ 찬 물수건을 배위에 올려 준다.
⑤ 보행하게 한다.

해설 산후 출혈 시 즉시 제공해야 할 간호중재는 트렌델렌버그 체위를 취해주고 자궁 저부를 마사지 해주면서 즉시 간호사에게 보고해야 한다.

Answer 75 ① 76 ① 77 ②

78 **생후 2주 된 신생아의 가정 목욕 시 주의해야 할 사항으로 옳은 것은?**

① 몸에 있는 신생아의 태지를 오일로 닦아낸다.

② 다리에서 머리 방향으로 목욕을 시킨다.

③ 36도의 물을 사용한다.

④ 수유를 한 뒤에 목욕을 시킨다.

⑤ 40도 전후의 물을 사용하고 10분 이내로 끝내게 한다.

해설 신생아의 목욕 지도

- 목욕 시 태지를 모두 제거하는 것은 바람직하지 못하다.
- 목욕 순서는 머리에서 다리 방향으로 한다.
- 수유를 하기 전에 목욕을 시킨다.
- 매일 같은 시간에 목욕시킨다.
- 물의 온도는 알코올 온도계를 사용하는 것이 가장 정확하다.
- 팔꿈치를 물에 담가 보아 대체적인 물의 온도를 맞추도록 한다(40도 전후가 적당).

79 **신생아실에서 얼굴이 창백한 상태에서 우유를 토하는 아기를 발견했을 경우 간호조무사가 즉시 취해야 할 행동은?**

① 흡인을 하고 간호사를 호출한다.

② 아기의 기도를 열어 준 뒤 인공호흡을 한다.

③ 토한 우유를 닦아 준 뒤 간호사를 호출한다.

④ 아기를 흔들어서 우유를 토하게 한다.

⑤ 아기의 머리를 옆으로 돌린 후 간호사에게 보고한다.

해설 수유 시 혹은 수유 후 우유가 기도로 넘어가 청색증이 발생하게 될 경우 즉시 엎드린 자세로 아이의 머리를 낮추거나 머리를 옆으로 돌려 우유가 흘러 나오도록 해야 한다. 적절한 중재가 제공되지 않을 경우 기도가 폐색되거나 흡인성 폐렴으로 생명에 지장을 초래한다.

80 **신생아 적아구증으로 태어난 신생아에게 교환수혈을 하고자 할 때 사용하는 혈관은?**

① 관상동맥 ② 요골동맥

③ 상박동맥 ④ 제대정맥

⑤ 경정맥

해설 신생아의 교환수혈은 제대정맥을 통해서 한다.

Answer 78 ⑤ 79 ⑤ 80 ④

81 소독수를 사용하는 신생아실의 보육기의 관리는 얼마 간격으로 해야 하는가?

① 1시간마다
② 2시간마다
③ 3시간마다
④ 4시간마다
⑤ 5시간마다

해설 보육기의 관리
- 보육기의 점검은 적어도 2시간 간격으로 체크해야 한다.
- 청소는 소독수로 매일 실시하며 미숙아의 체온이 36.5~37도가 되도록 온도를 조절해야 한다.

82 예방주사약의 관리방법으로 옳은 것은?

① 남은 약물은 즉시 폐기 처분한다.
② 종류에 따라 보관 온도를 달리한다.
③ 유통기한이 지난 약물은 한 달까지 사용할 수 있다.
④ 2~5℃의 냉암소에 보관한다.
⑤ 자주 사용하지 않는 약물은 냉동 보관한다.

해설 예방주사약은 감염병을 예방하기 위해 혈청 속에 항원을 형성하는 주사액으로 철저한 무균술을 지키며 직사광선을 피해 2~5℃의 냉암소에서 보관한다.

83 할인점에서 장난감을 사달라고 분노발작을 일으키는 3세 아동의 부모가 취할 태도는?

① 달래고 안아 주어 진정시킨다.
② 진정될 때까지 무시하고 안전한지 살핀다.
③ 장난감 대신 과자를 사 준다.
④ 구석으로 데리고 가 체벌한다.
⑤ 자존심을 살려주기 위해 빨리 사준다.

해설 분노발작은 아이가 무언가에 대한 불만이 있을 경우 울며 떼를 쓰다가 지쳐 쓰러지는 현상으로 병적인 경기나 발작과는 달리 큰 위험은 없다. 이때는 진정될 때까지 무시하고 안전한지 살핀다.

Answer 81 ② 82 ④ 83 ②

84 **대소변 훈련과 관련된 사항으로 옳은 것은?**

① 밤에 소변 가리기는 3~4때 가능하다.

② 대소변 가리기는 엄격해야 한다.

③ 밤에 소변을 못 가린다면 신체적인 이상 증후이다.

④ 대소변 훈련은 발달과 상관없다.

⑤ 대변보다 소변 가리기 훈련을 먼저 실시한다.

해설 대소변 훈련은 영아기를 지나 유아기에 실시하는데 소변 훈련보다 대변 훈련을 먼저 시킨다. 또한 유아의 발달상태가 준비되어 있을 때 훈련하는 것이 바람직하며 엄격하게 훈련하면 안 된다.

85 **초임부 김씨가 분만을 위해 산부인과 병동에 입원하였다. 분만 간호중재로 옳은 것은?**

① 계속적으로 내진을 한다.

② 진통이 시작되면 복압을 주도록 계속적으로 격려한다.

③ 방광은 비우게 하되 관장은 금한다.

④ 산모의 심박동을 관찰한다.

⑤ 자궁경관이 완전히 개대 되었을 때 분만실로 옮긴다.

해설 초임부의 분만간호

- 계속적인 내진은 금해야 한다.
- 아두가 발로되면 복압을 멈추어야 한다.
- 관장을 초기에 함으로써 산도의 오염을 방지하고 산도의 진행을 수월하게 한다.
- 산모의 심박동이 아니라 태아의 심박동을 사정해야 한다.

86 **질식분만한 산모의 회음 절개 부위의 부종과 염증을 예방하는 간호는?**

① 질 세척을 한다.

② 산후 운동을 한다.

③ 항생제 연고를 도포한다.

④ 봉합 부위에 얼음찜질을 하고 24시간 후에는 열요법을 한다.

⑤ 배변 후 뒤쪽에서 앞쪽으로 회음부를 깨끗이 한다.

해설 회음 절개 봉합 부위의 얼음찜질을 하고 24시간 후 열요법을 한다.

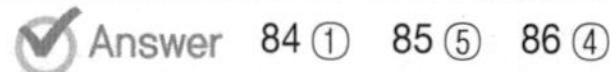
Answer 84 ① 85 ⑤ 86 ④

87 분만 직후 신생아의 머리를 낮추는 이유는?

① 뇌혈류 증가
② 편안함 도모
③ 활력 증상 유지
④ 쇼크 예방
⑤ 기도 내 분비물 제거

해설 분만 직후 신생아의 머리를 낮추고 옆으로 돌려 눕히는 이유는 구강 흡인을 통한 거즈나 카테터로 분비물이나 이물질을 제거하기 위함이다.

88 자연분만 후 통목욕이나 사우나가 가능한 시기로 옳은 것은?

① 분만 1주경
② 분만 2주경
③ 분만 4 ~ 6주경
④ 분만 8주경
⑤ 분만 10주경

해설 분만 후 통목욕은 4~6주경에 실시한다.

89 임신부가 매독에 감염되었다는 것을 알았을 때 즉시 치료해야 하는 이유는?

① 다른 병에 감염되지 않도록 하기 위함이다.
② 태아에게 감염되지 않도록 하기 위함이다.
③ 임산부의 매독을 완치하고자 하기 위함이다.
④ 임산부의 사망을 막고 태아를 보호하기 위해서이다.
⑤ 다른 질병에 감염되지 않도록 하기 위함이다.

해설 임신 2~3개월까지는 아직 매독균이 태아에게 영향을 주지 않지만 태반이 형성되는 4~5개월 쯤에는 매독균이 태반을 침범해서 태아의 혈액 속에 들어가 선천성 매독을 발생시킨다.

90 질식분만한 산모가 분만 후 6시간이 지나도록 요의를 못 느끼면서 소변을 보지 못하고 있다. 간호중재로 적절한 것은?

① 수분 섭취를 줄이고 조기 이상을 격려한다.
② 자궁저부 마사지를 시도하여 출혈에 대비한다.

Answer 87 ⑤ 88 ③ 89 ② 90 ③

③ 자연배뇨를 유도하고 필요 시 단순도뇨를 시행한다.
④ 즉시 유치도뇨관을 삽입한다.
⑤ 계속 수분을 공급한다.

해설 방광에 소변을 비우지 못하면 자궁 수축에 방해가 되므로 자연배뇨를 유도하고 필요 시 단순도뇨를 시행해야 한다.

91 약물의 구비조건으로 옳은 것은?

① 어느 정도의 부작용은 감안해야 한다.
② 값이 상대적으로 비싸야 한다.
③ 발암현상도 생각해야 한다.
④ 약물에 대한 선택성이 없어야 한다.
⑤ 안전성 및 치료 효과가 있어야 한다.

해설 약물의 구비조건
- 안전성, 강도, 효과가 있어야 한다.
- 치료 효과가 있고 부작용이 적어야 한다.
- 발암현상이 없어야 하고 선택성이 있어야 한다.
- 값이 싸야 하고 인체에 해가 없어야 한다.

92 다음에서 임신중독증의 3대 증상을 모두 고르면?

가. 감염　　나. 부종　　다. 출혈
라. 단백뇨　　마. 고혈압

① 가, 나, 다　　② 가, 다, 라
③ 나, 다, 마　　④ 나, 라, 마
⑤ 다, 라, 마

해설 임신중독증의 3대 증상은 부종, 단백뇨, 고혈압이다.

Answer 91 ⑤ 92 ④

93 다음에 해당하는 인구 구성의 모형은?

- 평균수명이 높은 선진국에서 볼 수 있는 형이다.
- 출생률이 사망률보다 더 낮아, 14세 이하가 65세 이상의 2배 이하일 경우를 말한다.
- 우리나라도 이 형태로 되고 있다.

① 별형
② 종형
③ 표주박형
④ 항아리형
⑤ 피라미드형

항아리형(pot형, 벨형, 정지형)

- 사망률이 낮고 정체적이만 출생률이 사망률보다 더욱 낮아 인구가 감소하는 감소형 인구 구조로 일부 선진국가들이 여기에 속한다.
- 0~14세 인구가 65세 이상 인구이 2배에 미치지 못하는 것이다.
- 유소년층 비율이 낮고 청장년층의 비중이 크게 나타나 국가 경쟁력 약화가 우려된다.

94 다음에 해당하는 보건교육 방법은?

- 특별한 문제를 해결하기 위한 단체의 협동적 논의 방법
- 문제점을 중심으로 폭넓게 검토하여 구성원 스스로 문제를 해결해 감으로써 최선책을 강구해 가는 방법

① 세미나
② 패널토의
③ 심포지엄
④ 협의회 운영
⑤ 브레인스토밍

브레인스토밍

1. 특성
   ㉠ 갑자기 떠오르는 생각을 종이에 기록하거나 말로 표현해 본 후 글로 기록하거나 기록된 문장을 정리 정돈하면서 생각을 논리화하는 방법으로 '묘안착상법' 또는 '팝콘'회의라고도 한다.
   ㉡ 12~15명의 참여자가 자유롭게 개방적 분위기에서 단체의 협동적인 토의로 어떤 문제의 여러 면을 검토하는 방법이다.
   ㉢ 문제점을 중심으로 폭넓게 검토하여 구성원 스스로 문제를 해결해 감으로써 최선책을 강구해 가는 방법이다.
2. **장점** : 어떤 문제든지 토론의 주제로 삼을 수 있다.
3. **단점** : 고도의 기술이 필요하고 토론이 제대로 유도되지 않으면 시간낭비로 끝날 수 있다.

Answer 93 ④ 94 ⑤

95 **먹는 물 수질기준 및 검사 등에 관한 규칙에 의한 미생물 기준치를 제시한 것이다. 옳은 것을 모두 고르면?**

가. 여시니아균은 1L에서 검출되지 아니할 것
나. 살모넬라균 250mL에서 검출되지 아니할 것
다. 총 대장균은 150mL에서 검출되지 아니할 것
라. 일반세균은 1mL 중 200CFU를 넘지 아니할 것
마. 분원성 대장균군은 100mL에서 검출되지 아니할 것

① 가, 나
② 나, 다
③ 나, 마
④ 다, 라
⑤ 라, 마

해설 미생물 기준치
- 여시니아균은 2리터에서 검출되지 아니할 것
- 총 대장균은 100cc에서 검출되지 아니할 것
- 일반세균은 1cc 중 100CFU를 넘지 아니할 것

96 **독버섯에 관한 설명으로 옳지 않은 것은?**

① 주요 독성분은 솔라닌(solanine)을 함유하고 있다.
② 독버섯에 의한 식중독은 가을철에 주로 발생한다.
③ 우리나라에서 발생하는 식물성 식중독 중 가장 많다.
④ 파리버섯의 독소 중독은 산동, 근육경직과 비슷한 증상을 나타낸다.
⑤ 알광대버섯, 독우산버섯의 독소 중독은 콜레라와 비슷한 증상을 나타낸다.

해설 독버섯
- 독버섯은 일반적으로 muscarine에 의하는 경우가 많다.
- 독버섯에 의한 식중독은 가을철에 주로 발생한다.
- 우리나라에서 발생하는 식물성 식중독 중 가장 많다.
- 파리버섯의 독소 중독은 산동, 근육경직과 비슷한 증상을 나타낸다.
- 알광대버섯, 독우산버섯의 독소 중독은 콜레라와 비슷한 증상을 나타낸다.

① 솔라닌(solanine)은 감자의 싹에서 발견되는 독성 물질이다.

Answer 95 ③ 96 ①

97 다음 설명에 해당하는 감염병은?

- 95%가 15세 이하에서 발생한다.
- 2005년에 제2군 법정 감염병으로 지정되었다.
- 주로 4~6월, 11~1월 사이에 많이 발생한다.

① 풍진
② 홍역
③ 수두
④ 백일해
⑤ 유행성 이하선염

해설 수두

- 2005년에 제2군 법정 감염병으로 지정되었다.
- 주로 4~6월, 11월~1월 사이에 많이 발생한다.
- 95%가 15세 이후(주로 3~7세)의 소아에서 발생하는 급성 감염병이다.
- **병원체** : 수두 바이러스로 증상은 급성 미열, 전신발진성 수포 형성, 가려움증 등이다.
- **잠복기간** : 보통 2~3주
- **전파** : 수두의 수포 삼출액에 직접 접촉 또는 공기를 통해서 전파되며, 감염성은 수포 발생 초기가 가장 강한 급성 감염병이다.
- 소아기에 감염되었던 수두 바이러스는 신경절에 잠복하고 있다가 면역력이 떨어지는 60세 이상에서 피부에 수포성 발진이 생기는데, 그 수포성 발진이 피부에 띠 모양으로 발진하기 때문에 대상포진이라고 한다.

98 코호트(Cohort) 연구에 대한 설명이다. 옳지 않은 것은?

① 코호트(Cohort)란 같은 특성을 가진 집단을 의미한다.
② 표본이 적게 필요한 희귀질병을 연구하기에 적합하다.
③ 확률표본추출이므로 연구 결과를 모집단에 적용하기가 쉽다.
④ 진단방법과 기준, 질병분류 방법이 변할 가능성이 있다.
⑤ 오랜 기간의 추적조사가 필요하므로 경비, 노력, 시간이 많이 든다.

해설 표본이 적게 필요한 희귀질병을 연구하기에 적합한 연구는 환자-대조군 연구방법이다.

Answer 97 ③ 98 ②

99 **교토의정서와 관련 있는 것을 〈보기〉에서 모두 고른 것은?**

보기

가. 지구온난화 방지와 규제를 목표로 한다.
나. 2012년 현재, 우리나라는 온실가스 감축의 의무이행 대상 국가가 아니다.
다. 의무이행 대상 국가는 2008~2012년 사이에 온실가스 배출량을 1990년 수준보다 평균 5.2% 감축하여야 한다.
라. 감축대상 온실가스는 이산화탄소(CO_2), 메탄(CH_4), 아산화질소(N_2O), 수소불화탄소(HFC), 오존(O_3) 등이다.
마. 기본 개념은 녹색환경을 새로운 동력으로 하는 선순환 구조의 경제성장을 이룩한다는 것이다.

① 가, 나, 다
② 가, 다, 라
③ 가, 다, 마
④ 나, 다, 라
⑤ 다, 라, 마

해설 교토의정서

- 지구온난화 방지와 규제를 목표로 하는 유엔 기후변화협약의 구체적 이행방안으로 선진국의 온실가스 감축목표치를 규정하였다. 즉, 온실가스 감축에 노력하자는 기후변화협약만으로는 지구온난화 방지가 불충분함을 인식하고 선진국에 강제적 온실가스 감출의무 부담을 부여한 국제의정서이다.
- 1997년 12월 일본 교토에서 개최된 기후변화협약 제3차 당사국 총회에서 채택되었다.
- 2005년 2월 16일 공식 발효된 것으로 지구 온난화 방지와 규제를 목표로 한다.
- 의무이행 대상 국가는 오스트레일리아, 캐나다, 미국, 일본, 유럽 연합 등 선진 38개국이며, 각 국가는 2008년부터 2012년까지 5년간 온실가스 배출량을 1990년 수준보다 평균 5.2%씩 감축하여야 한다.
- 2015년 현재 우리나라는 온실가스 감축 의무이행 대상 국가가 아니다.
- 감축대상 온실가스는 이산화탄소, 메탄, 아산화질소, 불화탄소, 수소화불화탄소, 불화유황 등 여섯 가지이다.
- 의무이행 당사국의 감축이행 시 신축성을 허용하기 위해 배출권 거래, 공동이행, 청정개발체제 등의 제도를 도입하였다.
- 미국은 전 세계 이산화탄소 배출량의 28%를 차지하고 있지만, 자국의 산업보호를 위해 2001년 탈퇴하였고 현재까지 재가입을 하지 않고 있다.

Answer 99 ①

100 **학교급식을 실시하는 목적을 모두 고른 것은?**

가. 국민 식생활 개선	나. 학교급식의 질을 향상
다. 농수산물 유통과정 개선	라. 학생의 건전한 심신 발달

① 가, 나 ② 가, 다
③ 나, 다 ④ 가, 나, 다
⑤ 가, 나, 라

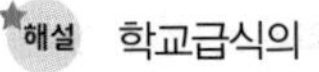

해설 학교급식의 목적

- 성장기 어린이의 발육과 심신의 발달 및 건강증진
- 올바른 식생활 습관 및 식생활의 예절교육
- 편식의 교정 및 결핍증 예방
- 질서의식과 협동정신 함양
- 영양에 대한 지식 및 식품의 생산과 소비에 관한 지식 전달
- 학력향상 등에 기여

Answer 100 ⑤

제5회 실전평가문제

제5회 실전평가문제

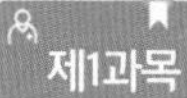

제1과목 기초간호학 개요

Nurse Assistant

01 현대간호의 경향으로 옳은 것은?

① 환자 위주 - 전인간호 - 재활간호
② 질병 위주 - 전인간호 - 치료간호
③ 환자 위주 - 개인간호 - 재활간호
④ 질병 위주 - 전인간호 - 치료간호
⑤ 질병 위주 - 재활간호 - 개인간호

해설 현대간호는 환자 위주, 전인간호, 재활간호를 그 특성으로 하고 있다.

02 투약 실수 후 보고하지 않은 경우 혹은 병동 물품을 분실하고 그 사실을 숨기는 경우 간호 윤리의 어느 부분에 어긋나는가?

① 정직
② 비밀번호
③ 정의
④ 책임
⑤ 환자의 권리와 의무

해설 한국 간호조무사 윤리강령
- 우리는 국민의 한 사람으로서 준법 정신에 투철하여 국민 보건향상을 위하여 헌신한다.
- 우리는 보건의료인의 일원으로서 공익성을 중시하고 정직한 행동으로 동료간 상호 협조한다.

03 환자가 병원약이 아닌 다른 약을 복용하고 있을 때 적절한 간호조무사의 태도는?

① 모른 체하고 그냥 지나간다.
② 병원에서 투약한 약과 같은 약이 아니면 먹게 한다.
③ 별 이상이 없는 약물이면 복용하게 한다.

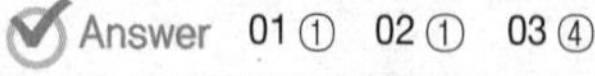

Answer 01 ① 02 ① 03 ④

④ 즉시 중단하게 하고 간호사에게 보고한다.

⑤ 한 번에 너무 많은 약물이 투여되는 것을 방지하기 위해 병원에서 투약시간과 겹치지 않는 시간에는 허락한다.

해설 간호조무사는 즉시 약물 복용을 중단하게 하고 간호사에게 보고하도록 한다.

04 병원 물품의 재고를 관리해야 하는 이유로 옳은 것은?

① 낭비를 줄여 아껴 쓸 수 있다.

② 위생적으로 사용할 수 있다.

③ 재고와 관련된 비용을 최대화시킨다.

④ 원가를 절감할 수 있는 최종 단계이다.

⑤ 일률적으로 고정주문기간 시스템을 운용한다.

해설 병원 물품의 재고가 불충분할 경우 진료가 원활히 이루어지지 못하고 적시에 이루어질 수 없다. 반면에 과다한 재고는 병원의 수익성과 유동성에 악영향을 미치므로 적정 재고 유지로 재고 관련 비용을 최소화해야 한다.

05 간호기록의 목적과 중요성에 대한 설명 중 옳지 않은 것은?

① 법적 문제가 발생했을 경우 의료인 보호의 근거를 제공한다.

② 건강요원들 간에 환자 정보를 교환할 수 있는 의사소통의 매개이다.

③ 대상자에게 제공된 치료나 간호의 질을 점검하고 평가하는 근거자료이다.

④ 교육과 연구의 중요한 근거자료가 된다.

⑤ 의료수가의 결정 기준이나 병원 수익을 위한 진료비 산정의 근거자료이다.

해설 간호기록의 목적과 중요성

- 법적 문제가 발생했을 경우 의료인 보호의 근거를 제공한다.
- 건강요원들 간에 환자 정보를 교환할 수 있는 의사소통의 매개이다.
- 대상자에게 제공된 치료나 간호의 질을 점검하고 평가하는 근거자료이다.
- 교육과 연구의 중요한 근거자료가 된다.
- 기록된 환자 정보로부터 적절한 간호계획을 세우고 환자에게 일관되고 지속적인 간호를 제공할 수 있다.
- 환자, 질병, 치료에 대한 임상 교육자료로 활용된다.
- 병원 행정 및 국가 보건정책에 기여하는 통계자료가 된다.
- 보험관계상 중요한 근거자료가 된다.
- 건강요원들 간에 이루어지는 의사소통의 수단으로 사용되며 건강요원 간에 중복되는 치료 및 간호를 없앨 수 있다.

Answer 04 ① 05 ⑤

06 임신으로 인한 신진대사의 변화로 옳은 것은?

① 임신 초기 입맛의 증가로 체중이 약간 증가한다.

② 심박출량이 감소한다.

③ 백혈구가 감소한다.

④ 생리적 빈혈을 초래하게 된다.

⑤ 헤모글로빈과 헤마토크릿이 모두 증가한다.

해설 임신으로 인한 신진대사 및 신체적 변화

- 임신 초기 입덧으로 체중이 약간 감소할 수 있다.
- 심박출량이 증가함에 따라 맥박수가 증가한다.
- 혈액량이 30% 증가하기 때문에 생리적 빈혈을 초래한다.
- 적혈구가 18~33% 증가되고, 백혈구는 임신 2기와 3기 동안 증가된다.
- 헤모글로빈과 헤마토크리트가 모두 저하된다.

07 임신 중 이상적인 체중 증가로 옳은 것은?

① 6kg ② 11kg

③ 18kg ④ 20kg

⑤ 30kg

해설 임신 시의 체중 증가

- 임신 초기 3개월 동안은 약 1.5kg 증가한다.
- 이후로는 한 달에 약 1.5kg에서 2kg씩 증가하게 된다.
- 임신 말기에는 임신 전보다 평균적으로 총 11~12kg 정도 체중이 증가해야 정상적인 것으로 본다.

08 임신 초기와 말에 소변을 자주 보는 이유로 옳은 것은?

① 태동으로 인하여 방광이 자극되기 때문에

② 방광 내벽의 미세혈관 확장으로

③ 임신으로 인한 강한 심리적 불안감으로 인해서

④ 임신 때문에 방광 벽에 분포된 신경이 예민해져서

⑤ 방광이 자궁 바로 전면에 위치하여 압박을 받기 때문에

해설 임신 초기 및 말기에 소변을 자주 보는 이유는 방광이 자궁 바로 전면에 위치하여 압박을 받으므로 임신 초기와 임신 말기에 소변을 자주 보게 된다.

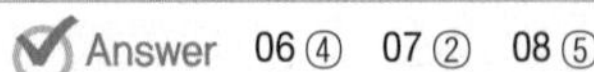
Answer 06 ④ 07 ② 08 ⑤

09 **모체의 치아 보호 및 태아의 골격 형성을 위해서 필요한 영양소는?**

① 비타민 A
② 철분
③ 칼슘
④ 비타민 E
⑤ 비타민 C

해설 태아의 골격 형성과 모체의 치아 보호를 위해 칼슘을 섭취한다.

10 **임신 2개월째인 김씨가 산부인과에서 받아야 할 검사는?**

① 매독 검사
② 폐기능 검사
③ 위내시경 검사
④ 치아 검사
⑤ 요추 검사

해설 임신 2개월째인 임산부가 받아야 할 검사로는 혈액 검사가 있는데 그중에서 헤모글로빈 수치, 매독의 유무 확인을 위한 왓셀만 테스트와 VDRL 검사 등이 있다.

11 **다음 중 신생아의 성장과 발달에 관한 특징으로 옳게 설명한 것은?**

① 특수한 쪽에서 일반적인 쪽으로 발달한다.
② 머리에서 발끝으로 발달한다.
③ 몸의 말초 부위에서 중심 부위로 발달한다.
④ 대천문은 양측 두정골 사이에 있으며 6개월에서 8개월에 폐쇄된다.
⑤ 신체의 각 부분은 서로 동일한 속도로 성장한다.

해설 아동 운동발달의 특성

- 큰 근육에서 작은 근육 순서로 발달한다.
- 머리에서 발끝으로 발달한다.
- 몸의 중심에서 말초 방향으로 발달한다.
- 전체 활동에서부터 부분 활동으로 분화한다.
- 일반적인 면에서 특수한 면으로 발달한다.
- 신체의 각 부분은 각기 다른 속도로 성장한다.

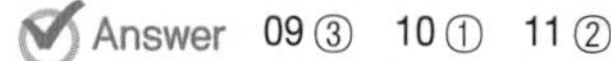
Answer 09 ③ 10 ① 11 ②

12 **신생아가 출생 후 3~4일부터 시작되어 체중이 출생 시보다 약 5~10% 감소했을 때 간호중재로 적절한 것은?**

① 비정상적인 신체적 체중 감소이므로 간호사에게 보고한다.
② 영양실조가 시작되었기 때문에 위관 영양을 준비한다.
③ 감염 결과이므로 즉시 격리시킨다.
④ 유전적인 병리상태이므로 계속 관찰한다.
⑤ 생리적인 체중 감소이기 때문에 보호자에게 안심시킨 후 계속 관찰한다.

해설 생후 3~4일에 출생해서 체중의 5~10%에 해당하는 생리적 체중 감소가 시작되고 그 후 8~9일에 회복된다.

13 **에릭슨의 정서적 발달을 고려했을 경우 학령전기의 정서는?**

① 신뢰감 대 불신감
② 자율성 대 수치감
③ 자발성(주도성) 대 죄책감(죄의식)
④ 자아정체감 대 역할 혼돈
⑤ 친밀감 대 고립감

해설 에릭슨의 정서적 발달
- 영아기(0~1세) : 신뢰감 대 불신감
- 유아기(1~3세) : 자율성 대 수치감
- 학령전기(3~6세) : 자발성 대 죄책감
- 청소년기(12~18세) : 자아정체감 대 역할 혼돈

14 **신생아에게 나타나는 증상 중 즉시 의료인에게 보고해야 할 것은?**

① 재채기 ② 울음
③ 생후 2~3일 이내의 체중 감소 ④ 태변 배설
⑤ 생후 24시간 내의 황달

해설 신생아에게 생후 24시간 내에 나타나는 황달은 용혈성 질환인 핵황달이기 때문에 즉시 의료인에게 보고해야 한다.

Answer 12 ⑤ 13 ③ 14 ⑤

15 **출생 후 5분 정도 안에 아프가 점수가 8점이라면 신생아의 상태는?**

① 건강한 상태
② 호흡곤란이 있는 상태
③ 조산이라고 볼 수 있는 상태
④ 청색증이 심해 산소공급을 해야 하는 상태
⑤ 인공호흡을 해야 하는 상태

해설 신생아의 아프가 점수가 10이면 가장 좋은 상태이며 7~10점은 양호한 상태, 4~6점은 중등도의 어려움으로 어느 정도 의학적 치료가 요구되는 상태이다.

16 **출생 직후 입안의 내용물이나 기도 내 점액을 제거하는 이유는?**

① 체온 유지
② 감염예방
③ 쇼크 방지
④ 호흡 유지
⑤ 혈액순환 유지

해설 신생아의 출생 후 우선적으로 관찰해야 하는 것은 호흡상태로 호흡 유지를 위해 입안의 내용물이나 기도 내 점액을 제거하고 옆으로 눕히도록 한다.

17 **노화에 따른 신체적 변화의 내용으로 옳은 것은?**

① 나이의 증가와 함께 뼈와 골격량의 증가가 온다.
② 노인의 맥박수는 청년기에 비해 약간 증가한다.
③ 노인의 관절운동은 증가해서 보폭은 넓어진다.
④ 심장의 판막이 얇아지고 강한 심잡음이 청진된다.
⑤ 노인의 외모는 머리와 고개가 바르게 정렬되어 있다.

해설 노화에 따른 신체적 변화

- 나이의 증가와 함께 뼈의 손실과 골격량의 감소가 온다.
- 노인의 맥박수는 청년기에 비해 변하지 않거나 약간 감소한다.
- 노인은 관절운동의 저하로 보폭은 작고 끌면서 걷는 것처럼 보이며 발은 드는 높이가 낮다.
- 노인의 외모는 머리와 고개가 앞으로 구부러지고 등이 휘며 손목과 무릎은 약간 굽어져 있다.
- 심장의 판막이 얇아지고 강한 심잡음이 청진된다.

Answer 15 ① 16 ④ 17 ④

18 노화로 인한 심혈관계 변화에 대한 설명으로 옳은 것은?

① 심박동수 증가
② 말초혈관의 감소
③ 1회 심박출량 증가
④ 혈압의 상승
⑤ 동맥경화증 발생률의 저하

해설 노인은 혈관저항의 증가, 1회 심박출량과 심박동수 감소, 동맥경화증 증가, 혈압의 상승이 나타난다.

19 노화에 따른 안과적 변화로 옳은 것은?

① 안구 건조 및 수정체 탄력 증가
② 피부탄력 증가 및 시야 축소
③ 동공의 확대 및 피부탄력 증가
④ 동공의 축소 및 시야 확대
⑤ 시력 저하 및 안구 건조

해설 노화에 따른 안과적 변화

- 눈에 수분을 공급하는 누선의 수액공급 감소로 눈이 건조해진다.
- 상처가 생기기 쉽다.
- 안질환이 증가하며 시력장애를 초래한다.
- 망막의 위축 또는 신혈관 생성으로 노인성 황반 퇴행이 나타난다.
- 당뇨성 신혈관이 진행되면 시력을 잃을 수도 있다.

20 다음 중 노인피부에 대한 설명 중 옳은 것은?

① 노인 피부는 보통 비누를 많이 사용해야 한다.
② 자주 목욕할수록 피부에 윤기가 난다.
③ 노화가 될수록 피부층이 두꺼워진다.
④ 햇빛에 노출되면 피부에 화상을 입을 수 있다.
⑤ 발톱은 온수에 담가 부드러워지면 일자로 깎는다.

해설 노인의 피부관리

- 노인은 지방이 많은 중성 비누를 사용한다.
- 목욕은 일주일에 한번이 좋다.
- 노화가 될수록 피부층이 얇아진다.
- 햇빛에 노출되면 노인성 반점이 나타난다.

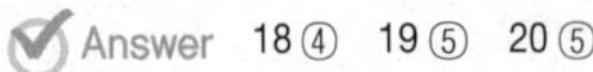
Answer 18 ④ 19 ⑤ 20 ⑤

21 약물의 구비조건으로 옳지 않은 것은?

① 발암현상이 없어야 한다. ② 안전성, 강도, 효과가 있어야 한다.
③ 값이 비싸야 한다. ④ 선택성이 있어야 한다.
⑤ 치료효과가 있고 부작용이 적어야 한다.

해설 약물은 값이 싸야 하고 인체에 해가 없어야 한다.

22 약물의 보관방법에 대해 옳은 것은?

① 유효기간이 지나면 즉시 버린다.
② 기름 종류의 약품은 10℃ 전후로 보관한다.
③ 연고제 등은 약장의 같은 칸막이에 같이 둔다.
④ 가루로 된 약물은 증발을 막기 때문에 뚜껑을 닫아 버린다.
⑤ 약물은 가능하면 직사광선에 보관한다.

해설 약물의 보관방법
- 유효기간이 지난 것은 약국에 반납한다.
- 기름 종류의 약품은 10℃ 전후로 보관한다.
- 연고제나 소독제 등은 약장의 다른 칸막이에 따로 둔다.
- 액체 종류의 약물은 증발되기 때문에 뚜껑을 닫아 보관한다.

23 위약을 환자에게 사용할 때 지켜야 할 사항은?

① 기대하는 약물의 효과를 설명해서는 안 된다.
② 환자가 위약임을 모르도록 해야 한다.
③ 시간이나 용량 등은 환자에 따라 적당히 기록한다.
④ 위법 행위이기 때문에 기록하지 않도록 한다.
⑤ 간호조무사는 위약의 형태, 색, 크기와 맛이 다른 것으로 준비해야 한다.

해설 위약 사용 시 지켜야 할 사항
- 기대하는 약물의 효과를 알려준다.
- 환자가 위약임을 모르도록 한다.
- 시간, 용량, 반응을 정확히 기록한다.
- 특별한 이유에서 위약을 사용하는 경우 위약의 형태, 색, 크기와 맛이 같은 것으로 통일하도록 해야 한다.

Answer 21 ③ 22 ② 23 ②

24 평활근 이완과 관상동맥 확장에 효과가 있으며 혀밑 점막으로 투여하는 약품은?

① 모르핀
② 아스피린
③ 엠피실린
④ 페니실린
⑤ 니트로글리세린

해설 니트로글리세린

- 평활근 이완과 관상동맥 확장에 효과가 있는 약물이다.
- 협심증의 예방이나 완화를 위해 투여한다.
- 설하(혀밑)으로 투여한다.
- 속효성으로 투여 1분만에 작용하게 된다.

25 탄수화물의 최종 분해산물은?

① 포도당
② 펩신
③ 지방산
④ 맥아당
⑤ 아미노산

해설 탄수화물의 최종 분해산물은 포도당으로, 탄수화물은 흡수율이 높고, 섭취하여 이용될 때까지 시간이 짧아 매우 효율적인 에너지원이다.

26 수술 후 상처치유가 지연된다면 어떤 영양소가 부족한 것인가?

① 수분
② 단백질
③ 무기질
④ 지방
⑤ 탄수화물

해설 수술 후 상처회복에 도움이 되는 영양소는 단백질과 비타민 C이다.

27 영구치의 형성 시기는?

① 태생 10주
② 태생 20주
③ 태생 30주
④ 출생 10주
⑤ 출생 30주

해설 유치는 태생 후 7~8주부터 영구치는 태생 후 5개월경(20주)부터 형성된다.

Answer 24 ⑤ 25 ① 26 ② 27 ②

28 **인체의 뼈의 변형과 성장 장애를 일으키는 구루병을 예방할 수 있는 방법 중 가장 적절한 것은?**

① 일광욕 ② 야채의 섭취
③ 충분한 수분의 섭취 ④ 비타민 D의 섭취
⑤ 우유나 계란의 섭취

해설 비타민 D는 피부에 존재하는 콜레스테롤이 자외선을 받아 생성되기 때문에 햇빛을 충분히 쬐는 것이 가장 손쉽고 적절한 방법이다.

29 **지방 성분을 소화시키는 효소는?**

① 담즙, 트립신 ② 담즙, 리파아제
③ 염산, 펩신 ④ 아밀라아제, 트립신
⑤ 펩신, 에렙신

해설 담즙은 지방을 지방유화로 변화시키고 리파아제는 지방을 지방산과 글리세롤로 분해시킨다.

30 **동양의학의 특징으로 옳지 않은 것은?**

① 생명 현상을 정신면과 육체면을 동시에 고찰하되 정신적 영향에 치중한다.
② 인간을 대자연에서 파생된 소우주로 관찰한다.
③ 인체에 나타나는 생리 현상이나 병적 변화 현상도 대자연의 운행 과정에서 생긴 것이다.
④ 인체의 생리나 병변 현상을 전체적이며 종합적으로 관찰한다.
⑤ 인체는 상호 연관적 · 유기적 기능을 가진 개별체로 생각한다.

해설 동양의학의 특징 중 하나는 인체는 상호 연관적 · 유기적 기능을 가진 통일체로 생각한다.

31 **담즙에 대한 설명으로 옳은 것은?**

① 담낭에서 생성되며 지방을 소화한다.
② 간에서 생성되며 지방을 소화한다.

Answer 28 ① 29 ② 30 ⑤ 31 ②

③ 담낭에서 생성되어 십이지장으로 배설한다.

④ 담즙은 소화효소를 가지고 있다.

⑤ 담즙은 단백질을 소화하는 기능을 가지고 있다.

해설 담즙

- 간에서 생성되며 담즙산과 담즙색소, 콜레스테롤이 주 성분이다.
- 담낭에 저장된 후 필요에 따라 총담관에서 십이지장으로 하루 500~800cc 정도 배출된다.
- 지방의 소화와 흡수를 촉진하고 지용성 비타민과 철분, 칼슘의 흡수를 촉진한다.

32 인체 내부의 내장을 통틀어 이르는 오장육부 중 오장에 속하는 것은?

① 위　② 대장

③ 담　④ 심

⑤ 삼초

해설 심은 피를 만들고 신이 깃들어 있으며 정신 사유 활동을 주관하고 모든 장부의 생리활동 기능과 연관된다.

33 저혈압 환자에게 투여하는 노르에피네프린은 어떤 목적으로 투여되는가?

① 지지제　② 완화제

③ 치료제　④ 강장제

⑤ 대용제

해설 지지제란 다른 치료를 하기 전 신체 반응이 회복되기까지 신체 기능을 지지해 주는 목적으로 사용한다.

34 약물 투여 직후에 가쁜 호흡, 천명음, 저혈압, 빈맥의 심각한 증상이 나타났다면 약물의 어떤 효과를 말하는가?

① 독작용　② 길항작용

③ 아나필락틱 작용　④ 내성작용

⑤ 부작용

해설 약물 투여 후 즉각적으로 나타나는 알레르기 반응을 아나필락틱 반응이라고 하며 증상으로는 가쁜 호흡, 천명음, 저혈압, 빈맥 등의 증상이 나타나며 치료하지 않을 경우 생명에 위협을 가한다.

Answer 32 ④　33 ①　34 ③

35 길항작용의 의미는?

① 두 가지 이상의 약물을 병용하여 얻은 효과가 개개의 약물 작용의 합보다 클 경우를 말한다.

② 약물을 계속 복용할 경우 같은 치료 효과를 얻기 위해 사용량을 증가시켜야 하는 현상을 의미한다.

③ 두 가지 이상의 약물을 병용할 때 각 약물의 작용이 감약, 상쇄됨을 말한다.

④ 약물이 가지고 있는 필요치 않는 작용을 의미한다.

⑤ 두 가지 이상의 약물을 병용하여 얻은 효과가 개개의 약물이 나타내는 작용의 합에 해당함을 말한다.

해설 길항작용이란 두 가지 이상의 약물을 병용할 때 약물의 작용이 감소 또는 상쇄되는 것을 말한다.

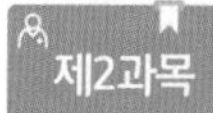

제2과목 보건간호학 개요

Nurse Assistant

36 보건간호학의 근본 목적으로 옳은 것은?

① 집단 간호
② 문화적 수준의 향상
③ 질병의 예방
④ 평등사회의 구현
⑤ 보건사회체계의 마련

해설 보건간호의 근본 목적은 질병의 예방, 건강 생활습관의 실천력을 기르며 생활수준을 향상시키는 데 있다.

37 보건교육의 정의로 옳은 것은?

① 보건에 대한 정보나 지식을 전달하는 것이다.

② 지역사회가 질병을 예방하기 위해 사용되는 모든 방법이다.

③ 보건지식의 전달로 잘못된 습관을 고치는 것이다.

④ 얻은 지식을 그대로 실천에 옮기는 것이다.

⑤ 보건지식을 전달하여 태도의 변화를 가져오고 건강생활을 실천하는 것을 말한다.

Answer 35 ③ 36 ③ 37 ⑤

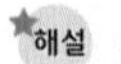

보건교육

- 단순히 지식을 전달하거나 가지고 있는 데 그치는 것이 아니다.
- 건강을 자기 스스로 지켜야 한다는 태도를 가지고 건강에 올바른 행동을 일상생활에서 습관화하도록 돕는 교육과정이다.

38 **고등학생을 대상으로 금연교육을 실시한 결과 대상자에게 꼭 확인해야 할 사항으로 옳은 것은?**

① 학습태도의 변화
② 체중의 변화
③ 소변 검사
④ 행동의 변화
⑤ 교우와의 관계

해설 청소년을 대상으로 금연교육을 실시한 결과 일주일이 지나면 금단증상 대처법에 대해 교육을 실시하고 금연교육이 모두 끝나면 대상자의 목표달성인 행동변화 여부를 확인하도록 한다.

39 **보건교육 시 학습자의 요인 중 학습자의 흥미를 유발하고 태도와 행동을 효과적으로 변화시키는 데 영향을 주는 요인은?**

① 학습의 경험
② 학습의 내용
③ 학습의 수준
④ 학습의 동기
⑤ 학습의 환경

해설 학습자의 흥미를 유발하고 태도와 행동을 효과적으로 변화시키는 데 영향을 주는 요인이 학습자의 동기이다.

40 **보건교육의 일반적 내용 중 옳은 것은?**

① 지역사회 간호업무 중 보건교육은 세부적이다.
② 보건교육 중 학교보건은 단기적인 행동변화에 중요하다.
③ 보건교육의 대상은 개인이다.
④ 보건교육 계획 시 전문가와 함께 계획한다.
⑤ 학교 보건교육은 가장 능률적이며 효과적이다.

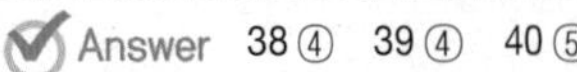

Answer 38 ④ 39 ④ 40 ⑤

해설 보건교육의 일반적 내용
- 지역사회 간호업무 중 보건교육은 가장 포괄적이다.
- 보건교육 중 학교보건은 장기적인 행동변화에 중요하며, 가장 능률적이며 효과적이다.
- 보건교육의 대상은 지역사회 주민 전체이다.
- 보건교육 시 가장 중요한 것은 대상자와 함께 계획하는 것이다.

41 지역사회에서 보건교육의 중요성에 대한 설명으로 가장 적절한 것은?

① 주민들의 이익에 기여하기 때문이다.
② 주민의 치료에 도움이 되기 때문이다.
③ 보건교육을 통해 지식이 전달이 되므로 중요하다.
④ 보건사업의 홍보효과로 중요하다.
⑤ 주민 스스로 건강관리 능력을 기르기 위한 사업방법으로 중요하다.

해설 보건교육이란 단순히 지식을 전달하거나 가지고 있는 것으로 그치는 것이 아니라 건강을 자기 스스로 지켜야 한다는 태도를 가지고 스스로 건강관리 능력을 기르기 위한 사업방법으로 중요하다.

42 효과적인 보건교육을 위해서 유의해야 할 사항은?

① 지역사회 보건과 병행해서 교육시키도록 한다.
② 학습목표의 난이도를 높인다.
③ 교육자의 입장을 중심으로 한다.
④ 목표를 광범위하게 잡는다.
⑤ 전문적인 용어를 많이 사용한다.

해설 효과적인 보건교육 방법
- 욕구를 불러일으키고 동기부여를 제공한다.
- 배운 결과가 유익하다는 신념을 갖도록 한다.
- 실천을 하도록 한다.
- 주위를 집중시키고 흥미를 갖게 한다.
- 지역사회 보건과 병행해서 교육시키도록 한다.

Answer 41 ⑤ 42 ①

43 보건교육 시 가장 먼저 실시해야 하는 것은?

① 교육의 목표 설정
② 설문지 조사
③ 주민의 요구 파악
④ 교육평가 기준의 설정
⑤ 기준 및 지침의 확인

해설 보건교육 시 대상 지역사회나 주민에 대한 예비조사를 시행하여 주민의 희망사항이 무엇인지에 대한 파악이 중요하다.

44 음주, 흡연, 약물 중독에 대해 교육을 할 경우 가장 신경써서 교육해야 할 연령층은?

① 유아
② 어린이
③ 청소년
④ 사회인
⑤ 노년층

해설 학생 및 청소년의 건강문제와 관련된 보건교육 프로그램인 흡연, 음주, 약물예방, 성교육, 비만관리 등을 단계별로 개발하여 특별수업 형태로 직접 참여하여 교육해야 한다.

45 보건교육 시 학습자들의 이해 정도와 참여 정도의 파악 및 학습자들의 수업 능력, 태도 변화 정도, 학습방법 등을 확인함으로써 학습 곤란의 교정이나 개선을 위한 것을 목적으로 하는 평가는?

① 형성평가
② 절대평가
③ 진단평가
④ 종합평가
⑤ 총괄평가

해설 형성평가는 보건교육 시 학습자들의 이해 정도와 참여의 정도 파악 및 학습자들의 수업 능력, 태도 변화 정도, 학습방법 등을 확인함으로써 학습 곤란의 교정, 학습행동 강화, 교육자의 학습지도 방법과 교육과정 개선인 피드백을 위한 것을 목적으로 한다.

46 다음 중 건강상태 지표에 포함되는 것은?

① 의료보험 급여, 주택 환경
② 영아사망률, 의료보장률
③ 식량 유용성, 국민소득
④ 평균수명, 모성사망률
⑤ 출생률, 유병률

Answer 43 ③ 44 ③ 45 ① 46 ④

해설 건강상태지표(세계보건기구)
- 영아사망률, 유아사망률
- 평균수명, 모성사망률
- 사인별 사망률, 발생률, 유병률

47 **상담자가 담배가 해롭다는 것을 인정하지만 당장 금연을 하고자 하는 것이 아니라면 금연 프로그램 단계 중 어디에 속하는가?**

① 계획이전단계
② 계획단계
③ 준비단계
④ 행동단계
⑤ 유지단계

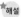 해설 보건소 금연 프로그램의 단계
- **계획이전단계** : 아직 담배를 끊고 싶다는 생각이 전혀 없는 상태
- **계획단계** : 담배가 해롭다는 것을 인정하고 당장 금연을 하고자 하는 것은 아닌 단계
- **준비단계** : 금연을 준비하는 단계
- **행동단계** : 금연으로 몰입하는 과정으로 금연을 시작한 지 1개월 이내인 상태
- **유지단계** : 적어도 1개월 이상 금연을 지속하고 있는 단계

48 **면접 시의 바람직한 태도록 옳은 것은?**

① 주의 깊게 청취하도록 한다.
② 질문은 일체 삼가한다.
③ 질문에 대한 대답의 암시를 알려준다.
④ 잘못된 생각은 비판적으로 평가한다.
⑤ 현재 문제 외의 다양한 내용을 다루도록 한다.

해설 면접자의 태도
- 잘 청취한다.
- 피면담자의 신뢰를 얻어야 한다.
- 비밀이 보장된다는 점을 인식시킨다.
- 화제에서 이탈하지 않는다.
- 기분이 좋고 안정된 분위기를 조성한다.
- 솔직해야 한다.

 Answer 47 ② 48 ①

49 분만 후 2달 된 임부들에게 신생아 목욕법을 실시할 경우 이들에 대한 교육평가 방법으로 옳은 것은?

① 면접법 ② 관찰법
③ 설문지법 ④ 질문지법
⑤ 자가보고서법

해설 당뇨병 환자 대상의 인슐린 자가주사 교육 시행 후 기술평가 혹은 임부들에게 신생아 목욕법 실시 후 평가방법은 관찰법이 적절하다.

50 보건교육 실시 과정 중 대상자의 흥미를 유도하며 학습동기를 높여주고 중심적인 교육단계에 들어가기 전에 대상자들과 관계 형성을 하는 단계는?

① 도입 ② 전개
③ 유지 ④ 종결
⑤ 평가

해설 도입단계
- 중심적인 교육단계에 들어가기 전에 대상자들과 관계 형성을 하고 주위를 집중시킨다.
- 학습동기를 높여주어 대상자들이 본격적인 교육을 받는 전개 단계로 이행될 수 있도록 하는 단계이다.

제3과목 공중보건학 개론

Nurse Assistant

51 다음 중 공중보건학의 정의로 옳은 것은?

① 질병의 예방을 위한 것이다.
② 지역사회의 적정 기능 수준의 향상에 기여하는 것이다.
③ 지역사회 주민의 건강을 향상하기 위함이다.
④ 위생적인 보건활동으로 지역주민의 수명을 연장시키는 것이다.
⑤ 조직적인 공동의 노력으로 질병의 예방, 수명의 연장, 건강증진을 위한 것이다.

해설 공중보건학의 정의
- 윈슬로우의 정의가 대표적이다.
- 조직적인 지역사회의 노력을 통해 질병을 예방하고 수명을 연장시킨다.
- 신체적 · 정신적 효율을 증진시키는 기술이며 과학이다.

Answer 49 ② 50 ① 51 ⑤

52 공중보건학의 분야 중 환경보건 분야에 해당되는 것은?

① 역학 ② 감염병 관리
③ 산업보건 ④ 인구보건
⑤ 국민건강보험제도

해설 환경보건 분야에는 환경위생, 식품위생, 환경보건과 환경오염, 산업보건 등이 있다.

53 식품위생을 위하여 HACCP을 실시하는 이유가 아닌 것은?

① 식품의 안정성을 높이려고
② 식품의 과학적 위생관리 때문에
③ 식품의 위해요소 규명을 위해
④ 식품의 영양학적 향상 제고를 위해
⑤ 식품이 오염되는 것을 방지하기 위해

해설 **HACCP(식품위해요소 중점관리기준)의 실시 이유** : 식품의 원료관리, 제조, 가공, 조리 및 유통의 모든 과정에서 위해한 물질이 식품에 혼입되거나 식품이 오염되는 것을 방지하기 위하여 가가 과정을 중점적으로 관리하는 기준을 말한다. 즉 식품의 안전성을 높이고 과학적 위생관리를 실시하고 위해요소 규명을 위해 실시한다.

위해요소중점관리기준 대상 식품(식품위생법 시행규칙 제62조)
1. 어육가공품 중 어묵 · 어육소시지
2. 냉동수산식품 중 어류 · 연체류 · 조미가공품
3. 냉동식품 중 피자류 · 만두류 · 면류
4. 과자류 중 과자 · 캔디류 · 빙과류
5. 음료류
6. 레토르트식품
7. 김치류 중 배추김치
8. 빵 또는 떡류 중 빵류 · 떡류
9. 코코아가공품 또는 초콜릿류 중 초콜릿류
10. 면류 중 국수 · 유탕면류
11. 특수용도식품
12. 즉석섭취 · 편의식품류 중 즉석섭취식품
12의2. 즉석섭취 · 편의식품류의 즉석조리식품 중 순대
13. 식품제조 · 가공업의 영업소 중 전년도 총 매출액이 100억원 이상인 영업소에서 제조 · 가공하는 식품

Answer 52 ③ 53 ④

54 활성오니법과 살수여과법의 설명으로 틀린 것은?

① 활성오니법은 대규모이고 정화율이 낮다.

② 살수여과법은 겨울철에 동결문제가 있다.

③ 활성오니법은 호기성균으로 하여금 하수 중에 있는 분해성 유기물을 분해하도록 하는 정수방법이다.

④ 살수여과법은 미생물의 탈락으로 처리수가 악화되는 수가 있다.

⑤ 살수여과법은 한랭시 지붕이 필요하다.

해설 활성오니법과 살수여상법의 비교

구분	장점	단점
활성오니법	• 호기성균이 많은 활성 슬러지를 하수의 20~30% 정도 넣고, 산소를 공급해줌으로써 호기성균으로 하여금 하수 중에 있는 분해성 유기물을 분해하도록 하는 정수방법이다. • 면적이 소규모이고 정화율이 높으며, 유기성 폐수나 분뇨처리에 적합하다.	• 동력 소비가 크다. • 슬러지의 양이 많다. • 유지비가 많이 든다. • 온도에 의한 영향이 크다. • 슬러지 반송이 필요하다. • 숙련된 운전이 필요하다. • 부하변동에 민감하다. • 중금속 및 화학 처리가 곤란하다. • Bulking이 일어난다.
살수여상법 (살수여과법)	• 영국에서 처음 개발되었으며 폐수를 미생물막으로 덮은 자갈이나 석쇄, 기타 매개충 등을 여재 위에 뿌려서 미생물막과 폐수 중 유기물을 접촉시켜 분해시키는 방법이다. • 비교적 큰 쇄석이나 돌을 겹쳐서 여상으로 하고 하수를 뿌려 산소와 접촉하도록 하여 여과시키는 정수방법이다. • 수질이나 수량 변화에 민감하지 않다. • 안정된 처리수 배출에 용이하다.	• 여상의 폐색이 잘 일어난다. • 겨울철에 동결 문제가 있다. • 활성슬러지법에 비해 효율이 낮다. • 미생물의 탈락으로 처리수가 악화되는 수가 있다. • 냄새가 발생하기 쉽다. • 체류시간이 짧아 적정 처리가 어렵다. • 처리 정도를 결정하기가 어렵다. • 악취로 인한 파리 및 모기가 발생한다. • 높은 수압이 필요하다. • 생물막이 탈락한다. • 한랭 시 지붕이 필요하다. • 하수의 균등 살포가 어렵다.

55 평균수명에서 질병이나 부상으로 인하여 활동하지 못한 기간을 뺀 기간은?

① 생애수명 ② 건강수명

③ 생존수명 ④ 인체수명

⑤ 기대수명

해설 건강수명이란 출생 후 건강한 상태로 살아가게 될 것으로 기대되는 연수를 말한다. 즉, 평균수명에서 질병이나 부상으로 인하여 활동하지 못한 기간을 뺀 기간을 의미하는 것이다.

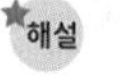 Answer 54 ① 55 ②

56 **질병예방과 건강증진의 차이점에 대한 설명 중 옳지 않은 것은?**

① 질병예방은 건강증진에 비해 건강 악화를 막으려는 긍정적 측면의 건강 개념이다.
② 건강증진은 인구 집단 전체의 건강에 초점을 둔다.
③ 건강증진은 건강수준을 더욱 향상시키려는 노력이며 긍정적 측면의 개념이다.
④ 질병예방은 위험집단을 주 대상으로 한 가지 질병 혹은 병리학적 병변 예방을 목표로 한다.
⑤ 건강증진은 보건교육을 포함한다.

해설 질병예방은 건강증진에 비해 건강 악화를 막으려는 부정적 측면의 건강 개념이다.

57 **교통사고로 발목 부상을 당한 기씨에게 목발 사용 시 넘어질 것에 대한 공포심이 있다고 불안하다고 호소하고 있다. 이러한 기씨의 욕구는 매슬로우의 어떤 욕구에 해당하는가?**

① 생리적인 욕구 ② 안전의 욕구
③ 소속의 욕구 ④ 자아존중의 욕구
⑤ 자아실현의 욕구

해설 안전의 욕구는 불안과 공포로부터 벗어난 안전성을 의미한다. 위의 환자는 불안과 공포로부터 벗어나기 위한 안전의 욕구를 원하고 있다.

58 **질병을 일으키는 3대 요인으로 옳은 것은?**

① 병원체, 숙주, 환자 ② 병원체, 숙주, 환경
③ 병원체, 영양, 매개체 ④ 병원체, 기온, 환자
⑤ 병원체, 숙주, 매개체

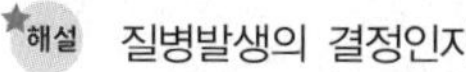

해설 질병발생의 결정인자
- **병원체 요인** : 온도, 습도, 기압, 화학성 물질, 중금속, 바이러스에서 절지동물에 이르는 생물, 심리적 요인, 영양소 등
- **환경요인** : 매개곤충, 매개동물, 지형, 기후, 상하수도, 생활습관, 작업, 경제 상태 등
- **숙주요인** : 유전적 소인이나 성격, 면역, 사회계급, 연령, 성, 인종 등

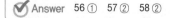

Answer 56 ① 57 ② 58 ②

59 **병원체가 숙주에 침입하여 알맞은 기관에 자리 잡고 증식하는 능력을 무엇이라고 하는가?**

① 독력 ② 병원력
③ 증식력 ④ 면역력
⑤ 감염력

해설 감염력이란 병원체가 숙주에 침입하여 알맞은 기관에 자리 잡고 증식하는 능력이다.

60 **건강증진을 위한 지역사회 간호사업 중 제1차적 예방으로 옳은 것은?**

① 조기치료, 사회복귀 훈련
② 당뇨병 식이요법, 불구 예방
③ 재활서비스, 신체 기능의 회복
④ 산전간호, 금연과 절주, 비만과 예방
⑤ 신체 부위의 기능 회복을 위한 물리치료

해설 1차적 예방 활동에는 예방접종, 산전간호, 건강 유지, 질병예방, 건강증진, 보건교육, 환경위생 개선, 개인청결 유지 등이 있다.

61 **50대 남자가 과다한 음주로 인해 기억력 장애 및 손 떨림 등 일상생활에 장애를 보이고 있을 경우 조기발견하여 치료를 받도록 한다면 질병의 예방 단계 중 어느 단계에 속하는가?**

① 1차 예방 ② 2차 예방
③ 3차 예방 ④ 재활
⑤ 정신시설에 감금

해설 질병의 예방단계 중 2차적 예방
- 질병의 초기 즉, 조기 질환기에 있는 사람들을 가능한 한 빨리 찾아내어 적절한 치료를 받도록 함으로써 질병을 조기에 차당하여 원래의 건강상태를 되찾도록 하는 조치이다.
- 건강점진이나 집단검진을 통한 질병의 조기발견
- 흉부 엑스레이를 통한 결핵의 조기발견
- 당뇨병 환자의 철저한 식이요법

Answer 59 ⑤ 60 ④ 61 ②

62 **기침이나 재채기를 통한 비말감염 질환끼리 묶인 것은?**

① 임질, 말라리아, 홍역, 파상풍
② 디프테리아, 소아마비, 홍역, 인플루엔자
③ 뇌염, 말라리아, 디프테리아, B형간염
④ 장티푸스, 소아마비, 뇌염, 발진열
⑤ 말라리아, 장티푸스, 임질, 유행성 이하선염

해설 비말전파 감염병은 환자나 보균자로부터 기침이나 재채기, 대화 등을 통해 나온 균이 비말의 형태로 감수성 있는 숙주의 호흡기를 통해 전파되는 감염병을 말한다. 예를 들면 풍진, 뇌수막염, 결핵, 디프테리아, 홍역, 소아마비, 성홍열, 유행성 이하선염, 수두, 인플루엔자 등이 있다.

63 **신종플루의 차단을 위해 병원의 출입구의 손잡이와 병상 침대의 손잡이를 소독하였다. 이는 어떤 감염 경로를 차단한 것인가?**

① 저장소, 전파방법
② 침입구, 개체의 감수성
③ 침입구, 전파방법
④ 저장소, 탈출구
⑤ 탈출구, 전파방법

해설 출입구의 손잡이나 쇼핑카트의 손잡이, 병상 침대의 손잡이 등을 통한 전파방법은 비활성 물체를 통한 간접적 접촉이다. 미생물의 성장과 증식이 일어나는 곳이 저장소이며 유기체가 저장소에서 멀어지는 경로를 탈출구라고 한다.

64 **다음 중 감염력의 정의로 옳은 것은?**

① 병원력과 같은 의미이다.
② 한센병의 감염력은 매우 높다.
③ 상대적 민감도는 발병자 수/전 감염자 수로 표시한다.
④ 병원체가 감염된 숙주에게 현성 질병을 일으키는 능력이다.
⑤ 질병의 위중도와 관련된 개념으로 환자 중 영구적 후유증이나 사망비율로 표현한다.

해설 감염력
- 병원체가 숙주에 침입하여 알맞은 기관에 자리 잡고 증식하는 능력이다.
- 감염력은 병원체의 양, 숙주의 상태, 감염 경로 등에 따라 달라진다.
- 천연두, 수두, 홍역, 폴리오 등은 감염력이 매우 높은 반면, 한센병은 아주 낮다.

Answer 62 ② 63 ① 64 ④

65 **갓 태어난 신생아에게 간염 백신 1차를 접종하였다. 이때 생기는 면역은?**

① 인공수동면역
② 자연수동면역
③ 인공능동면역
④ 자연능동면역
⑤ 선천적 면역

해설 인공능동면역은 인공적으로 항원을 투여해서 면역체를 얻는 방법으로 영구히 지속되는 효과가 있으며 항원으로 백신과 톡소이드가 있다.

66 **후궁반장, 아관긴급, 조소가 대표적인 3대 증상으로 조용하고 어두운 병실에서 치료해야 하는 질환은?**

① 홍역
② 풍진
③ 말라리아
④ 장티푸스
⑤ 파상풍

해설 파상풍의 임상 증상

- 처음에 입 주위 근육의 수축으로 인한 개구 불능이 나타나며 경직에 따른 통증을 동반한다.
- 복부강직, 후궁반장 및 호흡 근육 경직에 의한 호흡 곤란 등이 나타난다.
- 파상풍의 3대 증상인 아관긴급, 후궁반장, 조소가 나타난다.
- 파상풍 환자의 경련 시 제일 먼저 압설자를 적용해야 한다.

67 **초등학생 4학년이 투베르쿨린 반응 검사에서 양성자 판명이 나왔을 경우 그 다음 처리로 옳은 것은?**

① 투약
② 다시 투베르쿨린 test
③ 객담검사
④ BCG 접종
⑤ 흉부 X-선 촬영

해설 투베르쿨린 반응이 양성으로 나왔을 경우 결핵균에 노출된 경향이 있는 것으로 보고 X-선 촬영을 해야 한다. 만약 음성으로 나왔을 경우에는 BCG 접종을 해야 한다.

Answer 65 ③ 66 ⑤ 67 ⑤

68 **임신 20주 후 혈류를 통해 태반에 전파되며 점막을 통해 감염되어 유산이나 사산을 초래하는 질병은?**

① 당뇨
② 매독
③ 결핵
④ 신장병
⑤ 임질

해설 매독은 태반을 통해 태아에게 전파되므로 태반 형성기 이전에 산모가 치료를 해야 한다.

69 **상수처리 시 정수장의 주간검사 항목이 아닌 것은?**

① 유리잔류 염소
② 암모니아성 질소
③ 질산성 질소
④ 과망간산칼륨 소비량
⑤ 일반세균

해설 상수처리 시 정수장의 주간검사 항목에는 암모니아성 질소, 질산성 질소, 과망간산칼륨 소비량, 일반세균, 대장균군이 포함된다.

70 **우리나라 대기오염 물질로 일정량 이상이 되면 주의보와 경보가 발령되는 물질은?**

① SO_2
② CO_2
③ NO_2
④ O_3
⑤ CH_4

해설 **오존 경보제** : 대기 중 오존의 농도가 일정기준 이상 높게 나타났을 때 경보를 발령함으로써 지역거주 주민들의 건강과 생활환경상의 피해를 최소화하기 위해 실시되는 제도로 주의보, 경보, 중대경보 3단계로 발령된다.

구분	발령기준	해제기준	주민행동요령
주의보	기상조건 등을 검토하여 해당 지역의 대기자동측정소 오존농도가 0.12ppm 이상일 때	주위보가 발령된 지역의 기상조건 등을 검토하여 대기자동측정소의 오존농도가 0.12ppm 미만일 때	주민의 실외활동 및 자동차 사용의 자제요청
경보	기상조건 등을 검토하여 해당 지역의 대기자동측정소 오존농도가 0.3ppm 이상 농도일 때	정보가 발령된 지역의 기상조건 등을 검토하여 대기자동측정소의 오존농도가 0.12ppm 이상 0.3ppm 미만일 때에는 주의보로 전환	주민의 실외활동 제한 요청, 자동차 사용의 제한명령 및 사업장의 연료사용량 감축권고 등
중대경보	기상조건 등을 검토하여 해당 지역의 대기자동측정소 오존농도가 0.5ppm 이상일 때	중대경보가 발령된 지역의 기상조건 등을 검토하여 대기자동측정소의 오존농도가 0.3ppm 이상 0.5ppm 미만일 때에는 경보로 전환	주민의 실외활동 금지 요청, 자동차의 통행금지 및 사업장의 조업시간 단축명령 등

[비고] 오존농도는 1시간 평균농도를 기준으로 하며 해당 지역의 대기자동측정소 오존농도가 1개소라도 경보단계별 발령기준을 초과하면 해당 경보를 발령한다.

Answer 68 ② 69 ① 70 ④

71 **심한 출혈 시 가장 먼저 해야 할 처치로 옳은 것은?**

① 상처 부위를 직접 압박한다.
② 지압봉으로 지혈한다.
③ 환부를 심장보다 높게 상승시킨다.
④ 지혈대 사용을 1시간 이상한다.
⑤ 의료진이 오기 전까지만 지혈을 한다.

해설 출혈이 심한 응급처치는 즉시 출혈을 막고 부상자가 안정되도록 눕힌다. 다른 대출혈이 있을 경우 우선 상처를 직접 압박한다.

72 **출혈이 심하지 않은 상처에서 특히 주의해야 할 사항으로 옳은 것은?**

① 호흡곤란
② 의식상실
③ 감염방지
④ 심정지
⑤ 쇼크

해설 출혈이 심하지 않은 상처에서는 특히 세균 침입으로 오는 감염을 방지해야 한다. 상처는 손이나 깨끗하지 못한 헝겊으로 함부로 건드리지 말고 소독거즈를 상처에 대고 붕대로 맨다.

73 **의식이 없는 환자의 발견 시 가장 먼저 실시하는 응급처치로 옳은 것은?**

① 혈압을 측정한다.
② 신분을 확인한다.
③ 호흡을 확인한다.
④ 맥박을 확인한다.
⑤ 청색증 유무를 확인한다.

해설 의식이 없는 환자는 기도의 유지를 위하여 반복와위나 측위 또는 앙와위를 취한 후 고개를 옆으로 돌려 놓으며 호흡 유지가 되는지 확인해야 한다.

Answer 71 ① 72 ③ 73 ③

74 **혐기성 클로스트리듐 테타니 감염에 의해 발생하는 파상풍과 관련이 깊은 상처로 옳은 것은?**

① 열상 ② 자상
③ 좌상 ④ 관통상
⑤ 절상

해설 자상은 깊고 좁은 상처이기 때문에 파상풍의 감염률이 가장 높은 편이다.

75 **뱀에 물린 경우 체내 순환이 덜 되게 하려면 가장 적절한 처치방법은?**

① 물을 마시게 한다.
② 온습포를 상처에 적용한다.
③ 환부를 심장보다 높게 한다.
④ 환부를 중심으로 몸의 모든 순환을 차단시킨다.
⑤ 환부를 심장보다 낮게 하고 가만히 누워 있게·한다.

해설 뱀에 의한 교상 시 응급처치

- 입으로 독을 빨아내지 않도록 주의한다.
- 뱀에 물린 지 15분 이내에 상처를 입으로 빨아내게 되면 독의 30% 정도가 제거되지만 입안에 상처가 있는 경우에는 오히려 독이 구조하는 사람에게 퍼져 위험할 수 있다.
- 몸을 움직이면 독이 빨리 퍼지므로 되도록 움직이지 않게 하고 물린 부위를 심장보다 아래쪽으로 위치시키고 물린 부위를 부목으로 고정시킨 다음 병원으로 이송한다.
- 독이 전신에 퍼지는 것을 예방하기 위해 가능한 물을 금하도록 한다.
- 통증을 완화시키고 독이 퍼지는 것을 지연시키기 위해 얼음을 수건에 싸서 냉찜질을 하게 한다.

76 **산에서 벌초를 하다가 벌에 쏘여 발적, 동통, 부종으로 호소하는 환자에게 적절한 간호 중재법은?**

① 알레르기 반응이 일어나는 지 확인한다.
② 침을 발라 알칼리성으로 중화시킨다.
③ 핀셋을 이용하여 즉시 벌침을 제거한다.
④ 쏘인 곳 위를 묶어서 혈류를 차단시킨다.
⑤ 물주머니를 이용하여 따뜻하게 해준다.

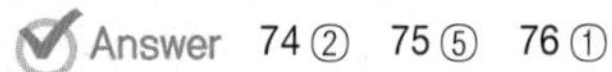
Answer 74 ② 75 ⑤ 76 ①

해설 벌에게 쏘인 경우의 응급처치

- 알레르기 반응의 징후가 보이면 적어도 30분 동안은 부상자를 자세하게 관찰한다.
- 병원으로 빨리 이송시킨다.
- 피부에 침이 박혀 있을 경우 핀셋을 이용하지 않고 카드 등을 이용하여 즉시 제거하도록 한다.
- 베이킹 파우더나 암모니아를 반죽해 부위에 붙이면 독을 중화시킬 수 있다.
- 물린 부위에 냉찜질을 하여 독이 퍼지는 것을 감소시킨다.

77 무균 거즈를 다룰 때 주의사항으로 옳지 않은 것은?

① 조명을 밝게 한다.

② 미리 포장을 풀어 사용하기 편리하게 한다.

③ 무균적 거즈를 다룰 때에는 말하지 않는다.

④ 사용 직전에 소독된 겸자로 꺼내 사용한다.

⑤ 거즈를 펴 놓은 위로 손 등이 지나가지 않도록 한다.

해설 외과적 소독 물품을 다룰 때의 유의사항

- 조명을 밝게 한다.
- 소독 물품을 미리 풀어 놓아야 할 경우에는 멸균포로 덮어 놓는다.
- 무균적 거즈를 펴 놓은 위로 손이 지나가지 않도록 한다.
- 멸균 유효 날짜 소독 후 2주가 경과된 거즈는 다시 멸균해야 하며 사용 직전에 꺼낸다.
- 멸균 용품을 다룰 때에는 말하거나 웃지 않아야 한다.
- 무균적 거즈는 소독 겸자로 꺼내 사용하고 거즈통은 사용 후 바로 닫는다.
- 멸균 물품의 소독 날짜가 최근인 것은 뒤로 배치하여 놓는다.

78 격리병동 병실 관리에 대한 설명으로 옳은 것은?

① 감염병 환자가 사용하던 매트리스는 폐기물 처리하고 버린다.

② 감염병 환자의 이동에는 모두 제한이 없다.

③ 감염병 환자의 사망 후 병실과 침구 등을 소독제로 소독해야 한다.

④ 개인소지품과 귀중품은 도난 방지를 위해 간호사실에 보관한다.

⑤ 감염병 환자의 방에 들어갈 때는 장갑은 착용하되 마스크는 쓰지 않아도 된다.

해설 격리병동 병실 관리

- 격리 환자용 방과 모든 가구도 다른 환자의 방과 같은 방법으로 청소하고 소독한다.
- 오염균의 종류와 양이 많을 경우 청소원은 개인 보호구를 착용하여 특별히 주의해야 한다.
- 감염병 환자가 사망한 후에는 병실과 침구 등을 철저히 소독해야 한다.

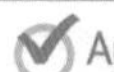 Answer 77 ② 78 ③

79 **교차감염을 예방하기 위해 손을 씻어야 하는 경우 옳지 않은 설명은?**

① 근무 시작 전후
② 환자와 직접 접촉 전후
③ 멸균 물품을 다룬 후
④ 가운이나 마스크를 착용하기 전후
⑤ 환자의 붕대나 대소변기 등을 만진 후

해설 교차감염을 예방하기 위해 손을 씻어야 할 경우
- 처치나 투약 전
- 환자와 직접 접촉한 후
- 가운 및 마스크 사용 전후
- 근무 시작 전후
- 환자의 붕대나 대소변을 만지고 난 후

80 **요추천자 환자에게 취해 주어야 할 자세로 옳은 것은?**

① 다리를 올려 준다.
② 옆으로 눕게 한다.
③ 머리를 30도 올려준다.
④ 엎드리게 한다.
⑤ 머리와 다리가 수평이 되도록 앙와위를 취해 준다.

해설 요추천자 시 주의사항
- 척수액을 다량 제거 시 쇼크 증상이 나타날 수 있다.
- 환자의 척수액 유출을 막기 위해 머리와 다리가 수평이 되도록 앙와위를 취하게 해준다.

81 **환자가 검사실에 가고 잠깐 동안 방을 비울 경우 침대를 어떻게 정리해야 하는가?**

① 골절침상 ② 개방침상
③ 사용 중 침상 ④ 사용 후 침상
⑤ 수술 환자 침상

해설 개방침상은 흔히 보게 되는 것으로 환자가 입원하는 동안 사용 중인 침상을 말한다. 침상의 홑이불이 더러워지거나 X-선 촬영이나 검사실에 가고 잠깐 방을 비울 때 침대를 정리하여 준비해 놓기 위함이다.

Answer 79 ③ 80 ⑤ 81 ②

82 침상 목욕 시 씻는 순서로 옳은 것은?

① 얼굴 - 목 - 양팔 - 가슴 - 복부 - 다리 - 등 - 음부
② 얼굴 - 목 - 가슴 - 복부 - 다리 - 양팔 - 등 - 음부
③ 얼굴 - 목 - 가슴 - 복부 - 양팔 - 다리 - 등 - 음부
④ 얼굴 - 목 - 가슴 - 복부 - 양팔 - 등 - 음부 - 다리
⑤ 얼굴 - 목 - 가슴 - 양팔 - 등 - 복부 - 다리 - 음부

해설 침상목욕의 순서 : 눈 안쪽 – 눈 바깥쪽 – 코 – 볼 – 입 – 이마 – 턱 – 귀 – 목 – 손, 팔 – 가슴 – 복부 – 발 · 다리 – 등 – 음부 – 손톱 · 발톱 손질

83 침상 목욕 중 배꼽을 중심으로 시계 방향으로 닦아 주는 이유는?

① 복식 호흡을 돕기 위함이다.
② 체온을 따뜻하게 전달하기 위함이다.
③ 수면에 도움을 주기 위함이다.
④ 안위를 주기 위함이다.
⑤ 장 운동을 활발하게 하기 위하여 배변에 도움을 주기 위함이다.

해설 침상 목욕 중 배꼽을 중심으로 시계 방향으로 닦아 주는 이유는 장 운동을 활발하게 하여 배변에 도움이 될 수 있도록 하기 위함이다.

84 자연분만을 한 임부의 회음부 절개 상처 간호를 위해 좌욕을 실시할 경우 주의해야 할 점은?

① 좌욕은 하루 1회만 하면 된다.
② 사생활 보호를 위해 혼자 있도록 한다.
③ 1회 하는 동안 1시간씩 한다.
④ 약간 차갑게 해야 한다.
⑤ 쪼그려 앉지 말고 그대로 걸터 앉아야 피가 아래로 몰리는 것을 막는다.

해설 좌욕 시 주의사항

- 보호자가 같이 있도록 하는 것이 좋다.
- 좌욕은 1회 5~10분 정도가 적당하고 하루 3~4회씩 꾸준히 하도록 한다.
- 좌욕을 하는 동안 대상자의 허약감과 피로감을 관찰해야 한다.
- 약 40~43℃가 적당하다.

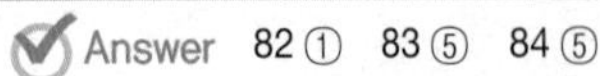

Answer 82 ① 83 ⑤ 84 ⑤

85 **등 마사지를 금지해야 하는 경우는?**

① 백내장 환자
② 늑골 골절 환자
③ 간염 환자
④ 당뇨 환자
⑤ 장기 입원 환자

해설 등 마사지를 금지하는 경우
- 늑골 골절 환자, 화농성 피부염 환자, 심근경색증 환자, 고혈압 환자
- 혈전성 정맥염으로 색전의 위험이 있을 경우
- 골수염 환자나 심하게 허약한 사람일 경우
- 급성 전염성 질환이나 전염 가능성이 있는 피부 조직일 경우
- 염증이나 악성세포가 주위 조직으로 퍼질 염려가 있을 때

86 **구강 간호에 대한 설명으로 옳은 것은?**

① 백태가 끼여 있다면 부드러운 솔로 닦아 준다.
② 알코올로 구강간호를 한다.
③ 거즈를 물에 적셔 입술을 닦아 준다.
④ 잇몸이 상한 경우 칫솔로 닦아 준다.
⑤ 이동 겸자 사용 시는 치아에 직접 닿게 한다.

해설 구강간호 시 유의사항
- 입가의 물기를 닦고 구강 점막이 마르지 않도록 입술에 글리세린이나 바셀린 크림, 미네랄 오일을 발라 주거나 거즈에 물을 적셔 입술에 대어준다.
- 잇몸이 상했을 때는 칫솔 대신 면봉이나 압설자로 준비한 구강 간호 약에 적셔 치아의 안팎, 혀와 잇몸, 볼 안쪽을 닦아 준다.
- 이동 겸자 사용 시 환자 치아에 직접 닿지 않도록 한다.

87 **의치를 보관할 경우 물에 담거나 의치 세정제에 담가 보관하는 가장 큰 이유는?**

① 소독을 하기 위해
② 냄새를 제거하기 위해
③ 색상의 변화를 막기 위해
④ 의치의 변형을 막기 위해
⑤ 분실을 예방하기 위해

해설 의치를 보관할 때에는 변형 예방을 위해 의치가 청결할 수 있도록 깨끗한 컵에 미온수를 부어 축축한 상태로 뚜껑을 덮어 보관해야 한다.

Answer 85 ② 86 ③ 87 ④

88 침대 높이와 이동용 변기 높이를 같도록 하는 이유는?

① 낙상 방지
② 배변의 촉진
③ 감염의 방지
④ 사생활 보호
⑤ 장운동의 증가를 위해

해설 이동 변기 사용 시 낙상 방지를 위해 침대 높이와 이동 변기 높이를 같게 해준다.

89 임신 30주 된 임부가 가슴이 쓰리고 타는 것 같다고 호소하고 있을 때 적절한 간호중재는?

① 침대에서 휴식을 취하게 한다.
② 무릎을 반듯하게 펴고 누우라고 한다.
③ 허리가 조이지 않는 옷을 입도록 한다.
④ 고지방 식이와 고탄수화물 식이를 준다.
⑤ 가능한 한 음식을 많이 먹도록 한다.

해설 가슴앓이(상복부의 타는 듯한 증상)의 간호중재
- 상체를 반듯하게 하고 무릎을 구부리게 한다.
- 허리가 조이지 않는 옷을 입도록 한다.
- 우유를 조금씩 먹게 한다.
- 가스형성 식이 또는 지방성 식이는 피한다.
- 식사를 조금씩 자주하게 한다.

90 감염성 있는 간염 환자(A형)를 간호할 때 주의사항으로 옳은 것은?

① 수분 섭취를 감소한다.
② 고단백, 고지방 식이를 준다.
③ 사용한 주삿바늘은 재사용한다.
④ 철저하게 격리한다.
⑤ 식기를 구별하고 음식을 같이 먹지 않도록 한다.

해설 감염성 간염환자의 간호중재법
- 오염된 물이나 음식으로 감염되므로 식기를 구별하고 음식을 같이 먹지 않는다.
- 사용한 주삿바늘은 즉시 폐기시킨다.
- 수분 섭취를 권장한다.
- 고단백, 고탄수화물, 저염, 저지방 식이를 주되 암모니아 수치가 상승되면 저단백 식이를 제공해야 한다.

Answer 88 ① 89 ③ 90 ⑤

91 **월경이 두 달 동안 멈추고 우측 하복부에 갑작스러운 통증과 질 출혈을 동반한 30세 환자가 응급실을 내원하였다. 어떤 질환을 의심할 수 있는가?**

① 절박유산
② 전치태반
③ 자궁외 임신
④ 조기파수
⑤ 자궁경관무력증

해설 자궁외 임신의 증상
- 갑작스런 날카로운 복통, 견갑통, 저혈압, 빈맥, 창백함, 빈혈, 골반의 압통
- 무월경, 양이 적고 흑갈색의 비정상적인 출혈
- 배꼽 주위가 청색으로 변함
- 심한 출혈로 인한 쇼크

92 **경련 환자의 올바른 간호중재법은?**

① 경련 전의 반응을 계속 관찰한다.
② 구강으로 약물을 투여한다.
③ 혀가 뒤로 넘어가지 않도록 엎드리게 한다.
④ 혀를 물지 않도록 치열 사이에 압설자를 물려 준다.
⑤ 환자의 사지에 억제대를 대주어 외상을 입지 않도록 한다.

해설 경련 환자의 간호중재
- 환자가 혀를 물지 않도록 구강 내에 압설자나 깨끗한 수건을 삽입한다.
- 정신질환, 간질, 열성경련은 경련의 위험이 있다는 것을 인지한다.

93 **연하곤란이 있는 뇌졸중 환자에게 올 수 있는 합병증으로 옳은 것은?**

① 실어증
② 뇌부종
③ 혈전 형성
④ 운동 실조증
⑤ 흡인성 폐렴

해설 흡인성 폐렴은 수분이나 음식물 등이 기도 내에 들어가서 발생하는 폐질환으로 연하곤란이 있는 환자에게 쉽게 올 수 있으므로 주의해야 한다.

Answer 91 ③ 92 ④ 93 ⑤

94 자간증 임부가 경련을 일으킬 때 적절한 간호중재는?

① 혀를 깨무는 것을 방지한다.
② 찬물 찜질을 해준다.
③ 머리를 받쳐준다.
④ 환자를 건드리거나 만지지 않는다.
⑤ 환자를 똑바로 눕힌다.

해설 자간증 임부의 경련 시 간호
- 환자를 좌측위로 눕혀 분비물 흡입과 혀 깨무는 것을 방지한다.
- 침대의 난간을 올리고 억제대는 사용을 금한다.
- 산소를 공급하고 요배설량을 시간당 측정한다.
- 폐수종 유무를 사정한다.

95 수혈 대상자에게 반드시 수혈 전 실시해야 하는 검사는?

① 혈액형 검사, 교차실험
② 매독반응 검사, 혈액형 검사
③ 간기능 검사, 교차실험
④ 전혈구 검사, 교차실험
⑤ 에이즈 검사, 교차실험

해설 수혈 시 급성 용혈을 방지하기 위해서는 수혈 전 교차실험과 혈액형 검사를 실시해야 한다.

96 양성 전립선 비대증 환자에게 수술 후 방광세척 시 사용하는 용액은?

① 멸균 증류수
② 생리식염수
③ 포도당 용액
④ 하트만 용액
⑤ 멸균된 물

해설 물은 전해질의 결핍이나 수분 중독증을 유발할 가능성이 크기 때문에 0.9% 생리식염수를 사용한다.

97 경막하 출혈로 두개 수술을 받은 환자의 머리 부분을 올리는 이유는?

① 의식장애 예방
② 분비물의 배설 촉진
③ 호흡기능 유지
④ 뇌압 상승 예방
⑤ 경부 근육 긴장 완화

해설 두개 수술 후 특별한 증상이 없는 한 머리를 30도 정도 높여 주어 뇌압 상승을 예방한다.

Answer 94 ① 95 ① 96 ② 97 ④

98 인공수유 관리 방법으로 옳은 것은?

① 트림은 우유 먹기 전 후에 시켜준다.

② 남은 우유는 냉장고에 보관하였다가 다시 먹인다.

③ 우유병을 거꾸로 들었을 때 방울이 1~2cm 간격으로 똑똑 떨어지는 정도가 적합하다.

④ 우유의 적합한 온도는 손목 안쪽에 떨어뜨려 따뜻한 정도이다.

⑤ 우유병은 1일 1회 소독하는 것이 적당하다.

해설 인공우유 수유 시 우유를 먹인 후에 트림을 시키고 남은 우유는 버려야 한다. 또한 우유의 젖꼭지 구멍은 적당하게 뚫어야 하며 너무 많은 양이 나오지 않도록 해야 한다. 우유병은 매회 소독해야 한다.

99 수혈중인 환자를 주의 깊게 관찰해야 할 반응은?

① 체온 하강

② 혈압 하강

③ 호흡 곤란

④ 맥박수 감소

⑤ 객담의 형성

해설 수혈 중 이상 반응
- 용혈 반응, 알레르기 반응
- 공기색전증, 오한, 호흡곤란, 두드러기, 두통, 혈뇨
- 요의 감소, 발열, 혈압 하강, 맥박 증가

100 급성 통증이 나타났을 때의 반응으로 옳은 것은?

① 근육의 이완

② 호흡수의 증가, 집중력의 증가

③ 맥박의 저하, 신음소리

④ 맥박 상승, 발한, 동공 확대

⑤ 혈압 상승, 동공 축소, 근육 강직

해설 급성 통증은 교감신경계를 자극하여 혈압이 상승되거나 혹은 저하, 맥박의 상승, 호흡수 증가, 발한, 동공 확대, 창백함, 불안정, 집중력 저하, 두려움 등의 증상이 나타난다.

Answer 98 ④ 99 ③ 100 ④

제6회 실전평가문제

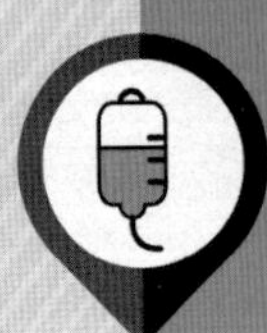

제6회 실전평가문제

제1과목 기초간호학 개요

01 간호사가 전 시간을 대상으로 전체 간호에 대한 책임을 지는 간호 전달방법은?

① 팀 간호방법
② 전담 간호방법
③ 기능적 간호방법
④ 사례관리방법
⑤ 독자적 간호방법

해설 전담 간호방법은 전담 간호사가 전 시간들 대상자의 전체 간호에 대한 책임을 지는 간호전달 방법으로써 24시간 간호를 통해 입원 환자를 도와주고 전인간호가 수행되도록 하는 간호전달 체계이다.

02 간호조무사가 급한 일로 직장을 그만 둘 때 지켜야 할 사항으로 옳은 것은?

① 미리 통보하고 그만둔다.
② 후임자가 정해진 다음에 떠난다.
③ 인수인계는 필요 없다.
④ 언제든지 그만둘 수 있다.
⑤ 갈 곳을 마련해 놓고 사의를 표한다.

해설 간호조무사는 환자 간호에 중요한 인력이기 때문에 인력 수급은 빠른 시일 내에 해결되지 않는다. 그러면 환자 간호 및 치료에 많은 영향을 줄 수 있으므로 적어도 한달 전 사직 의사를 알려서 후임이 정해진 다음 떠나야 한다.

03 오늘날 전인간호가 요구되는 이유와 거리가 먼 것은?

① 질병의 치료에 중점을 두기 때문에
② 육체적 간호 요구의 충족을 위해

Answer 01 ② 02 ② 03 ①

③ 전 인격적 간호 요구의 충족을 위해
④ 정신, 심리, 정서 및 영적 간호 요구의 충족을 위해
⑤ 교육적 간호 요구의 충족을 위해

해설 현대간호의 경향은 질병의 치료 중심이 아닌 환자 중심인 전인간호이다.

04 여성의 생식기 종류와 기능에 관한 설명으로 옳은 것은?

① 질 - 호르몬의 분비
② 난관 - 수정란 운반
③ 소음순 - 수정 착상 장소
④ 난소 - 수정란 착상 장소
⑤ 자궁 - 수정란의 이동 장소

해설 여성 생식기와 기능
- **질** : 분만의 산도
- **난관** : 수정란의 운반, 수정이 되는 곳, 난자가 지나가는 통로
- **난소** : 호르몬의 분비
- **자궁** : 수정란의 착상, 산도

05 임신 중 발생할 경우 즉시 병원으로 가야 하는 증상은?

① 시력장애, 요통
② 질 출혈, 계속적인 구통과 두통
③ 얼굴의 부종, 정맥류
④ 질 출혈, 요통
⑤ 오한과 열, 요통

해설 임신 중에 관찰해야 할 응급상황
- 질 출혈, 복통, 얼굴 및 손가락의 부종
- 침침한 시야
- 오한과 열
- 심하고 계속적인 두통
- 지속적인 구토
- 갑자기 흘러나오는 질 분비물

06 자궁경부암을 조기 진단하는 방법은?

① 소변 검사
② 쿰스 검사
③ HCG 검사
④ 파파니콜라우 도말검사
⑤ 루빈 검사

Answer 04 ② 05 ② 06 ④

해설 파파니콜라우 검사(PaP smear 검사)

- 자궁경관세포의 도말검사
- 자궁경부암 진단을 위한 생식기 검진
- 소변을 보도록 하여 방광을 비워 두도록 한 뒤 검사 전 적어도 12시간은 질 세척을 하지 않도록 교육한다.

07 임신 6주가 된 초임부가 입덧이 심하게 나타날 경우 완화시키는 적절한 방법은?

① 아침에 일어나자마자 이온음료수를 마시게 한다.

② 아침식사 전 크래커나 비스킷을 먹는다.

③ 탄수화물 섭취를 금한다.

④ 우유를 마시게 한다.

⑤ 진정제를 복용하게 한다.

해설 입덧이 심한 임산부의 간호중재

- 탄수화물이 많이 함유된 음식을 섭취하게 하고 소량으로 자주 먹도록 한다.
- 비스킷, 크래커 등을 약간 섭취하도록 한다.
- 과식은 금한다.

08 임신 말기가 지속될수록 혈관 속 압력이 높아져 하지 정맥류가 발생할 위험이 높다. 이때의 옳은 간호중재법은?

① 정맥류 부위에 냉찜질을 하게 한다.

② 발에 꼭 맞는 신발을 신게 한다.

③ 탄력 양말을 신게 한다.

④ 탄수화물을 많이 섭취하도록 한다.

⑤ 다리를 심장보다 낮추고 쉬도록 한다.

해설 임신 말기 시 정맥류의 간호중재법

- 취침 시 다리를 올리게 한다.
- 낮에 일할 때 신축성이 있는 탄력 양말이나 붕대를 사용한다.
- 몸을 조이는 의복을 피하며 가볍게 걷는 운동을 한다.
- 다리를 꼬는 자세는 피하고 규칙적인 운동과 따뜻한 물로 좌욕을 한다.
- 장시간 오래 서 있는 것을 삼가하고 굽이 낮은 신발을 신도록 한다.

Answer 07 ② 08 ③

09 임신 중기에 요통이 심해질 경우 통증 경감을 위해 산부에게 교육해야 할 내용은?

① 다리를 땅에 닿지 않게 한다.
② 등을 구부리도록 한다.
③ 휠체어를 자주 이용하도록 한다.
④ 등받이가 있는 의자에 앉아서 휴식을 취하도록 한다.
⑤ 장시간 서 있을 경우 한쪽 다리를 발판 위에 올려 놓는다.

해설 임신 중 요통 완화법
- 골반흔들기 운동, 고양이 운동을 한다.
- 뜨거운 물 찜질 등 마사지를 한다.
- 장시간 서 있을 경우 한쪽 다리를 발판 위에 올려 놓는다.
- 좋은 자세를 유지하고 굽이 낮은 신발을 착용한다.

10 정상분만에서 가장 흔히 볼 수 있는 임신 중 태아의 위치는?

① 둔위 ② 두정위
③ 안면위 ④ 족위
⑤ 횡위

해설 두정위는 분만에서 가장 흔히 볼 수 있는 체위이다.

11 질식분만한 산모에게 적절한 회음절개 간호법은?

① 좌욕을 실시하도록 한다.
② 통증이 있을 때마다 진통제를 투여한다.
③ 부종이 있을 경우 이뇨제를 투여한다.
④ 절대 안정을 취하게 한다.
⑤ 절개 부위에 바세린을 발라준다.

해설 질식분만한 산모에게 좌욕을 실시하여 부종과 염증을 줄여 주도록 한다.

Answer 09 ⑤ 10 ② 11 ①

12 다음 중 분만의 전구 증상으로 옳은 것은?

① 체중증가, 빈뇨, 어지러움
② 양막파열, 자궁경부의 개대, 출혈
③ 체중 증가, 빈뇨, 어지러움
④ 이슬, 하강감, 양막파열, 가진통
⑤ 진통, 태동감 증가, 두통

해설 분만의 전구 증상
태아 하강감, 태동의 감소, 가진통, 빈뇨, 이슬, 체중 감소, 양막의 파열, 자궁경부의 거상

13 자연분만 운동으로 인해 늘어난 질을 임신 전 상태로 돌아가게 하기 위한 적절한 운동법은?

① 좌측위를 들어준다.
② 둔부 들어올리기 운동을 한다.
③ 슬흉위를 하도록 한다.
④ 케겔운동을 교육시킨다.
⑤ 수중에어로빅을 교육시킨다.

해설 케겔운동
- 요실금 치료 및 예방 목적으로도 사용된다.
- 평소 약해진 질 근육을 탄력있고 튼튼하게 해주고 또한 지속적인 운동을 통해 질 근육을 강화시킨다.
- 질 주위에 혈액의 흐름을 잘 통하게 하여 건강한 세포의 재생에 큰 역할을 하고 있다.
- 산후에 직경이 늘어난 질을 임신 전 상태로 돌아가게 하기 위한 운동이 바로 케겔운동이다.

14 태어나서 출생 시 3배가 되는 때는?

① 3개월
② 6개월
③ 8개월
④ 10개월
⑤ 12개월

해설 태어나서 출생 시 3배가 되는 때는 12개월이다.

15 신생아 간호 시 특히 유의해야 할 점은?

① 영양 공급
② 위생상태
③ 실내 온도
④ 호흡 유지
⑤ 감염관리

해설 신생아 간호 시 특히 호흡 유지에 가장 유의해야 한다.

Answer 12 ④ 13 ④ 14 ⑤ 15 ④

16 태변을 다 본 신생아는 이행변으로 보는데 나타나는 시기는?

① 생후 12시간
② 생후 24시간
③ 생후 2~3일
④ 생후 4~14일
⑤ 생후 1~2개월

해설 태변을 다 본 신생아는 생후 4~14일 사이에 비교적 묽고 점액을 포함하는 녹황색 변을 보는데 이것을 이행변이라고 한다.

17 호흡곤란 징후가 있는 신생아에 해당되지 않는 것은?

① 20대 산모에게서 출생한 신생아
② 양수과다증 산모에게서 출생한 신생아
③ 제왕절개분만으로 출생한 신생아
④ 태반이 착색되어 출생한 신생아
⑤ 40대 산모에게서 출생한 신생아

해설 40대가 넘어가면 고위험 출산대상이기 때문에 신생아의 추후 관리가 필수적이다.

18 인공 영양아에게 일찍부터 첨가해주어야 할 비타민은?

① 비타민 A
② 비타민 C
③ 비타민 D
④ 비타민 B
⑤ 비타민 complex

해설 모유 영양아에게는 비타민 C, D를 인공 영양아에게는 비타민 C를 초기부터 수유시킨다.

19 인공수유를 위한 교육 내용으로 옳은 것은?

① 아이가 잘 빨 수 있도록 젖꼭지 구멍을 크게 한다.
② 공기가 들어가지 않도록 젖병을 비스듬히 기울여 먹인다.
③ 수유 중 우유가 남은 경우 한 시간 후에 다시 먹인다.
④ 트림을 반드시 시킬 필요까지 없다.
⑤ 침대에 눕힌 상태에서 수유한다.

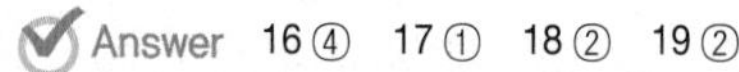
Answer 16 ④ 17 ① 18 ② 19 ②

해설 수유방법

- 수유 전 반드시 손을 씻고 조제유의 종류와 양이 정확한 지 관찰한다.
- 물은 100℃ 이상으로 끓인 후 50~60℃ 정도로 식힌 다음 분유를 탄다.
- 우유병과 젖꼭지는 매회 소독한 것으로 사용하며 젖꼭지의 구멍은 적당하게 뚫어서 너무 많은 양이 한꺼번에 나오지 않도록 한다.
- 수유 시에는 젖꼭지를 잘 기울여서 공기가 들어가지 않도록 주의한다.
- 수유량, 역류 여부 및 양, 수유시간, 수유 양상을 관찰하고 기록한다.
- 남은 우유는 버린다.

20 불결한 환경에서 태어난 신생아에게 발생할 수 있는 질환은?

① 파상풍
② 폐렴, 기관지염증
③ 설사 및 구토
④ 언어장애
⑤ 인플루엔자

해설 불결한 환경에서 태어났을 경우 가장 많이 발생하는 질환이 파상풍으로 외상 및 제대에 의해 감염된다.

21 신생아적아구증으로 태어난 신생아에게 교환수혈을 하고자 할 때 사용하는 혈관으로 옳은 것은?

① 제대정맥
② 요골정맥
③ 관상정맥
④ 상박동맥
⑤ 경정맥

해설 신생아적아구증 환아의 교환수혈 시에는 제대정맥을 사용하여 수혈한다.

22 정상적인 18개월 여아가 할 수 있는 행동은?

① 자전거를 탄다.
② 계단을 오른다.
③ 장난감을 끌고 다닌다.
④ 원을 그린다.
⑤ 뒤로 걷는다.

해설 정상적인 18개월 여아가 할 수 있는 행동으로 장난감 등을 끌고 다닐 수가 있다.

Answer 20 ① 21 ① 22 ③

23 신생아나 영아가 갑자기 딸꾹질을 할 경우 옳은 간호중재법은?

① 우유를 억지로 조금씩 마시게 한다.

② 차가운 얼음물을 한 번에 마시게 한다.

③ 강한 자극을 주어 울리게 한다.

④ 깜짝 놀라게 한다.

⑤ 따뜻한 보리차 물을 조금씩 마시게 한다.

해설 딸꾹질을 할 때는 따뜻한 보리차 물을 조금씩 주어 멈추게 하는 것이 적절하다.

24 산모에게 아기의 예방접종을 설명할 때 옳은 것은?

① 접종 전날 목욕시키지 말라고 한다.

② 접종 당일은 목욕시키지 말아야 한다.

③ 귀가 후 고열이 있을 경우 정상적인 반응이므로 지켜본다.

④ 열이 있다 하더라도 반드시 접종일자를 지키도록 한다.

⑤ 주로 오후에 접종하도록 한다.

해설 예방접종 전후의 유의사항
- 접종 전날 목욕을 시키고 접종 당일은 목욕시키지 않는다.
- 접종 부위는 청결하게 한다.
- 주로 오전에 접종하도록 하여 귀가 후 적어도 3시간 이상 관찰해야 한다.
- 접종 후 최소 3일은 주의 깊은 관심을 갖고 심하게 보채고 울거나 구토, 고열 증상이 나타날 때는 즉시 응급실로 가야 한다.
- 접종 당일 열이 있을 경우 되도록 접종을 피해야 한다.

25 생후 6개월 된 영아에게 실시되었어야 할 예방접종은?

① 소아마비, 일본뇌염, 수두, 홍역

② 파상풍, 장티푸스, 일본뇌염, 홍역

③ 인플루엔자, A형간염, 세균성 이질

④ BCG, 백일해, B형간염, 디프테리아

⑤ 홍역, 디프테리아, 장티푸스

해설 생후 6개월 된 영아에게 실시되었어야 할 예방접종
- 파상풍, 폴리오, B형 헤모필러스, 인플루엔자
- 폐렴구균, BCG, 백일해, B형간염, 디프테리아

Answer 23 ⑤ 24 ② 25 ④

26 **췌장에서 분비되는 것으로 단백질을 아미노산으로 전환하는 소화효소는?**

① 트립신
② 리파아제
③ 아밀라아제
④ 비타민
⑤ 미네랄

해설 췌장에서 분비되어 단백질을 아미노산으로 전환시키는 작용을 하는 소화효소는 리파아제이다.

27 **노인의 수면양상 변화에 때한 설명으로 옳은 것은?**

① 숙면이 어렵다.
② NREM 수면이 증가한다.
③ REM 수면이 증가한다.
④ 낮 수면이 감소한다.
⑤ 한번 잠들면 깨어나기 어렵다.

해설 노인의 수면 변화

- 숙면이 어렵다.
- NREM 수면이 감소한다.
- REM 수면이 감소한다.
- 낮 수면이 증가한다.
- 깊은 잠을 자지 못한다,

28 **노화에 따른 심리적 · 사회적 변화로 옳은 것은?**

① 소외감의 증가
② 우울증의 감소
③ 조심성의 감소
④ 외향성 및 능동성 증가
⑤ 가족과 친구들과의 원활한 관계 증가

해설 노화에 따른 심리적 · 사회적 변화

- 사회적으로 정년퇴직이나 전직 등으로 사회 전체가 일에 대한 의욕을 앗아가 버리거나 해보려는 기분을 없앤다고 생각한다.
- 할 일이 없어져서 소외감이 증가되고 교우관계를 축소시키는 계기가 된다.
- 소외감이 증가하고 우울감이 증가하며 조심성이 증가하게 된다.

Answer 26 ② 27 ① 28 ①

29 **노인이 되면 변비 횟수가 증가한다. 이유는?**

① 근육긴장도의 증가
② 규칙적인 운동
③ 수분 섭취의 증가
④ 장 운동의 증가
⑤ 섬유질과 수분 섭취의 제한

해설 노인은 불충분한 섬유소와 수분의 섭취, 운동 부족, 약물의 복용으로 변비를 일으키게 된다.

30 **소장이나 대장의 운동을 촉진하여 장 내용물을 배설시키는 약물로 옳은 것은?**

① 소화제
② 지사제
③ 진정제
④ 제산제
⑤ 하제

해설 하제란 소장이나 대장의 운동을 촉진해 장 내용물을 배설시키나 임신 말기 임신부는 금하는 약물이다.

31 **약물의 용량 중 인체 내에서 약효를 나타내는 최소의 양은?**

① 최소 유효량
② 상용량
③ 치사량
④ 한량
⑤ 중독량

해설 ① **최소 유효량** : 인체 내에서 약효를 나타내는 최소의 양
② **상용량** : 가장 보편적으로 치료에 필요한 용량
③ **치사량** : 죽음에 이르는 양으로 동물실험에서는 50%가 치사량
④ **한량** : 인체에 아무 작용도 미치지 않는 최대량
⑤ **중독량** : 최대 유효량 이상의 양으로 투여하여 인체에 중독을 일으키는 양

32 **30대 초반 직장 여성이 다이어트를 하려고 한다. 다이어트 조절 시 조절해야 할 식이는?**

① 단백질, 비타민
② 지방, 단백질
③ 단백질, 수분
④ 지방, 탄수화물
⑤ 지방, 무기질

해설 지방과 탄수화물을 제한해야 하며 비만증 환자는 심장병, 동맥경화증의 주요 원인이 될 수 있다.

Answer 29 ⑤ 30 ⑤ 31 ① 32 ④

33 **수술 부위에 충전물을 고착시킬 때 진료에 방해가 되는 것을 타액을 배제하기 위해 사용되는 러버댐 방습법의 기본 업무에 대한 설명으로 옳은 것은?**

① 연조직을 강화시킨다.
② 눈의 피로를 방지한다.
③ 원추형의 치아에 장착하기 쉽다.
④ 구강호흡 환자에 유리하다.
⑤ 치아의 통증을 완화시킨다.

해설 러버댐 방습법의 장점

- 눈의 피로를 방지할 수 있다.
- 진료 부분을 건조하고 청결하게 유지한다.
- 사고가 나도 환자에게 상해를 주지 않는다.
- 치과의사의 능력을 향상시킨다.
- 수분으로 인한 오염을 방지한다.
- 시술 부위를 정확히 확인할 수 있게 도와준다.
- 치료 부분 및 그 주위 조직을 상해로부터 보호한다.

34 **치과의 교정기구나 치경 등의 유리제품 소독에 가장 많이 활용되는 소독방법은?**

① 불꽃 소독법
② 비드 소독법
③ 고압증기 멸균법
④ 건열 멸균법
⑤ 습열 멸균법

해설 고압증기 멸균법

- 고압의 증기를 이용하여 살아 있는 모든 것을 멸균시킨다.
- 보통 135℃ 정도의 온도에서 3~5분 정도하거나 121℃에서 20분 정도한다.
- 치과의 교정기구인 치경이나 유리제품 등의 소독에 가장 많이 이용되는 멸균법이다.

35 **기초대사율 측정을 위해 간호조무사가 해야 할 간호중재는?**

① 검사 전날 저녁에 맑은 국물만 준다.
② 검사 시행날 가벼운 운동을 시킨다.
③ 검사 당일 가벼운 안정제를 준다.
④ 검사 당일 가벼운 식사를 제공한다.
⑤ 검사 전날 저녁에 잠을 잘 수 있도록 조용한 환경을 제공한다.

해설 기초대사율이란 일정하게 체온을 유지하는 일, 심장박동과 호흡운동, 신장의 혈액 여과 운동, 모든 세포나 조직에서의 대사 회전 등 생체가 생존하기 위해 기본적으로 필요한 내부의 활동을 의미한다. 기초대사량을 측정하기 위해서는 잠을 잘 수 있도록 조용한 환경을 제공한다. 또한 소화작용이 전혀 진행되고 있지 않은 조기 공복 시에 측정해야 한다.

Answer 33 ② 34 ③ 35 ⑤

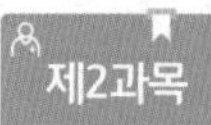

제2과목 보건간호학 개요

Nurse Assistant

36 **40대 남성이 금연을 시작한 지 일주일이 지났다. 이러한 사람들을 대상으로 실시해야 하는 교육내용은?**

① 금단증상 대처법
② 영상자료를 통한 폐암 사진
③ 담배가격의 인상
④ 담배가격의 경제성 교육하기
⑤ 금연에 성공한 실제 예 들기

해설 금연교육을 실시한 지 일주일이 경과되면 금단 증상 대처법에 대해 교육을 실시한다.

37 **과체중이나 비만인 8세 초등학생에게 보건영양 교육 시 누구와 함께 교육을 시켜야 그 효과성이 높게 나타날 수 있는가?**

① 친구
② 학부모
③ 형제자매
④ 선생님
⑤ 학교 보건선생님

해설 가정 내에서 이루어지는 영양교육은 학부모와 함께 교육시키는 것이 효과가 높다. 이유는 가정 내 영양교육이 중요한 영향을 미치기 때문이다.

38 **고등학생 2학년을 대상으로 금연교육을 실시하고자 할 때 학습과정의 도입 단계에서 일차적으로 초점을 맞추어야 하는 부분은?**

① 금연 성공 사례를 제시한다.
② 흡연에 대한 해로움에 교육한다.
③ 흡연에 대한 태도를 변화시킨다.
④ 흡연의 위험성을 강조하는 포스터를 보여준다.
⑤ 흡연과 폐암 이환율에 대한 통계와 도표를 보여준다.

해설 학습과정의 도입 단계에서는 퀴즈 등을 통한 대상자와의 상호작용을 촉진시키거나 사진, 그림 및 비디오 등을 동원한다.

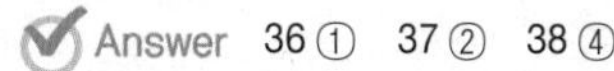
Answer 36 ① 37 ② 38 ④

39 면접 시 효과적인 대화법은?

① 전문가적인 어휘를 쓴다.

② 대상자의 이야기를 듣는 것보다 말을 많이 한다.

③ 칭찬을 무조건 많이 해 준다.

④ 질문에 따라서는 길고 자세하게 대답해 주는 것이 적절하다.

⑤ 대상자가 주제에서 이탈할 때는 이끌어 준다.

해설 면접과 상담 시 효과적인 대화방법

- 대상자가 주제에서 이탈할 때는 주위를 이끌어 준다.
- 대상자의 수준에 맞는 어휘를 쓴다.
- 대상자의 이야기를 충분하게 들어준다.
- 불필요하게 칭찬하는 것은 피한다.
- 길고 자세하게 답변해 주는 것은 적절하지 못하다.

40 일정한 목표 도달에 적합한 몇 명의 전문가를 선정하여 10~15분 동안 발표하게 한 후 사회자의 진행에 따라 공개토론하는 왕래식 교육방법은?

① 세미나　　② 강의

③ 그룹토의　　④ 심포지엄

⑤ 패널토의

심포지엄

- 동일한 주제에 대해 전문가 2~5명이 자신의 의견을 발표한 후 사회자의 진행에 따라 청중과 공개토론하는 형식으로 발표자, 사회자, 청중 모두가 전문가로 구성된 보건교육방법이다.
- 전문가의 발표가 끝난 후 사회자의 진행에 따라 변화있게 공개토론하는 왕래식 교육방법이다.

41 초등학생을 대상으로 손 씻기 교육을 하려고 한다. 가장 효과적인 교육방법은?

① 강의　　② 전시

③ 토론　　④ 견학

⑤ 시범

해설 시범이란 이론적인 설명만으로 교육이 부족한 경우 실물이나 실제 장면을 만들어 지도하는 교육방법으로, 실무에 적용이 가능하며 현실적으로 교육내용을 실천 가능하게 하는 효과적인 방법이다.

Answer 39 ⑤ 40 ④ 41 ⑤

42 역할극의 장점으로 옳지 않은 것은?

① 역할을 분담하여 실제 연극으로 해 보이므로 실제 활용에 가능한 기술 습득이 용이하다.

② 자신들이 직접 참여함으로써 흥미와 동기 유발이 용이하다.

③ 역할극을 시행하는 인물이나 주위 환경이 사실과 거리감이 있을 때 활용한다.

④ 실제의 상황을 연출함으로써 현장견학과 동일한 효과를 얻는다.

⑤ 문제해결에 대한 교육 대상자들의 이해 능력이 개발된다.

해설 역할극은 교육 대상자들이 직접 실제 상황 중의 인물로 등장하여 건강문제나 어떤 상황을 분석하고 해결방안을 모색하면서 이를 통해서 학습 목표에 도달하는 방법으로, 역할극을 시행하는 인물이나 주위 환경이 사실과 거의 같을 경우 활용된다.

43 세계보건기구인 WHO의 주요 기능으로 옳지 않은 것은?

① 국제적인 보건사업의 조정 및 지휘

② 회원국에 대한 기술지원 및 자료의 제공

③ 의료수가에 대한 경제협의

④ 유행병, 풍토병, 기타 질병의 근절을 위한 노력

⑤ 식품, 약품, 생물학적 제재에 대한 국제적인 표준 설정 등

해설 세계보건기구인 WHO의 주요 기능

- 회원국에 대한 의약품 공급
- 보건분야 연구의 수행 및 증진
- 국제적인 보건사업의 조정 및 지휘
- 회원국에 대한 기술지원 및 자료의 제공
- 유엔의 요청 시 보건 서비스 강화를 위한 지원
- 유엔의 요청 시 특정 집단에 대한 보건 서비스와 시설의 계층 및 지원
- 유행병, 풍토병, 기타 질병의 근절을 위한 노력
- 각종 국제 보건문제에 대한 협의, 규제 및 권고안 제안
- 보건분야 연구의 수행 및 증진
- 보건의료 및 전문가 교육, 훈련 기준 개발
- 식품, 약물, 생물학적 제재에 대한 국제적인 표준 설정 등

Answer 42 ③ 43 ③

44 **국가별 보건지표 및 지역사회의 건강 상태나 모자보건사업 수준을 평가할 때 가장 많이 이용되는 지표는?**

① 조출생률 ② 조사망률
③ 영아사망률 ④ 모아비
⑤ 면역률

해설 영아사망률은 1세 미만의 인구를 정확히 파악하는 것이 어렵기 때문에 연간 출생아 수 1,000명당 생후 1세 미만 사망아 수의 비율로 나타내며, 국가별 보건지표 및 지역사회의 건강상태나 모자보건사업 수준을 평가할 때 가장 많이 사용된다.

45 **우리나라 사회보장제도 중에서 사회보험 방식이 아닌 것은?**

① 건강보험 ② 연금보험
③ 산재보험 ④ 장기요양보험
⑤ 의료급여

해설 사회보험이란 사회적인 조치로서 비영리적리며 강제성을 띠는 것으로 건강보험, 연금보험, 산재보험, 고용보험 등이 있으며 의료급여는 공공부조에 속한다.

46 **우리나라의 건강보험에서 보험급여의 형태에 속하지 않는 것은?**

① 요양급여 ② 건강검진
③ 출산비 ④ 간병비
⑤ 장애인보장구급여비

해설 우리나라 보험급여의 형태
- 요양급여
- 건강검진
- 요양비(만성신부전증환자의 복막 관류액 및 자동복막투석 소모성 재료 구입비)
- 출산비, 장애인보장구급여비

Answer 44 ③ 45 ⑤ 46 ④

47 **산업재해보상보험법의 특징과 거리가 먼 것은?**

① 소득보장과 의료보장이 모두 포함된 제도이다.
② 국가가 보험을 운영한다.
③ 과실책임주의에 기초한다.
④ 강제보험이다.
⑤ 사업주가 보험료를 부담한다.

해설 산업재해보상보험법의 특징
- 소득보장과 의료보장이 모두 가능한 제도이다.
- 국가가 보험을 운영하여 사업주 대신 재해보상을 한다.
- 무과실책임주의에 기초한다.
- 산재보상 실현이 용이하다.
- 직업재활급여, 간병급여 등 재해보상의 다양성과 근로자 복지사업을 병행한다.
- 강제보험이다.
- 사업주가 보험료를 부담한다.

48 **65세 이상 노인 또는 65세 미만 노인성 질병을 가진 자로서 거동이 현저히 불편하여 장기요양이 필요한 자에게 장기요양급여를 제공하는 사회보험제도는?**

① 국민연금
② 공공부조
③ 산업재해보험
④ 노인장기요양보험
⑤ 국민건강보험

해설 **노인장기요양보험제도의 목적** : 고령이나 노인성 질병 등의 사유로 일상생활을 혼자서 수행하기 어려운 노인 등에게 신체활동 또는 가사활동 지원 등의 장기요양급여를 제공하여 노후의 건강증진 및 생활 안정을 도모하고 그 가족의 부담을 덜어줌으로써 국민의 삶의 질을 향상하기 위함이다.

49 **인체의 체온조절 작용과 밀접한 관계가 있는 온열요법은?**

① 기온, 기습, 기류, 복사열
② 기온, 기습, 기압
③ 기온, 기습, 복사열
④ 기온, 기습, 기압, 강수
⑤ 기온, 기압, 복사열, 기류

해설 인간의 체온조절에 중요한 기후요소는 기온, 기습, 기류, 복사열로 이들을 온열요소라고 하며 이들에 의해 이루어진 종합적인 상태를 온열 조건이라고 한다.

Answer 47 ③ 48 ④ 49 ①

50 다음 중 물의 자정작용으로 옳은 것은?

① 침전, 산화, 발효
② 여과, 침전, 발효
③ 발효, 숙성, 산화
④ 산화, 여과, 침전
⑤ 발효, 여과, 산화

해설 물의 자정작용 : 유입되는 유기물의 양이 적을 때 하천의 흐름이 빠를 때, 물의 양이 많을 때 잘 일어난다. 침전, 분해, 희석, 산화, 확산 혼합, 흡착, 여과 등이 있다.

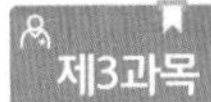

공중보건학 개론

Nurse Assistant

51 건강증진사업은 대상자를 중심으로 보건교육, 질병예방 등을 통해 국민의 건강을 증진시키는 사업을 말하는데 최근 이 사업이 필요한 이유는?

① 감염성 질환의 증가
② 건강 생활습관의 중요성 증가
③ 질병의 급성화 증가
④ 3차 예방의 중요성 인식
⑤ 의료비에 대한 사회적 부담 감소

해설 국민건강증진사업의 필요성

- 건강 생활습관의 중요성 증가
- 만성질환의 증가
- 국민의료비 증가로 인한 사회적 부담의 증가
- 환경오염에 따른 대책 요구의 증가
- 생활양식, 식생활, 생활환경의 변화로 새로운 위험 요인의 증가
- 난치병의 증가
- 평균수명의 연장으로 인한 노인인구의 급속한 증가
- 낮은 건강수명
- 질병 유발 요인의 다양화

52 생애주기에 따른 건강증진사업 중 청소년기 대상자 중심의 건강증진사업으로 옳은 것은?

① 성장발달 검사
② 음주 및 약물중독 예방
③ 치매 예방
④ 관절염 관리
⑤ 만성질환예방

 Answer 50 ④ 51 ② 52 ②

해설 학교(청소년) 보건사업

- 건강 생활실천(영양지도, 운동, 흡연예방, 음주예방 건강상담)
- 성교육 및 상담
- 약물 오남용 예방
- 시력관리, 보건교육 및 상담

53 **자신의 흡연이나 음주 행위를 관찰하고 인식하여 금연 및 절주에 대한 준비를 할 수 있도록 보조하는 단계는? (변화단계 이론에 근거해서)**

① 계획이전단계
② 계획단계
③ 준비단계
④ 행동단계
⑤ 유지단계

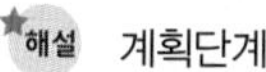
계획단계

- 담배나 술이 해롭다는 것을 인정하고 담배를 피거나 술을 마시는 것에 대해 자가 진단하여 부정적으로 생각하고 있지만 당장 금연이나 절주를 하는 것은 아닌 단계이다.
- 자신의 흡연이나 음주 행위를 관찰하고 인식하여 금연 및 절주에 대한 준비를 할 수 있도록 보조하는 단계이다.

54 **지역사회 간호사업 중 정신질환자의 3차 간호로 옳은 것은?**

① 환경위생 개선
② 인성교육 실시
③ 건강검진 실시
④ 사회복귀 촉진
⑤ 정신보건시설 적응 훈련

해설 지역사회 3차적 예방은 남아 있는 기능을 최대한 활용하게 하여 원만한 사회생활을 할 수 있도록 재활 서비스를 제공하거나 사회생활 복지 및 사회복귀 훈련을 시키는 것이 이에 해당된다.

55 **감염된 사람이 배출하는 미세한 비말을 흡입하여 침입이 이루어지는 경우로써 가장 흔한 병원체 배출의 길이자 전파라는 점에서 가장 위험한 장소는?**

① 피부
② 점막
③ 호흡기
④ 소화기
⑤ 기계적 호흡

해설 호흡기는 가장 흔한 병원체 배출의 길로써 전파라는 점에서 가장 위험하며 감염된 사람이 배출하는 미세한 비말을 흡입하여 침입이 이루어진다.

Answer 53 ② 54 ④ 55 ③

56 B형감염이 전파되는 경로끼리 나열된 것은?

① 타액, 녹슨 못, 음식물
② 혈액, 공기, 녹슨 못
③ 오염된 의료기구, 흙, 먼지
④ 동물의 대변, 주사기, 음식물
⑤ 수직감염, 성적 접촉, 혈액

해설 B형간염의 예방법
- 1회용 주사기를 사용한다(1cc 근육주사).
- 필요치 않은 이상 수혈은 하지 않는다.
- 예방접종을 실시한다.
- 성교 시 콘돔을 한다.
- 일회용 용기에 버린다.
- 간염 환자의 혈액이 묻은 주사기는 분리해서 버린다.

57 예방접종에서 MMR이란 무엇인가?

① 홍역, 수두, 유행성 이하선염의 예방백신
② 홍역, 유행성 이하선염, 풍진의 예방백신
③ 홍역, 파상풍, 유행성 이하선염의 예방백신
④ 홍역, 수두, 풍진의 예방백신
⑤ 홍역, 두창, 풍진의 예방백신

해설 MMR(Measles, Mumps, Rubella) : 홍역, 유행성 이하선염, 풍진의 약자이다.

58 어느 지역에서 결핵 환자가 여러 명 발생되었다면 이 지역에서 결핵 환자에 대해 가장 먼저 해야 할 일은?

① 격리시킨다.
② 보건소에 신고한다.
③ 투약을 지시한다.
④ 요양을 시킨다.
⑤ 병원에 즉시 보낸다.

해설 결핵관리 사업은 보건소를 통하여 국가에서 가장 체계적으로 실시하고 있는 사업이기 때문에 결핵 환자가 발생되었을 때 가장 먼저 보건소에 신고하도록 하며 이후 체계적인 추후관리를 받도록 한다.

Answer 56 ⑤ 57 ② 58 ②

59 **폐결핵 환자의 간호 시 주의할 점으로 옳은 것은?**

① 병실 출입 시 나오는 분비물은 뱉어 내지 말고 삼키도록 한다.
② 주로 사용하는 의료기구와 식기를 격리시킨다.
③ 구토 시 흡인을 방지하기 위해 등을 두드린다.
④ 쉬지 않고 운동을 계속 하도록 한다.
⑤ 병실문을 자주 열어둔다.

해설 폐결핵 환자의 간호 시 유의할 점
- 노동을 심하게 하지 않고 음성을 높이지 않을 것
- 정서적 긴장과 먼지가 없도록 할 것
- 기침을 할 때는 휴지로 코와 입을 가리게 할 것
- 활동성 폐결핵 환자의 간호를 위해 병실 출입 시에는 반드시 마스크와 가운을 착용할 것

60 **성병 환자를 간호할 때 환자에게 가장 강조해야 할 사항으로 옳은 것은?**

① 꾸준히 치료할 경우 완치될 수 있다.
② 수혈하고는 상관없다.
③ 면역성이 강하므로 재감염은 안 된다.
④ 감염된 사람만 치료하면 된다.
⑤ 접촉자의 발견이 쉽다.

해설 성병 환자 간호 시 유의해야 할 사항
- 꾸준히 치료할 경우 완치된다고 교육한다.
- 수혈 시 직접 혈액으로 들어갈 수 있다(매독, 에이즈 등).
- 접촉자의 발견이 어렵기 때문에 그 관리가 어려운 실정이다.
- 파트너 중 한 사람 감염 시 함께 치료해야 한다.

61 **레벨과 클라크(Leavell & Clack)가 구분한 예방적 단계 중 2차적 예방단계에 속하는 것은?**

① 안전관리, 예방접종
② 질병의 조기발견, 조기치료
③ 질병의 재발방지, 재활의학적 예방활동
④ 생활환경 개선, 건강증진활동
⑤ 생활환경 개선, 질병의 재발방지

Answer 59 ② 60 ① 61 ②

해설 질병발생과 예방대책 단계(Leavell & Clack)

구분	제1단계 (비병원성기)	제2단계 (초기 병원성기)	제3단계 (불현성 감염기)	제4단계 (발현성 질환기)	제5단계 (회복기/사망)
질병의 과정	병원체, 숙주, 환경요인의 상호작용	병인, 자극의 형성	숙주의 반응	질병	회복/사망
예비적 조치	환경위생 개선	특수예방, 예방접종	조기발견, 조기치료	악화 방지를 위한 치료	재활
예방차원	1차적 예방 (건강증진과 건강보호)		2차적 예방 (조기진단 및 치료, 장애 제한)		3차적 예방 (재활)

62 인플루엔자를 앓는 사람에게 수분 섭취를 권하는 목적은?

① 체온을 내리기 위해서
② 독소를 희석하기 위해서
③ 적절한 영양을 유지하기 위해서
④ 고형식품을 제한하기 위해서
⑤ 노폐물 생성을 막기 위해서

해설 인플루엔자의 간호중재

- 열이 내린 후에도 48시간 동안 안정시킨다.
- 몸살이나 두통이 심할 경우 진통제를 투여한다.
- 유동 식이를 주고 체내의 독소를 희석시키기 위해서 수분을 섭취하게 한다.
- 구강간호를 자주하게 한다.
- 따뜻한 식염수로 함수하게 한다.
- 습도를 높여주도록 한다.

63 가족이나 집단에 쉽게 감염되기 쉬운 기생충 질환은?

① 요충증
② 회충증
③ 간흡충증
④ 폐흡충증
⑤ 십이지장충

요충

- 가족이나 집단에 감염되기 쉽다.
- 야간에 항문 주위에서 산란을 함으로 항문에 소양감이 생긴다.
- 어린이들의 경우 신경과민, 불면증, 악몽, 야뇨증 등이 나타난다.

Answer 62 ② 63 ①

64 생활습관병끼리 짝지어진 것은?

① 암, 고혈압
② 결핵, 동맥경화증
③ 맹장염, 폐렴
④ 당뇨병, 동맥경화증
⑤ 고혈압, 결핵

해설 생활습관병

- 부적절한 식생활, 운동부족, 스트레스, 과로, 음주, 흡연과 같은 잘못된 생활습관으로 인해 발생한다.
- 비만, 고혈압, 고혈당, 동맥경화증, 고지혈증 등이 유발되거나 이로 인해 암, 뇌졸중, 심장병, 당뇨병 등의 만성질환이 나타난다.

65 암의 예방과 조기발견을 위해서 실시하는 건강검진으로 옳은 것은?

① 위암을 위한 초음파 검사
② 대장암을 위한 대장내시경 검사
③ 유방암을 위한 조영 검사
④ 자궁경부암을 위한 혈청알파태아단백 검사
⑤ 간암을 위한 내시경 검사

해설 암 검진

- **위암 검진** : 위장조영 검사와 위내시경 검사 중 한 가지
- **대장암 검진** : 분변 잠혈반응 검사를 받은 뒤 유소견자는 대장내시경 또는 대장이중조영검사
- **간암 검진** : 간 초음파 검사와 혈액 검사(혈청알파태아단백 검사)
- **유방암 검진** : 유방촬영 검사
- **자궁경부암 검진** : 자궁경부세포 검사

66 학교보건의 의의와 중요성에 관한 설명으로 옳지 않은 것은?

① 학교는 지역사회의 중심이 된다.
② 학생을 통해 가족이나 지역사회에 직접적인 보건교육을 실천할 수 있다.
③ 우리나라 전체 인구의 20~30%를 차지할 정도로 학교보건 대상자의 범위가 크다.
④ 보건교육을 학교 교과과정 내에 통합시켜서 제공할 수 있으므로 효율적으로 제공할 수 있다
⑤ 학령기는 건강행위를 형성하는 시기이므로 학교보건의 강화는 건강한 성인으로 이르게 할 수 있다.

Answer 64 ④ 65 ② 66 ②

 학교보건의 의의와 중요성

- 학교는 지역사회의 중심체로서의 역할을 하고, 그 파급 효과가 매우 크다.
- 학교 인구집단은 전체 인구에서 차지하는 비율이 높다. 학생과 교직원을 합해 우리나라 인구의 약 20~30% 이상을 차지한다.
- 모든 가정에는 대부분 학생인구가 있어 학생들을 통하여 간접적으로 학부모들에게까지도 건강지식이나 정보를 전달할 수 있다.
- 학교보건사업은 학생의 건강과 학습능력을 증진시키는 가장 효율적이고 비용효과적인 방법이다.
- 학교보건사업을 통하여 학생 및 교직원의 건강이 좋아지면 학습능력도 향상된다.
- 학생은 배우려는 의욕이 강하기 때문에 보건교육의 효과가 빨리 나타나고 보건에 관한 지식의 생활화가 용이하다.
- 학교사회는 집단화되어 있어 감염에 대한 저항력이 약한 학령기는 감염병 발생률이 높다.
- 학교는 교육집단으로 형성되어 있으므로 집단교육의 실시가 용이할 뿐 아니라 이 시기의 보건교육 효과는 일생동안 지속되고 습관화된다.
- 학생기는 성장발달의 시기이므로 질병을 조기발견함으로써 불구가 되는 것을 예방할 수 있고, 적은 경비로 큰 성과를 얻을 수 있다.

67 다음에 해당하는 감염병은?

- 헌혈이나 장기기증을 하면 안 된다.
- 수혈이 주요 원인이며, 1989년 처음으로 발견되었다.
- 대부분 아무런 증상 없이 지나가고 독감과 같은 증상이 나타나기도 한다.
- 급성 환자의 80~90%가 만성화되고, 만성 환자의 20%가 간경변증으로 진행한다.

① A형간염　② B형간염
③ C형간염　④ 트라코마
⑤ 후천성면역결핍증

 C형간염(법정 지정 감염병)

1. 특성
   ㉠ 세계보건기구에 따르면 전 세계인의 3%가 C형간염에 감염된 것으로 추정하고 있다.
   ㉡ 성인 및 공혈자에서 C형간염 항체 양성률은 약 1%이며, 우리나라의 경우 2000년 표본감시 전염병으로 지정된 이후 표본의료기관으로부터 매년 보고 건수가 증가하여, 2008년 12월 31일을 기준으로 2008년 한해 발생건수는 6,407건으로 보고된바 있다.
2. **C형간염 발생 원인 바이러스** : HCV(Hepatitis C Virus)
3. **전파 경로**
   비경구적 감염 경로로 전파되며, 주사기 공동 사용과 수혈, 혈액투석, 성접촉, 모자 간 수직감염 등으로 전파된다.
   → 수혈 후 간의 주요 원인이며 만성화 경향이 B형간염보다 높아 결국 만성간염, 간경변, 간암으로 이행된다.

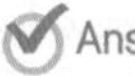 Answer 67 ③

68 **출생 시 여성 대 남성의 비를 나타내는 것은?**

① 1차 성비를 뜻한다. ② 2차 성비를 뜻한다.
③ 3차 성비를 뜻한다. ④ 태아 성비를 뜻한다.
⑤ 현재 성비를 뜻한다.

해설 2차 성비는 출생 시의 성비로 출생 시 여성 대 남성의 비율을 나타내는 것으로 장래 인구를 추정하는 데 좋은 자료가 된다.

69 **2011년 통계청 자료에 의한 우리나라 성인의 사망 원인이 높은 순으로 바르게 배열된 것은?**

① 간질환, 당뇨병, 심장질환 ② 악성신생물, 간질환, 뇌혈관 질환
③ 악성신생물, 뇌혈관 질환, 심장질환 ④ 뇌혈관 질환, 심장질환, 당뇨병
⑤ 뇌혈관 질환, 악성신생물, 당뇨병

해설 우리나라 사망의 사망 원인은 악성신생물, 뇌혈관 질환, 심장질환 순으로 되어 있다.

70 **보건교육의 계획과 원칙에 대한 설명으로 옳은 것을 모두 고른 것은?**

가. 시범사업으로부터 시작하여 점차 확대한다.
나. 보건교육을 계획할 때는 주민들을 참여시켜야 한다.
다. 전체 보건사업계획과 분리해서 수립하여야 한다.
라. 적절한 예산이 책정되어야 하고, 사업의 우선순위에 따라 사용되어야 한다.
마. 효과적인 보건사업을 위해 평가는 마무리 단계에서만 한다.

① 가, 나, 라 ② 가, 나, 마
③ 나, 다, 라 ④ 나, 라, 마
⑤ 다, 라, 마

해설 보건교육의 계획과 원칙

- 보건교육을 계획할 때는 주민들을 참여시켜야 한다.
- 보건교육에 참여하는 인원과 예산을 정확하게 파악하고 구체적으로 계획을 세운다.
- 보건교육 대상자의 입장에서 계획해야 하므로 이를 위하여 성별, 연령별, 학력별, 사회적 계층별, 직업의 종류별, 생활양식 등에 따른 보건문제를 파악하고 계획하여야 한다.
- 지역사회의 일반 공중보건사업계획과 병행해서 계획하여야 한다.
- 보건교육의 목표는 평가가 가능하도록 명확하고 구체적이어야 한다.
- 처음부터 대규모 사업이 진행되도록 할 것이 아니라 차츰 범위를 넓혀가면서 사업을 진행하도록 한다.

Answer 68 ② 69 ③ 70 ①

71 의식을 잃고 병원 응급실에 실려온 40세의 근로자 김씨에게 우선적으로 취해야 할 응급처치는?

① 얼음주머니를 적용한다.
② 몸을 똑바로 고정시킨다.
③ 입으로 물을 먹을 수 있게 한다.
④ 머리를 높여 준다.
⑤ 반듯이 눕히고 고개를 옆으로 돌려준다.

해설 의식이 없는 환자는 기도 유지를 위해 앙와위를 취해주고 고개를 옆으로 돌려 호흡 유지가 되도록 한다.

72 창상 원리의 기본 원칙 중 가장 중요한 것은?

① 감염
② 지혈
③ 쇼크상태
④ 출혈
⑤ 기능장애

해설 창상이란 피부나 점막이 외부의 어떤 힘에 의해서 손상된 상태로 가볍게 피부가 긁히는 정도에서 피부 전체는 물론 혈관이나 신경, 근육까지 파괴되는 등 정도와 유형이 매우 다르다.

73 집단 감염병이 발생하였을 경우 간호조무사가 가장 중요하게 힘써야 할 부분은?

① 환자 진단
② 환자 치료
③ 감염병 예방사업
④ 감염병 전파과정 연구
⑤ 감염자 및 보균자 색출

해설 간호조무사는 감염병 발생 후 감염병 관리를 할 때 우선적으로 감염자 및 보균자 색출에 힘써야 한다.

74 광견병이 의심되는 개에게 물렸을 경우 올바른 응급처치는?

① 물린 상처를 물로 깨끗이 닦는다.
② 물린 상처를 알코올로 소독한다.
③ 즉시 광견병 예방접종을 받는다.

Answer 71 ⑤ 72 ① 73 ⑤ 74 ⑤

④ 즉시 더운물로 소독한다.

⑤ 즉시 비눗물 또는 70%의 벤질코늄클로라이드액을 가지고 상처를 깨끗이 닦고 식염수로 닦아낸다.

해설 광견병이 의심되는 개에게 물렸을 경우 즉시 비눗물 또는 70%의 벤질코늄클로라이드액을 가지고 상처를 깨끗이 닦고 식염수로 닦아낸다. 이후 환측 부위에 부목을 댄 후 응급실로 옮긴다.

75 심한 화상을 입은 환자에 있어 처치 시 사망의 주 원인은?

① 쇼크와 감염
② 감염과 출혈
③ 쇼크와 출혈
④ 통증과 감염
⑤ 쇼크와 통증

해설 심한 화상의 주 사망 원인은 쇼크와 감염으로 응급처치 시 가장 먼저 탈수로 인한 쇼크를 예방해야 하며 멸균된 홑이불을 덮어주어야 한다.

76 요리하면서 코와 입 주위에 식용유가 튀면서 2도 안면화상을 입었을 경우 우선적인 간호중재는?

① 기도 확보
② 수액 준비
③ 멸균드레싱
④ 흉부 압박
⑤ 인공호흡

해설 안면 부위의 화상은 우선적으로 기도 확보로 기도 유지가 중요하다.

77 산속 화재로 인해 광범위한 화상을 입은 환자를 발견했을 경우 옳은 응급처치는?

① 흐르는 물에 몸을 담군다.
② 모든 몸의 물집을 터뜨린다.
③ 심폐소생술을 하고 기도 유지를 한다.
④ 화상 자리에 광범위한 바세린을 도포한다.
⑤ 멸균된 포로 싸서 병원으로 즉시 데려간다.

해설 광범위한 화상의 경우 멸균된 포에 싸서 병원으로 즉시 후송한다.

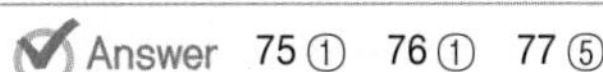
Answer 75 ① 76 ① 77 ⑤

78 **교통사고로 왼팔에 석고 붕대를 하는 35세의 강씨가 등척성 운동을 하고 있다. 기대되는 효과는?**

① 유연성의 증가
② 심폐기능의 증진
③ 정맥울혈의 예방
④ 관절의 가동성 증진
⑤ 욕창 예방

해설 등척성 운동
- 손상된 곳의 근육의 힘을 유지시킨다.
- 근육의 크기와 운동 부위의 순환을 증가시키고 뼈를 재생시키는 효과가 있다.
- 정맥울혈을 예방할 수 있다.

79 **장기간 누워 있는 부동 환자에게 나타날 수 있는 근골격계 증상으로 옳은 것은?**

① 당뇨
② 류마티스
③ 관절염
④ 고혈압
⑤ 하수족

해설 부동의 생리적 위험 중 근골격계의 대표적인 변화는 뼈의 탈무기질화, 근육의 부피와 힘의 감소, 관절의 경직(족저굴곡, 하수족), 가동범위의 감소

80 **한쪽이 불편한 편마비 환자에게 옷을 입히거나 벗기려고 할 때 옳은 방법은?**

① 하의는 건강한 쪽부터 입힌다.
② 상의는 건강한 쪽을 먼저 벗긴다.
③ 하의는 불편한 쪽부터 벗긴다.
④ 상의는 불편한 쪽을 먼저 벗긴다.
⑤ 상의는 양쪽 다 동시에 손을 넣어준다.

해설 먼저 환자의 건강한 쪽 팔꿈치를 구부려 머리방향으로 올리게 한다. → 건강한 쪽 상의를 허리 쪽에서 겨드랑이까지 모아 쥐어 벗긴다. → 마비된 쪽 상의를 어깨, 팔꿈치, 손목 순으로 옷을 벗긴다.

81 **심첨맥박 측정과 관련된 내용으로 옳지 않은 것은?**

① 10초 동안 측정한다.
② 왼쪽 가슴을 노출시킨다.

Answer 78 ③ 79 ⑤ 80 ② 81 ①

③ 환자를 눕게 하거나 앉게 한다.

④ 측정하는 동안 맥박수 맥박의 강도와 규칙성 등을 평가한다.

⑤ 좌측 쇄골중앙선과 4번째 5번째 늑간이 만나는 부위에서 들을 수 있다.

해설 심첨맥박은 1분 동안 측정해야 한다.

82 더운물 주머니나 온열치료가 가능한 경우는?

① 충수돌기가 의심되는 환자
② 상처가 개방된 환자
③ 치주염 환자
④ 치질 환자
⑤ 화농을 지연시키는 경우

해설 더운물 주머니의 사용 금지

- 충수돌기염 및 치주염
- 원인 모를 복통
- 출혈 시 피부의 장애
- 순환장애
- 감각장애나 감각소실 부위
- 귀의 염증
- 화농을 지연시켜야 할 경우
- 개방 상처
- 의식장애

83 심하게 타박상을 입은 환자에게 얼음주머니를 적용하려고 한다. 옳은 사용법은?

① 얼음주머니에 물을 가득 채운다.

② 얼음주머니를 50분 적용하고 10분 쉬게 한다.

③ 피부에 있을 경우 즉시 중단한다.

④ 얼음주머니를 피부에 직접 댄다.

⑤ 개방 상처 환자에게 주로 적용한다.

해설 얼음주머니 적용 시 주의법

- 얼음은 큰 덩어리로 사용하지 않는다.
- 30분 정도 대어주고 1시간 정도의 회복 시간을 준다.
- 작열감, 무감각, 수포, 발적, 심한 창백 등이 나타나면 즉시 중지하고 의료진에게 보고하도록 한다.

Answer 82 ④ 83 ③

84 **다음은 투약에 관한 약어이다. 그 뜻으로 옳은 것은?**

qid - ac - hs

① 하루 1번 - 식후 - 취침 시
② 하루 2번 - 식후 - 취침 시
③ 하루 3번 - 식전 - 취침 시
④ 하루 4번 - 식전 - 취침 시
⑤ 하루 걸러 - 식후 - 취침 시

해설 하루 4번, 식후, 취침 시의 약어이다.

85 **인공호흡을 해야 할 경우 가장 먼저 해야 할 일은?**

① 보온시킨다.
② 기도를 개방한다.
③ 측위를 만들어 준다.
④ 머리를 하지보다 낮게 눕힌다.
⑤ 경동맥의 맥박수를 측정한다.

해설 인공호흡 시 무엇보다 우선순위는 기도를 개방하는 것이다.

86 **섭취량과 배설량을 측정할 때 배설량에 포함되어야 할 내용은?**

① 설사, 심한 발한
② 설사, 가래
③ 호흡, 설사
④ 호흡, 발한
⑤ 호흡, 가래 배출량

해설 **배설량에 포함되어야 할 사항** : 소변, 설사, 젖은 드레싱, 심한 발한, 상처 배액량, 흉관 배액, 출혈, 구토 등

87 **기관절개술을 받고 기관절개관을 삽입한 환자가 갑자기 몸부림을 치고 있다. 이유는?**

① 불안함 때문에
② 통증 때문에
③ 실내 공기의 답답함 때문에
④ 저산소증 때문에
⑤ 체위변경을 하려고

해설 일반적으로 기관절개한 환자에게는 저산소증이 올 수 있다. 이때 무의식 상태일 경우 요동치며 갑자기 몸부림을 칠 수 있다.

Answer 84 ④ 85 ② 86 ① 87 ④

88 **위궤양 증상으로 입원 중인 55세의 남자 환자가 대변 색깔이 검고 짜장면 같다고 호소하고 있다. 무엇을 의심할 수 있는가?**

① 상부 위장관 출혈 ② 하부 위장관 출혈
③ 위산역류 ④ 치질
⑤ 대장염

해설 혈변의 색이 검거나 짜장면 같을 경우 상부 위장관 출혈을, 밝은 적색일 경우 하부 위장관 출혈을 의심할 수 있다.

89 **관절이나 돌출 부위에 주로 사용되는 붕대법은?**

① 환행대 ② 팔자대
③ 회귀대 ④ 나선절전대
⑤ 맥수대

해설 팔자대
- 드레싱 고정, 압박 고정, 부분 고정
- 보조 목적으로 이용하여 손과 손가락, 몸과 사지의 연결점, 팔꿈치 등 관절이나 돌출부에 이용한다.

90 **수술 후 환자가 피부창백, 맥박 122회/분 혈압 80/50mmHg의 증상을 나타낼 대 의심할 수 있는 것은?**

① 감염 ② 염증
③ 종창 ④ 종양
⑤ 내출혈

해설 맥박이 올라가고 혈압이 내려간다면 어딘가에 출혈이 발생하고 있다는 징후이다.

91 **수술 전 환자교육을 하는 가장 중요한 이유는?**

① 의료진에게 신뢰성을 갖게 하기 위해
② 수술로 인한 불안감을 경감시키기 위해

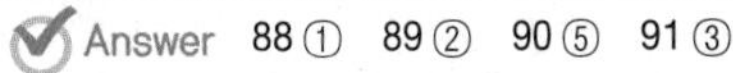
Answer 88 ① 89 ② 90 ⑤ 91 ③

③ 수술 후 합병증 예방과 효과적인 간호를 위해
④ 의료 소송을 예방하기 위해
⑤ 수술에 관한 충분한 지식을 갖도록 하기 위해

해설 수술 전에 환자교육을 하는 가장 큰 이유는 수술 후 발생할 수 있는 합병증을 예방하고 효과적인 간호를 하기 위해서이다(조기이상, 심호흡, 기침, 폐 합병증 예방 등).

92 수술 직후 금식해야 할 환자가 갈증 호소 시 해야 할 간호로 옳은 것은?

① 바셀린을 입술에 발라준다.
② 빨대를 사용하여 주스를 준다.
③ 입술에 젖은 거즈를 대준다.
④ 적은 양의 물을 스푼으로 자주 준다.
⑤ 정맥을 수액공급을 해주니 환자 보고 참으라고 한다.

해설 수술 직후 전신마취 등을 한 환자는 장운동이 돌아오기 전까지 금식을 유지해야 한다. 이때 갈증 호소 시에는 입술에 젖은 거즈를 대주는 것이 적절하다.

93 눈에 약물을 넣을 때의 점적 위치로 옳은 방법은?

① 안구의 중앙에 바로 떨어뜨린다.
② 상안검의 외각에 떨어뜨린다.
③ 하부 결막낭 내각에 떨어뜨린다.
④ 하부 결막낭 중앙에 떨어뜨린다.
⑤ 하부 결막낭 외측 2/3 지점에 떨어뜨린다.

해설 안약의 투여방법

- 하부 결막낭의 중앙이나 외측 1/3 부위에 처방된 방울수의 약을 떨어뜨린다.
- 눈에 점적기 끝이 닿지 않게 조심한다.
- 약이 비루관으로 흐르는 것을 방지하기 위해 왼쪽 시지로 눈의 내각을 30~60초 정도 가볍게 눌러 준다.

Answer 92 ③ 93 ④

94 전신마취를 받은 환자의 호흡기 합병증 예방을 위한 간호로 옳은 것은?

① 조기이상, 금식, 심호흡
② 기침, 심호흡, 조기이상
③ 조기이상, 금식, 절대안정
④ 절대안정, 기침, 조기이상
⑤ 절대안정, 금식, 체위변경 금지

해설 수술 후 호흡기 합병증 예방을 위한 간호중재
- **예상되는 합병증** : 무기폐, 기관지염, 기관지폐렴, 대엽성 폐렴, 침강성 폐렴, 늑막염, 폐색전증
- **간호중재** : 체위변경, 기침, 심호흡, 기도유지, 조기이상, 적당한 수분의 투여

95 주의력 장애 환자와의 의사소통 방법으로 옳은 것은?

① 빠르게 반복한다.
② 가능한 큰 소리로 한다.
③ 추상적 용어를 사용하여 대화한다.
④ 명확하고 간단하게 설명한다.
⑤ 가능한 한 눈맞춤을 한다.

해설 주의력 장애 환자와 대화하는 방법
- 환자와 눈을 맞추고 메시지를 천천히 조용하게 반복한다.
- 명확하고 간단하게 단계적으로 제시한다.
- 목표를 인식하고 단순한 활동을 먼저 제시한다.
- 주의력에 영향을 주는 환경적 자극을 최대한 줄인다.

96 다음 중 투약지침에 대해 옳은 것은?

① 헤파린은 피하주사 후 문지른다.
② 모르핀 투여 전 맥박을 측정한다.
③ 인슐린은 주사 부위를 바꿔가며 피내주사한다.
④ 인슐린 바이알 혼합 시 양 손바닥에 두고 구르듯이 한다.
⑤ 디기탈리스 투여 시 호흡수를 측정한다.

Answer 94 ② 95 ⑤ 96 ④

해설 투약 시 지침

- 약물은 항상 적절한 음료와 함께 경구 투여하도록 한다.
- 시럽 투약 후 바로 음료를 주지 않는다.
- 시럽은 구강 점막에 국소적 효과를 지닌다.
- 강심제 투여 시 맥박수 60회 이하의 변화를 측정하여 투여한다.
- 모르핀 투여 전 호흡수를 측정한다.
- 인슐린은 바이알 혼합 시 양 손바닥에 두고 구르듯이 한다.
- 헤파린은 피하주사 후 문지르지 않는다.

97 수술실 들어가기 전 환자의 의치는 반드시 제거해야 한다. 이유로 옳은 것은?

① 개구기 삽입 시 불편하기 때문에
② 의치가 파손되기 때문에
③ 마취 후 분실될 우려가 있기 때문에
④ 기도로 넘어가 질식할 우려가 있기 때문에
⑤ 수술 전 입안의 소독을 잘 하기 위해서

해설 의치나 부분적 의치는 제거하여 보호자가 보관하게 해야 한다. 환자의 목에 의치가 막혀 기도로 넘어가 질식될 우려가 있기 때문에 이를 방지하기 위함이다.

98 정맥으로 약물을 주입한 환자에게서 관찰해야 할 사항으로 옳지 않은 것은?

① 정맥염
② 위장장애의 발현 정도
③ 체액과 수액의 과잉 부담
④ 정맥염
⑤ 주변 피하조직의 손상

해설 정맥주사의 단점

- 국소적 및 전신적 감염 발생
- 부작용의 급속한 발생
- 계속적인 수액 주입과 관련된 수액의 과잉 부담이나 전해질 불균형 현상
- 혈관이나 신경 및 조직의 손상

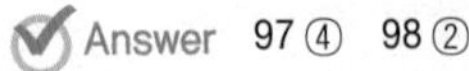

99 **장기간의 빈혈에 시달리고 있는 25세의 여성에게 철분을 투여하는 이유는?**

① 혈액 내 감염을 예방하기 위해
② 혈구의 용혈을 방지하기 위해
③ 적혈구의 정상적인 생성을 위해
④ 대상자의 출혈을 예방하기 위해
⑤ 항체의 형성을 위해

해설 철분을 빈혈 환자에게 투여하는 이유는 정상적인 적혈구의 제조를 위해서이다.

100 **수혈중인 환자에게 갑자기 오한, 호흡곤란, 오심, 두드러기 증상이 나타날 경우 가장 먼저 해야 할 간호중재는?**

① 수혈을 즉시 중단한다.
② 의료진을 부른다.
③ 활력 증상을 측정한다.
④ 간호기록에 기록을 한다.
⑤ 일단 지켜본다.

해설 수혈중에 이상반응(알레르기, 공기색전증, 오한, 호흡곤란, 오심, 두드러기, 열, 혈압 하강, 두통, 혈뇨) 등이 있을 경우 즉시 수혈을 중단하고 간호사나 의사에게 보고해야 한다.

Answer 99 ③ 100 ①

제7회 실전평가문제

제7회 실전평가문제

제1과목 기초간호학 개요

Nurse Assistant

01 간호조무사 업무에 해당하지 않는 것은?

① 환자 진찰 시 보조한다.
② 환자의 신체적 간호를 돕는다.
③ 환자의 입원 및 퇴원을 돕는다.
④ 환자의 침상을 돕는다.
⑤ 진단결과를 묻는 환자에게 검사 결과를 설명한다.

해설 진단결과를 묻는 환자에게 검사결과를 설명하는 것은 의료인의 몫이다.

02 임산부가 초기 검진 시 태아의 감염 예방을 위해 반드시 측정해야 할 검사는?

① Tuberculine Test
② Shick Test
③ VDRL
④ Widal Test
⑤ ESR

해설 VDRL은 매독의 1차 검사로 가장 흔히 시행되는 검사이다. 감염이 의심되는 환자의 피를 가지고 매독균 감염 후 생기는 항체를 이용하여 검사하는 방법이다.

03 임신 전 기간 동안 임신부의 건강 유지와 태아의 안전을 위해 주의해야 할 사항으로 옳은 것은?

① 충치는 임신 전에 치료하도록 한다.
② 변비가 있을 경우 관장을 하도록 한다.
③ 임신 말기에는 유두를 소독제로 씻는다.

Answer 01 ⑤ 02 ③ 03 ①

④ 유방 간호는 임신 5개월 이전에 시작해야 한다.
⑤ 임신 말기에는 나트륨 섭취를 증가시킨다.

해설 임신 중 건강유지 방법
- 충치는 임신 전에 치료하도록 한다.
- 유방보호는 임신 후반기에 실시한다.
- 임신 말기에는 나트륨을 제한한다.
- 관장이나 완화제, 구충제는 삼가한다.
- 유두 세척 시 중성 비누와 물을 사용하도록 한다.

04 태아에게 크레틴병이 발생하여 성장이 지연되고 선천성 기형이 초래되는 호르몬은?

① 옥시토신
② 성장 호르몬
③ 갑상선 호르몬
④ 췌장 호르몬
⑤ 뇌하수체 호르몬

해설 임산부에게 갑상선 호르몬이 결핍될 경우 태아에게 크레틴병이 발생하게 되어 성장이 지연되고 선천성 기형이 초래된다.

05 임신 말기에 발생할 수 있는 정맥류에 대한 설명으로 옳지 않은 것은?

① 낮에 일할 때 신축성이 있는 탄력 양말이나 스타킹을 신도록 한다.
② 다리와 엉덩이를 올린 자세로 쉬는 것이 도움이 된다.
③ 하지와 외음부에 나타날 수 있다.
④ 커진 자궁이나 중력, 배변 시 힘주기 등에 의해 악화될 수 있다.
⑤ 오래 앉아 있으면 정맥염이 예방될 수 있다.

해설 오래 서 있거나 오래 앉아 있는 경우 정맥염이 발생할 수 있다.

06 간호조무사의 직업적 태도로 옳지 않은 것은?

① 성실과 책임완수
② 간호사 조력
③ 시간 엄수
④ 환자 치료
⑤ 정숙하고 신뢰성 있는 태도

해설 간호조무사의 기본적 태도에는 인도적 봉사, 정신적 요구에 이바지, 정숙하고 신뢰성 있는 태도, 간호사 조력, 성실과 책임완수, 시간 엄수, 친절과 예의 등이 있다.

Answer 04 ③ 05 ⑤ 06 ④

07 **임신 20주된 김씨가 통증의 호소 없이 갑자기 양막이 파열된 후 태아와 부속물이 배출되었다. 어떤 질환을 의심할 수 있는가?**

① 자궁외 임신
② 자궁경관무력증
③ 포상기태
④ 불가피 유산
⑤ 전치태반

해설 자궁경관무력증은 외상이나 선천적으로 경관이 약화되어 통증 없이 경관이 열리고 난막이 탈출되거나 파열되어 태아가 만출되는 것을 말한다.

08 **전치태반의 발생 빈도를 높이는 요인으로 옳은 것은?**

① 모든 연령의 초임부
② 다태임신부
③ 사회 · 경제적 수준이 낮은 임신부
④ 임신성 고혈압 질환을 갖고 있는 임신부
⑤ 20세 이하의 초임부 여성

해설 전치태반의 유발인자
- 다산부
- 35세 이상의 고령 임부
- 제왕절개 분만자
- 다태임신

09 **47세의 여성이 갑자기 질에서 화농성 분비물과 소양감, 타는 듯한 통증을 호소할 경우 어떠한 질염을 의심할 수 있는가?**

① 모닐리아성 질염
② 헤모필루스 질염
③ 트리코모나스 질염
④ 클라미디아 질염
⑤ 폐경기 질염

해설 트리코모나스 질염
- 일종의 원충인 프로토조아인 트리코모나스에 의한 질염으로 임산부에게 가장 많이 발생되고 있다.
- 증상으로 소양증, 대하, 압통가 외음에 작열감을 호소하며 질벽에는 붉고 작은 출혈점이 나타난다.

 Answer 07 ② 08 ② 09 ③

10 **임신 30주 된 초산부가 얼굴의 부종, 두통, 단백뇨의 증상이 나타나며 혈압이 160/110mmHg로 측정되었다. 의심되는 질환은?**

① 임신중독증
② 자궁경관무력증
③ 포상기태
④ 불가피 유산
⑤ 전치태반

해설 고혈압, 단백뇨, 부종은 임신중독증으로 만약 이 증상에 경련이 있을 경우 자간증이 된다.

11 **모성사망의 주요 원인으로 옳은 것은?**

① 결핵, 출혈, 감염
② 산후 출혈, 태반 조기박리, 당뇨병
③ 정맥류, 자간전증
④ 산후 출혈, 임신중독증, 산욕열
⑤ 생리적 출혈, 전치태반, 조기파수

해설 모성사망이란 임신, 분만, 산욕의 합병증으로 인한 사망을 뜻하는 것으로 임신 중 또는 분만 후 42일 이내에 발생한 사망을 말한다.

12 **임신과 분만에 의해 생긴 변화가 임신하기 전의 생식기 상태로 복귀되는 기간을 무엇이라고 하는가?**

① 개구기
② 만출기
③ 산욕기
④ 산후기
⑤ 후산기

해설 산욕기란 임신과 분만에 의해 생긴 변화가 임신 전의 상태로 복귀되는 기간을 말하며 일반적으로 6~8주간을 뜻한다.

13 **에릭슨의 정서적 발달단계에서 신뢰감 대 불신감이 형성되는 시기는?**

① 영아기
② 유아기
③ 학령전기
④ 학동기
⑤ 청소년기

해설 신뢰감 대 불신감을 형성하는 시기는 인격형성을 위해 출생 초기(영아기)에 이루어져야 한다.

Answer 10 ① 11 ④ 12 ③ 13 ①

14 신생아실에서 인공수유 시 적당한 온도 측정법으로 옳은 것은?

① 손바닥에 한두 방울 떨어뜨려 본다.
② 팔꿈치에 젖병을 대고 확인해 본다.
③ 손등에 한두 방울 떨어뜨려 본다.
④ 팔목 안쪽에 한두 방울 떨어뜨려 본다.
⑤ 조금 먹어 본다.

해설 수유 시 우유의 온도를 측정하려면 팔목 안쪽에 몇 방을 떨어뜨려 보아 너무 뜨겁지 않고 따뜻한 정도가 좋다.

15 신생아에게 주된 감염 통로가 될 수 있는 곳은?

① 눈, 항문, 기관지
② 입, 코, 손
③ 얼굴, 혀, 손
④ 제대 절단 부위, 눈, 피부
⑤ 기관지, 위, 피부

해설 신생아에게 가장 감염되기 쉬운 부위는 제대 절단 부위, 피, 눈 등이다.

16 신생아의 입이나 혀의 점막에 백태가 끼고 제거할 경우 출혈 증상을 보이는 질환은?

① 아구창
② 구개파열
③ 매독
④ 임질
⑤ 단독

해설 아구창은 칸디다 알비칸스라는 곰팡이가 원인이 되는 질환으로 신생아의 입이나 혀의 점막에 우유와 비슷한 백태가 끼면서 제거할 경우 출혈이 일어난다.

17 다음 중 신생아 대사질환으로 선천성 대사장애에 속하는 질환은?

① 아구창
② 토순
③ 단독
④ 단풍당뇨증
⑤ 위장폐색증

Answer 14 ④ 15 ④ 16 ① 17 ④

 선천성 대사이상 질환

페닐케톤뇨증, 단풍당뇨증, 호모시스틴뇨증, 갈락토오스혈증, 갑상선기능저하증, 고페닐알라닌혈증, 부신기능항진증, 지능발달의 지연, 필수아미노산 대사장애

18 미숙아의 특징으로 옳은 것은?

① 솜털이 적고 피하지방이 많다.

② 손바닥이나 발바닥에 주름이 많다.

③ 신체에 비해 머리가 작다.

④ 귀 연골의 발달이 미약하다.

⑤ 여아에서 음핵이 돌출되어 있지 않다.

해설 미숙아의 특징

- 매우 작고 야위었으며 신체에 비해 머리가 크다.
- 솜털이 많고 피하지방이 적거나 없다.
- 피부는 적색에서 분홍색이거나 정맥이 없다.
- 손바닥이나 발바닥에 주름이 적거나 없고, 귀 연골의 발달이 미약하다.
- 활동적인 움직임이 거의 없고 여아에서 음핵이 돌출되어 있다.
- 체온 유지가 어렵고 빈번하게 무호흡이 있다.
- 잡는 반사, 빨기 반사, 연하 반사가 없거나 약하거나 비효과적이다.
- 남아에서 음낭의 발달이 미약하고 고환의 하강이 안 되어 있다.

19 제태기간 37주 이전에 출생한 조산아에게 비타민 K를 투여하는 이유는?

① 영양분을 주기 위해서

② 간 기능을 증진시키기 위해서

③ 황달 증상을 방지하기 위해서

④ 감염을 예방하기 위해서

⑤ 혈액응고 과정을 돕기 위해서

해설 비타민 K는 혈액응고 과정을 돕는 역할을 한다.

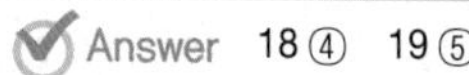
Answer 18 ④ 19 ⑤

20 **영아가 엎드린 자세에서 가슴을 들고 어깨를 피며 목을 가눌 수 있는 시기는?**

① 1개월
② 2개월
③ 3개월
④ 10주
⑤ 7주

해설 영아가 3개월이 되면 엎드린 자세에서 가슴을 들고 어깨를 피며 목을 가눌 수 있게 된다.

21 **유치가 나기 시작할 때의 구강관리로 옳은 것은?**

① 치아의 첫 검진은 만 5세부터 한다.
② 칫솔을 시작하는 시기는 만 7세이다.
③ 3세까지는 아동에게 불소를 도포하여 치아의 부식을 예방한다.
④ 양치는 늦게 할수록 좋다.
⑤ 이가 나는 초기부터 젖은 헝겊에 물을 묻혀 이와 잇몸을 닦아 준다.

해설 영유아의 치아위생

- 유치가 나기 시작하자마자 깨끗한 젖은 수건이나 부드러운 칫솔로 잇몸을 부드럽게 닦는다.
- 치아 문제를 예방하기 위해서 양치를 일찍 시작하는 것이 좋다.
- 어린 영아도 칫솔을 사용할 수 있고 그렇게 하도록 격려한다.

22 **홍역에 걸린 3세 남아 환아가 입원한 첫날부터 불안증세를 보이고 있다. 불안을 일으키는 가장 큰 원인은?**

① 낯선 환경에 대한 공포
② 의료진에 대한 불안
③ 처치 및 치료에 대한 부적응
④ 질병으로 인한 불편감
⑤ 부모로부터의 격리

해설 3세 정도에 나타나는 분리불안은 특히 병원이라는 낯선 환경에서 부모로부터 격리가 되는 것이 가장 큰 원인이다.

Answer 20 ③ 21 ⑤ 22 ⑤

23 **주위 환경에 대한 호기심과 빠른 운동 및 감각적인 발달을 보이는 시기가 영유아기이다. 이러한 시기에 부모가 주의해야 할 점은?**

① 낙상과 사고 방지
② 언어 교육
③ 정서 발달
④ 사회성 발달
⑤ 특성의 개발

해설 낙상 및 사고는 영유아기의 가장 주된 사망 원인이기 때문에 부모가 꼭 예방하고 주의해야 할 점이다.

24 **잦은 설사로 인해 탈수가 예상되는 환아에게 세심하게 살펴야 할 사항은?**

① 지사제를 빨리 먹일 준비를 한다.
② 설사의 횟수와 양상을 관찰한다.
③ 피부를 청결히 하며 같은 체위를 반복한다.
④ 보리차를 많이 먹도록 한다.
⑤ 고칼로리 음식을 준비한다.

해설 탈수가 있는 환아의 간호중재
- 수분 및 전해질을 충분히 공급하여야 한다.
- 대부분 정맥주사로 수분과 전해질을 공급한다.
- 주요 증상의 세밀한 관찰(설사의 횟수와 양상), 격리 및 피부 간호를 한다.
- 피부의 청결과 규칙적인 체위변경을 한다.

25 **설사로 입원한 영아의 간호중재에서 가장 우선적인 것은?**

① 체온
② 피부통합
③ 손실된 칼로리량
④ 매일의 체중 변화
⑤ 공급된 수액량

해설 설사로 입원한 영아의 간호중재에서 가장 중요한 것은 매일 체중 변화를 측정하는 것이다. 정해진 시간마다 같은 도구로 측정해야 한다.

Answer 23 ① 24 ② 25 ④

26 천식이 있는 소아환자에 대한 간호로 옳은 것은?

① 기침 억제제를 투여한다.
② 100% 산소를 흡입한다.
③ 구강으로 수분을 섭취한다.
④ 알레르기를 유발하는 음식과 환경을 피한다.
⑤ 기침 발작시에 앙와위를 취해준다.

해설 천식 환자는 천식을 유발하는 환경을 피하는 것이 가장 좋은 예방법으로 심한 일교차에 노출되지 않도록 하고 알레르겐에 대한 노출을 최소화해야 한다.

27 노인의 질병 특성에 대한 설명으로 옳은 것은?

① 폐활량이 증가한다.
② 질병이 빠르게 회복된다.
③ 기초대사량이 늘어난다.
④ 질병이 급성으로 발생한다.
⑤ 두 가지 이상의 질병을 가지고 있다.

해설 노인의 질병 특성

- 폐활량이 감소한다.
- 질병이 악화와 재발을 반복한다.
- 대부분 만성퇴행성 질환이다.
- 기초대사량이 줄어든다.
- 두 가지 이상의 질병을 가지고 있다.

28 약물의 치료작용이란?

① 약물이 직접 접촉되지 않는 장기에 나타나는 기능의 변동
② 직접 접촉한 장기에 일으키는 고유 약리작용
③ 생명에 위험을 주지 않는 작용
④ 거의 동일한 친화성으로 동일한 약리작용을 나타내는 것
⑤ 약물이 가지고 있는 여러 작용 중에서 질병 치료에 필요로 하는 작용

해설 약물의 치료작용이란 질병 치료에 필요로 하는 작용을 말한다. 반면 독작용 또는 유해작용은 생명에 위험을 주는 작용이다.

Answer 26 ④ 27 ⑤ 28 ⑤

29 **자동적이고 규칙적인 자극을 일으켜 흡기와 호기를 유발하는 호흡중추가 위치하는 곳은?**

① 소뇌 ② 연수
③ 시상하부 ④ 간뇌
⑤ 중뇌

해설 연수에는 흡기중추와 호기중추가 있는 데 흡기중추는 자동적이고 규칙적인 자극을 일으켜 흡기와 호기를 유발한다.

30 **용기에 약물을 넣고 물을 부어 가열하여 성분을 삼출시키는 방법으로 급성질환에 가장 많이 사용되는 것은?**

① 정제 ② 고제
③ 주제 ④ 탕제
⑤ 산제

해설 탕제란 탕약관 또는 기타 용기 중에서 약물을 넣고 물을 부어 가열하여 성분을 삼출시키는 방법으로 급성질환에 많이 사용한다.

31 **침을 맞고 있던 환자가 가슴이 답답하고 어지럽다고 하여 쓰러졌다. 이 증상으로 옳은 것은?**

① 훈침 ② 만침
③ 절침 ④ 혈종
⑤ 체침

해설 훈침의 증상으로는 어지럽고 얼굴색이 하얗게 되며 가슴이 번거롭고 답답하며 토하려고 한다. 심할 경우 졸도를 하며 얼굴색이 창백하고 입술색이 파래지는 경우도 있다.

32 **치과기구 중 입안의 어둡고 보이지 않는 부분을 밝게 하여 구강 내를 관찰하거나 쉽게 치료를 돕는 기구는?**

① 탐침 ② 라이트
③ 치경 ④ 커튼 플라이어
⑤ 스푼 익스카베이터

해설 치경은 진료 시 빛을 반사하여 구강을 직접 관찰하기 위한 기구이다.

Answer 29 ② 30 ④ 31 ① 32 ③

33 **협심증 환자에게 혀 밑에 니트로글리세린 약물을 투여하려고 한다. 환자에게 교육해야 할 사항으로 옳은 것은?**

① 물과 함께 삼키도록 한다.

② 혀 아래에 넣어 녹을 때까지 기다리도록 한다.

③ 약이 녹을 때 혀 아래가 타는 듯한 느낌이 들때는 뱉도록 한다.

④ 약이 다 녹으면 물을 한잔 마시게 한다.

⑤ 약을 먹고 입을 헹구게 한다.

해설 협심증 치료제인 니트로글리세긴은 혀 아래에 넣어 약물이 녹을 때까지 기다리도록 하여 삼키기 않게 한다. 약이 녹을 때 혀 아래가 타는 듯한 느낌이 든다는 것을 교육해야 한다.

34 **심실성 부정맥 치료제이자 국소마취제인 약물은?**

① 헤파린

② 와파린

③ 리도카인

④ 코카인

⑤ 데메롤

해설 리도카인은 감각신경으로부터 전달되는 신경 자극을 억제함으로써 마취를 유도하고 심실성 부정맥 치료제로도 사용된다.

35 **급성간염 환자에게 적용되는 식이는?**

① 고단백, 고탄수화물, 고지방

② 고단백, 고탄수화물, 저비타민

③ 고단백, 고탄수화물, 저지방, 고비타민

④ 저단백, 고탄수화물, 고지방, 고비타민

⑤ 저단백, 저탄수화물, 고지방, 저비타민

해설 급성간염 시의 식이

- 고단백질을 중심으로 고칼로리, 고탄수화물, 고비타민을 권장한다.
- 단, 간성혼수일 때는 단백질 섭취 제한을 권장한다.
- 단백질이 소모될 경우에는 열량을 많이 섭취해야 한다.

Answer 33 ② 34 ③ 35 ③

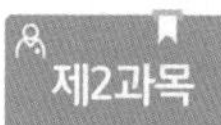

제2과목 보건간호학 개요

36 **모자보건은 매우 중요하다. 그 이유로 옳지 않은 것은?**

① 어린이는 우리나라 미래의 중요한 인적자원이다.
② 모자보건 대상이 전 인구의 약 60~70%이다.
③ 모자보건 대상에게 발생하는 질병을 방치하면 사망률이 높다.
④ 모자보건과 관련된 질환은 대부분 예방이 어렵다.
⑤ 임산부와 영유아는 질병에 취약한 집단이다.

해설 모자보건과 관련된 질환은 대부분 예방을 할 수 있는 질환이기 때문에 중요한 보건사업이다.

37 **40대 천식 환자가 계속 담배를 끊지 못하고 있을 경우 이를 도와주는 가장 효과적인 보건교육 방법은?**

① 상담
② 처벌
③ 보상
④ 집단교육
⑤ 관찰법

해설 상담

- 도움을 필요로 하는 내담자와 전문적 훈련을 받은 상담자와의 대면적 관계에서 수용적이고 구조화된 관계를 형성한다.
- 내담자 자신과 환경에 대해 의미있는 이해를 증진함으로써 내담자의 자기이해, 의사결정 및 문제해결이 이루어지도록 상담자가 전문적으로 도와주는 과정이다.

38 **다음 중 집단토의의 장점으로 옳은 것은?**

① 높은 경제성
② 대상자의 많은 참여
③ 낮은 상호 이해도
④ 대상자들의 수동적 참여의 유도
⑤ 민주적 회의 능력의 배양

해설 그룹 토의의 장점

- 교육목표 도달에 능동적으로 참여하게 한다.
- 민주적 회의 능력을 배양시킨다.
- 학습 의욕을 고취시킨다.
- 양보와 협력하는 사회성과 상호 이해도 및 타인에 대한 수용력이 길러진다.

Answer 36 ④ 37 ① 38 ⑤

39 고2 청소년들을 대상으로 흡연이나 음주 등에 대해 다양한 전문가들의 찬반 토론을 듣고 태도 변화를 유도하고자 할 때 가장 효과적인 보건교육 방법은?

① 시범 ② 브레인스토밍
③ 심포지엄 ④ 견학
⑤ 패널토의

해설 패널토의란 충분한 지식을 가진 소수의 전문가들이 다수의 청중 앞에서 그룹 토의를 하는 방법으로 선정된 발표자가 자신의 정해진 시간 내에서 의견을 발표하고 참여한 청중들은 전문가의 토론을 들으면서 지식을 얻기도 하고 태도 변화를 유발할 수 있다.

40 만성신부전 환자의 퇴원 교육 중 하나로 복막투석 방법을 하려고 한다. 옳은 교육방법은?

① 시범 ② 토의
③ 웹기반 학습 ④ 심포지엄
⑤ 브레인스토밍

해설 시범 교육
- 말이나 토의로 불가능한 기술의 습득인 경우 실제 물건이나 자료를 가지고 시범하는 방법이다.
- 동기유발이 용이하여 대상자가 경험이 없어도 직접 눈으로 보고 배우는 것이기 때문에 학습목표 도달이 용이하다.

41 교육대상이 실제 상황을 관찰하여야 할 때 선택하는 교육방법으로 옳은 것은?

① 견학 ② 시범
③ 강의 ④ 토론
⑤ 전시

해설 견학
- 학습장소를 일정한 장소가 아닌 실제 현장으로 옮겨서 직접 관찰을 통하여 목표한 학습을 유도하려는 방법으로 실생활에 적용이 쉽다.
- 실제 상황을 관찰하여야 할 필요가 있을 때 선택한다.

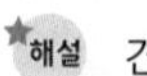Answer 39 ⑤ 40 ① 41 ①

42 사회보장에 대한 설명으로 옳은 것은?

① 사회보험은 소득보장과 의료보장이 있다.
② 의료보장과 사회적 연대책임과 관련성이 없다.
③ 사회보장에는 최저 생활의 보장기능이 없다.
④ 의료보장은 소득보장이다.
⑤ 공공부조는 의료보험이다.

해설 사회보장
- 의료보장은 사회적 연대책임과 관련성이 높다.
- 사회보험은 소득보장과 의료보장으로 구분된다.
- 사회보장에는 최저 생활의 보장기능이 있는 공공부조가 있다.
- 의료보장은 소득보장과 분리되어 있다.
- 공공부조에는 의료급여가 포함되어 있고 기초생활보장보험이 있다.

43 보험료의 부담 능력이 없는 저소득층의 의료를 공공부조 방식으로 보조하는 제도로 옳은 것은?

① 의료급여
② 건강보험
③ 사보험
④ 사회보험
⑤ 산업재해보험

해설 보험료 부담이 없는 저소득층 사람에 대해 공공부조 방식으로 의료를 보장하는 것이 의료급여이다.

44 다음 중 의료급여에 포함되는 성격으로 옳은 것은?

① 강제적 성격
② 소득의 재분배
③ 공공부조
④ 전 국민의 의무 가입
⑤ 사회연대책임

해설 공공부조의 성격이 옳은 답이며 나머지는 사회보험에 속하는 내용이다.

Answer 42 ① 43 ① 44 ③

45 우리나라는 본인일부부담제도를 실시하고 있다. 이에 대한 설명으로 옳은 것은?

① 노령층이나 어린이에게 본인일부부담금을 제공해주는 제도

② 보험부담 능력이 없는 자에게 국가가 일정 비율을 환원하는 제도

③ 진료비 일정 부분을 감량하는 제도

④ 의사의 재량으로 진료비용을 감해 주는 제도

⑤ 본인에게도 부담을 줌으로써 불필요한 의료 서비스를 이용하지 않게 하는 제도

해설 우리나라의 건강보험제도 중 본인일부부담제도란 의료기관 이용 시 본인에게 보험료의 일부를 부담시키는 방법이다. 이유는 지나치게 불필요한 의료 서비스의 이용 및 남발을 방지하기 위함이다.

46 다음 중 장기요양급여 중 재가급여에 속하는 것은?

① 노인요양시설

② 노인공동요양시설

③ 방문 목욕

④ 가족요양비

⑤ 특례요양비

해설 재가급여의 종류

- 방문 요양(가정 등을 방문해 신체활동과 가사활동 지원)
- 방문 목욕, 방문 간호, 주 · 야간 보호, 단기보호

47 실내 공기의 오염 정도를 나타내는 지표는?

① 오존

② 아황산가스

③ 매연

④ 이산화질소

⑤ 이산화탄소

해설 이산화탄소

- 공기 중 0.03%를 차지한다.
- 무색, 무취의 가스로 약산성을 나타내며 실내 공기의 오탁도 판정기준으로 사용된다.
- 군집독을 발생시키는 요인으로 작용한다.

Answer 45 ⑤ 46 ③ 47 ⑤

48 밀즈 라인케 현상으로 옳은 설명은?

① 수질오염을 예방하기 위한 화학적 현상이다.
② 하수도 관리에 소요되는 물리적인 처리과정이다.
③ 외국에서 처음 실시된 하수처리 방법이다.
④ 지하수 정화현상 중 하나로 하수도를 체계적으로 관리하는 방법이다.
⑤ 상수도 관리로 인한 수인성 감염병 환자의 발생률이 감소하는 현상이다.

해설 밀즈 라인케 현상
- 1893년 미국의 밀즈가 로렌스 시의 물을 여과 급수하여 장티푸스, 이질, 설사, 장염 등의 환자 및 사망자가 감소하였다.
- 독일의 라인케도 강물을 여과하여 함부르크 시민에게 공급한 결과 동일한 결과를 얻게 되어 이 두 가지 현상을 밀즈 라인케 현상이라고 한다.

49 음료수의 세균학적 검사에서 일반 세균수의 허용 한계로 옳은 것은?

① 1cc 중 100마리 이하
② 50cc 중 하나도 없을 것
③ 10cc 중 100마리 이하
④ 100cc 중 하나도 없을 것
⑤ 50cc 중 10cc 이하

해설 일반 세균수
- 1cc 중에 함유된 균으로 보통 한천 배지에 집락을 형성할 수 있는 세균의 총수이다.
- 음료수의 일반 세균수 허용한계는 1cc 중 100마리 이하이다.

50 수인성 감염병으로 옳은 것은?

① 콜레라, 장티푸스, 세균성 이질
② 뇌염, 뇌수막염, 풍진
③ 디프테리아, 풍진
④ 황열, 뎅기열, 뇌염
⑤ 야토병, 디프테리아

해설 **수인성 감염병** : 장티푸스, 파라티푸스, 세균성 이질, 아메바성 이질, 콜레라, 소아마비, 유행성 간염 혹은 기생충 감염

Answer 48 ⑤ 49 ① 50 ①

51 담배나 술을 끊고 싶다는 생각이 전혀 없는 단계의 사람에게 어떤 프로그램을 적용시켜야 하는가? (변화단계 이론을 적용하여)

① 흡연, 음주의 유해성에 대한 정보를 제공하고 금연 절주에 대해 동기부여를 한다.
② 자신의 흡연이나 음주 행위를 관찰하고 인식하여 금연 및 절주에 대한 준비를 할 수 있도록 보조한다.
③ 구체적인 도움을 제공하고 다양한 금연, 절주 전략에 대한 정보를 제공한다.
④ 흡연, 음주 욕구와 금단 증상에 대처할 수 있는 전략을 제공한다.
⑤ 흡연, 음주의 유혹 대처법을 교육한다.

해설 아직 담배나 술을 끊고 싶다는 생각이 전혀 없는 단계는 계획이전단계로, 이때는 흡연이나 음주의 유해성에 대한 정보를 제공해 주고 금연 및 절주에 대한 동기부여를 한다.

52 영유아 보건사업의 내용으로 옳게 짝지어진 것은?

① 약물 오남용 관리, 예방접종, 만성질환 관리
② 예방접종, 안전방지, 영양지도
③ 만성질환 관리, 재활보건, 정신보건
④ 안전방지, 방문보건, 만성질환 관리
⑤ 영양지도, 건강상담, 관절염 관리

해설 영유아 보건사업
- 건강 생활실천(영양지도, 건강상담, 운동, 구강상담)
- 예방접종, 사고예방, 안전방지, 성장 발달 검사

53 1차적 예방 대책에 포함되는 것은?

① 당뇨병 환자의 철저한 식이요법
② 흉부선을 이용한 결핵의 발견
③ 건강 유지 및 질병예방
④ 사회생활 복지 및 사회복귀 훈련
⑤ 장애가 남는 사람들의 신체 기능 회복

Answer 51 ① 52 ② 53 ③

해설 1차적 예방
- 예방접종, 산전간호, 건강 유지
- 질병예방, 건강증진, 보건교육
- 환경위생 개선, 개인청결 유지

54 **감염의 발생 양상 중 환자와 환자와의 전파 경로가 확실치 않고 장소와 시간을 달리하여 드문드문 발생하는 것은?**

① 유행성 ② 토착성
③ 범유행성 ④ 산발성
⑤ 주기성

해설 산발성이란 환자와의 전파 경로가 확실치 않고 장소와 시간을 달리하여 드문드문 발생하는 감염병으로 대표적인 질병으로 렙토스피라증이 있다.

55 **병원체가 인체에 침입했으나 임상 증상이 나타나지 않고 병원체를 배출하는 보균자는?**

① 현성 감염자 ② 불현성 감염자
③ 회복기 보균자 ④ 잠복기 보균자
⑤ 건강보균자

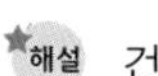

해설 건강보균자
- 병원체에 의해 감염되고도 처음부터 전혀 증상을 나타내지 않고 발병하지 않는 경우를 말한다.
- 병원체를 배출하는 보균자이며 감염병 관리상 관리가 매우 어렵다.
- 디프테리아, 폴리오, 일본뇌염 등이 있다.

56 **생후에 모유에서 항체를 받는 방법인 면역방법은?**

① 자연수동면역 ② 인공수동면역
③ 자연능동면역 ④ 인공능동면역
⑤ 선천면역

해설 자연수동면역은 태아가 모체의 태반을 통해 항체를 받거나 생후에 모유에서 항체를 받는 방법으로 생후 차차 없어지며 4~6개월 정도 지속된다.

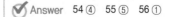

Answer 54 ④ 55 ⑤ 56 ①

57 생균백신에 해당되는 것은?

① 홍역 ② 콜레라
③ 페스트 ④ 백일해
⑤ B형간염

 생균백신
- 병원 미생물의 독력을 약하게 만든 생균의 현탁액
- 홍역, 결핵, BCG, 풍진, 볼거리, 탄저병, 황열, 인플루엔자(생균), 광견병, 일본뇌염

58 처음 입 주위 근육의 수축으로 인한 개구 불능이 나타나며 경직에 따른 통증을 수반하는 감염병은?

① 풍진 ② 말라리아
③ 파상풍 ④ 장티푸스
⑤ 홍역

 파상풍
- 처음에 입 주위 근육의 수축으로 인한 개구 불능이 나타나며 경직에 따른 통증을 동반한다.
- 복부강직, 후궁반장, 호흡근육 경직에 의한 호흡곤란 등이 나타난다.
- 아관긴급, 후궁반장, 조소 등의 3대 증상이 나타난다.

59 오염된 주사기를 통해 발생할 수 있는 감염성 질환은?

① 혈청성 B형간염 ② 소아마비
③ 백일해 ④ 파라티푸스
⑤ 장티푸스

 혈청성 B형간염의 전파방법
- 오염된 혈액이나 혈장, 혈청을 주사했을 경우
- 오염된 주사기, 바늘, 기타 의료기구에 찔렸을 때
- 수직감염, 정액, 체액 등을 통해서 감염되었을 때

Answer 57 ① 58 ③ 59 ①

60 **처음에는 보통 발진이 나타나고 시간이 경과하면서 수포로 변하고 나중에는 딱지가 되는 감염성 질환은?**

① 풍진 ② 홍역
③ 수두 ④ 두창
⑤ 성홍열

해설 수두는 발진이 나타나기 전 1~2일간 열, 식욕부진, 두통, 권태감 등의 증상이 나타났다가 발진이 생기고 시간이 경과되면서 수포로 변하고 딱지가 앉는다.

61 **홍역의 간호중재로 옳지 않은 것은?**

① 예방접종이 가장 중요하다.
② 발진이 나타나면 1주일은 격리해야 한다.
③ 모든 사람에게 감수성이 있는 것은 아니다.
④ 회복기에서 1주일 이후 운동이 가능하지만 외출 시에 감기에 걸리지 않게 한다.
⑤ 예방접종을 실시할 수 없는 경우에는 감마 글로블린을 사용한다.

해설 홍역은 모든 사람이 감수성이 있다. 또한 한번 걸리면 영구면역의 특징이 있다.

62 **결핵약을 복용하는 때는 언제가 가장 적절한가?**

① 아침에 일어나서 식전 공복 시 ② 아침식사 후
③ 점심식사 후 ④ 저녁식사 후
⑤ 아무 때나

해설 결핵약은 아침에 일어나서 식전 공복 시에 약물을 복용하는 것이 가장 적절하다.

63 **가족 중 결핵 환자가 있을 경우 신생아의 BCG 접종시기는?**

① 출생 즉시 ② 4주 이내
③ 1주 이내 ④ 2주 이내
⑤ PPD 접종하여 음성인 경우

해설 가족 중 결핵 환자가 있을 경우 신생아의 BCG 접종 시기는 출생 즉시해야 한다.

Answer 60 ③ 61 ③ 62 ① 63 ①

64 에어컨의 청소와 저수탑 등의 소독을 철저히 하여 예방해야 하는 질병은?

① 탄저병
② 쯔쯔가무시병
③ 레지오넬라증
④ 렙토스피라증
⑤ 유행성출혈열

해설 레지오넬라증은 오염된 물이나 저수탑 등의 균이 비말 형태로 인체에 흡입되어 전파되는 질병이다.

65 성적 접촉에 의해 전파되는 전파성 질환인 STD에 속하는 질환이 아닌 것은?

① 매독
② 임질
③ 연성하감
④ 결핵
⑤ 첨규콘딜롬

해설 성적 전파성 질환(sexual transmitted disease)

- 매독
- 임질
- 연성하감
- 클라미디어 감염증
- 성기단순포진
- 첨규콘딜롬
- 비임균성 요도염

66 중동지역에서 최초로 발생하며 38도 이상의 고열을 대표하는 호흡기 감염병은?

① 말라리아
② 결핵
③ 뇌수막염
④ 신종플루
⑤ 중동호흡기증후군

해설 중동호흡기증후군(MERS)

- 코로나 바이러스의 인체 감염에 의한 급성 호흡기 감염병
- 38도 이상의 발열과 기침, 호흡곤란 등의 호흡기 증상
- 두통이나 오한, 인후통, 콧물, 근육통
- 복통, 설사, 식욕부진 등의 소화기 증상
- 증세가 심해지면 호흡부전이나 패혈성 쇼크, 다발성 장기부전 등의 합병증, 급성 신부전증

Answer 64 ③ 65 ④ 66 ⑤

67 **감염되었던 담수어를 조리한 오염된 칼이나 도마로 인해 그 충란을 섭취할 경우 인체에 감염되는 기생충 질환은?**

① 요충
② 회충
③ 장흡충증
④ 폐흡충증
⑤ 편충증

해설 **장흡충증**

- 주로 은어 중 감염된 담수어를 회로 먹었을 경우, 또 감염되었던 담수어를 조리한 오염된 칼이나 도마의 영향으로 그 충란을 섭취하면서 인체에 감염된다.
- 무증상인 경우가 대부분이며 면역이 저하된 자에게 증상이 나타나는 경우가 있다.
- 감염 후 7~8일 정도 지나면 성충으로 자라 설사, 복통, 고열, 복부 불쾌감, 소화불량, 식욕부진, 피로감 등의 증상을 일으키며 흡수장애 증후군 등 합병증을 일으키기도 한다.

68 **성병 환자를 교육하는 간호조무사의 태도로 옳은 것은?**

① 성병은 한 번 감염되면 영구면역이 된다는 것을 교육한다.
② 성병 환자의 방문 시 단독으로 시행한다.
③ 부부 중 감염된 사람만 치료받게 한다.
④ 격리기관으로 이송시켜야 한다.
⑤ 건전한 성생활을 유지하도록 하고 성교 시 콘돔을 사용하도록 한다.

해설 **성병 환자 교육**

- 조기치료를 강조하며 환자 발견에 힘쓴다.
- 성병은 감염되고 치료하면 완치할 수 있으나 재감염될 수 있으므로 조심해야 한다.
- 임신 중 성병에 감염될 경우 태아에게 청력, 시력 이상 등 장애 및 여러 가지 질환을 일으킬 수 있다.
- 임신 중 발견될 경우 완치가 가능하며 부부가 꼭 같이 치료받아야 함을 강조해야 한다.
- 환자로 의심되면 즉시 치료할 수 있도록 하고 격리할 필요까지는 없다.

69 **만성질환의 위험 요인으로 옳은 것은?**

① 정치적 요인
② 운동적 요인
③ 문화적 요인
④ 생활습관적 요인
⑤ 성별적 요인

Answer 67 ③ 68 ⑤ 69 ④

해설 만성질환 발생의 관여 요소

- 유전적 요인
- 습관적인 요인
- 영양상태 요인
- 심리적 요인
- 직업적 요인
- 사회 · 경제적 요인
- 기호의 요인
- 환경 요인
- 지역적 요인

70 당뇨병 환자의 발관리 방법으로 옳은 것은?

① 차가운 물과 비누로 매일 닦는다.

② 꽉 맞는 신발을 신도록 한다.

③ 발톱을 자를 경우 둥글게 닦는다.

④ 바셀린이나 로션을 바르지 않도록 한다.

⑤ 매일 발을 점검하며 상처가 나지 않도록 주의한다.

해설 당뇨병 환자의 발관리

- 따뜻한 물과 비누로 매일 닦는다.
- 잘 맞는 편안한 신발을 신게 한다.
- 매일 발을 점검하며 상처가 나지 않도록 한다.
- 발톱은 줄로 다듬거나 똑바로 자른다.
- 바셀린이나 로션을 발라 준다.
- 티눈이 생기면 병원에 가서 치료받도록 한다.

제4과목 실기

Nurse Assistant

71 사람에게 물려서 생긴 상처의 가장 적절한 응급처치는?

① 상대방의 타액으로 상처를 깨끗이 세척한다.

② 심장 부위의 맥박상태를 관찰한다.

③ 죽은 조직을 제거하고 상처를 봉합한다.

④ 환부를 깨끗이 소독만 한다.

⑤ 광범위한 항생제를 투여하고 필요 시 파상풍 예방접종을 해야 한다.

Answer 70 ⑤ 71 ⑤

해설 사람에게 물린 교상의 응급처치
- 환부의 세균배양 검사를 시행한다.
- 말초 부위의 신경혈관 상태를 관찰한다.
- 상처를 철저히 세척하고 청결하게 유지한다.
- 죽은 조직을 제거하고 광범위 항생제를 투여한다.
- 필요시 파상풍 예방접종을 한다.
- 얼굴의 상처를 제외한 나머지 상처는 봉합하지 않는다

72 **기도폐쇄로 인한 인공호흡을 실시하려고 하는 환자에게 가장 먼저 해야 할 응급처치는?**

① 기도를 개방한다.
② 맥박수를 측정한다.
③ 의식을 확인한다.
④ 동공의 크기를 살핀다.
⑤ 이물질을 제거한다.

해설 기도폐쇄로 인한 응급상황에서의 첫 번째 우선순위는 기도 유지이다. 3~5분 동안의 기도폐쇄로 인한 저산소증으로 사망할 수 있다.

73 **심장질환이 의심된 환자의 요골맥박이 110회로 측정되었을 경우 간호조무사가 취해야 할 행동으로 적절한 것은?**

① 체온과 호흡수를 주의 깊게 관찰한다.
② 심첨맥박을 측정하여 맥박결손을 측정한다.
③ 대퇴맥박을 측정하여 맥박결손을 측정한다.
④ 부정맥이기 때문에 스테로이드를 투여한다.
⑤ 에피네프린을 투여한다.

해설 심장이 이상이 있는 환자의 요골맥박 측정 결과가 불안정하다면 심첨맥박을 측정해야 한다. 심첨맥박 시 맥박의 강도와 규칙성 등을 평가하면서 측정한다.

74 **간호조무사의 손에 혈액이나 환자의 체액이 묻었을 경우 감염 예방을 위한 적절한 손 위생법은?**

① 소독솜으로 닦아낸다.
② 1분간 흐르는 물에 씻어낸다.

Answer 72 ① 73 ② 74 ⑤

③ 소독수에 1분간 담가둔다.

④ 소독제 묻는 솔로 3분간 문지른 후 손을 씻는다.

⑤ 흐르는 물에 비누를 사용하여 15초 동안 씻는다.

해설 간호조무사의 손에 환자의 혈액이나 체액이 묻었을 경우 흐르는 물에 비누를 사용하여 15초 동안 씻는다.

75 **활동성 결핵 환자가 입원하고 있는 격리병실에서 감염예방을 위해 간호조무사가 지켜야 할 규칙은?**

① 결핵 환자는 역격리가 필요한 대상자이다.

② 격리병실에서 사용된 매트리스는 재사용이 금지된다.

③ 손을 씻은 후 수도꼭지는 알코올로 소독한다.

④ 격리가운을 격리병실 안에 걸어 두어야 할 때는 가운의 내면을 겉으로 나오게 한다.

⑤ 격리병실에서 사용된 쓰레기는 이중 포장법을 이용해 버려야 한다.

해설 격리병실에서의 간호조무사가 지켜야 할 것

- 격리병실 안에서 격리가운을 걸어 두어야 할 때는 가운의 외면(오염된 부분)을 겉으로 나오게 한다.
- 격리병실의 오염된 물품은 폐기용 봉투에 넣어 분리수거하며 주위 환경을 오염시킬 가능성이 있는 쓰레기 등은 이중 포장법을 하여 버린다.
- 손을 씻은 경우에는 아무것도 만지면 안 된다.
- 역격리란 감염에 민감한 사람을 위해 주위 환경을 무균적으로 유지하는 것으로 결핵 환자는 역격리에 해당되지 않는다.

76 **감염병 환자를 간호할 경우 마스크를 바꿔 써야 할 경우로 옳은 것은?**

① 마스크를 쓴 지 30분 경과되었을 때

② 마스크를 쓴 지 1시간이 경과되었을 때

③ 마스크를 쓴 채 기침을 많이 할 때

④ 마스크를 손으로 만졌을 때

⑤ 마스크를 쓴 지 2시간 이상 경과되었을 때

해설 마스크 교환 시기

- 마스크를 쓴 지 2시간 이상 경과되었을 때
- 발한으로 마스크가 습기가 찼을 때
- 간호를 마친 후
- 환자가 간호사의 얼굴에 대고 기침을 했을 때
- 감염병 환자와 가까이 접촉했을 때

Answer 75 ⑤ 76 ⑤

77 대변 잠혈검사를 할 경우 검사물 채취에 대한 내용으로 옳은 것은?

① 검사 전날 관장을 한다.

② 검사 당일 아침 관장을 한다.

③ 12시간 동안 냉장고에 보관한다.

④ 받는 즉시 검사실로 보낸다.

⑤ 24시간 동안 냉장고에 보관한 후 검사실로 보낸다.

해설 대변 잠혈검사는 잠재성 출혈 검사로 뚜껑 있는 채변 용기에 대변을 받아 뚜껑을 닫은 뒤 마르지 않게 한 후 즉시 검사실로 보낸다.

78 통목욕을 하는 동안 환자가 쓰러졌을 경우 올바른 간호중재법은?

① 먼저 앉은 자세로 환자를 부축한다.

② 목용통의 물을 빼고 머리를 높여 준다.

③ 환자를 물통에서 나오게 하고 바닥에 똑바로 눕힌다.

④ 환자의 머리를 물 속에서 나오게 하고 잠시 쉬게 한다.

⑤ 목욕통의 물을 빼고 머리를 낮추어 주고 다리를 높여 준다.

해설 통목욕을 하던 중 어지러운 증세를 호소하거나 졸도할 경우 통의 물을 먼저 빼고 머리를 수평으로 유지하거나 낮추어 주고 다리는 높여 준다.

79 수술을 마치고 돌아온 환자에게 무릎까지 올라오는 스타킹을 신게 하였다. 어떤 합병증을 예방하기 위함인가?

① 오심과 구토

② 두통

③ 폐염

④ 혈전성 정맥염

⑤ 무기폐

해설 수술 후 스타킹을 신게 하는 이유는 정맥울혈을 예방하여 혈전성 정맥염을 예방하기 위함이다.

Answer 77 ④ 78 ⑤ 79 ④

80 **임신 28주가 되는 임신부가 태아의 성별을 궁금해할 때 의사는 어떤 원칙으로 진료해야 하는가?**

① 성별을 모두에게 알려준다.
② 성별을 알게 할 수 있는 기준은 임신 30주이다.
③ 성별을 알게 하면 자격 취소에 해당한다.
④ 담당의사는 성별을 알게 해서는 안 된다.
⑤ 산모에게만 알려준다.

해설 의료인은 임신 32주 전에 임부를 진찰하거나 검사하면서 알게 된 태아의 성을 임부, 임부의 가족, 그 밖에 다른 사람이 알게 해서는 안 되며, 알려 주게 되면 자격정지 처분이 내려진다.

81 **심장혈관 조형술을 받고 침상 안정 중인 흉통 환자가 호흡곤란을 호소할 경우 가장 적절한 체위는?**

① 복위
② 슬흉위
③ 반좌위
④ 좌측위
⑤ 앙와위

해설 좌위 및 반좌위는 폐가 확장되어 환기 능력을 도와줄 수 있기 때문에 호흡곤란 시 적절한 체위이다.

82 **변비를 호소하는 대상자에게 식이요법, 운동요법, 관장을 처방했으나 대변이 직장벽에 꽉 차 있어 배출되지 않고 괴로워하고 있다. 이러한 배변 문제를 무엇이라고 하는가?**

① 치질
② 설사
③ 고창
④ 분변매복
⑤ 장폐색

해설 분변매복이란 변이 직장에 끼어 배출되지 못하는 현상으로 관장으로도 실패할 경우, 집게 손가락에 윤활제를 바른 후 항문 속으로 삽입하여 제거하는 finger enema 법을 해야 한다.

Answer 80 ④ 81 ③ 82 ④

83 **수혈로 인한 사망의 경우 신고를 하는 기간은?**

① 보건복지부장관에게 15일 이내
② 보건복지부장관에게 1주일 이내
③ 지체없이
④ 보건복지부장관에게 20일 이내
⑤ 보건복지부장관에게 3일 이내

해설 특정 수혈부작용 신고주기는 보건복지부장관에게는 15일 이내 신고해야 하며 수혈로 인한 사망의 경우 지체없이 신고해야 한다.

84 **교통사고로 응급실에 실려온 60대 남성에게 "여기가 어디인지 아시겠습니까?"라고 질문했을 때 "모른다"고 대답하였다. 이때의 의식상태는 어느 단계에 해당하는가?**

① 명료
② 기면
③ 착란
④ 혼미
⑤ 혼수

해설 착란이란 사람이나 장소 시간에 대한 지남력 장애가 발생하는 단계이다.

85 **편도선 절제술을 받은 대상자에게 수술 부위의 출혈과 염증 증상을 완화시킬 수 있는 식이는?**

① 따뜻한 보리차
② 금식
③ 미음
④ 아이스크림
⑤ 플레인 요구르트

해설 편도선 절제술 후에는 차고 부드러운 식이로 출혈과 염증 및 통증을 줄이는 간호를 제공해야 한다.

86 **17세의 고등학생 김군은 달리기 대회에서 발목이 삐긋하면서 넘어졌다. 통증이 있으면서 계속 부어올라 보건실로 갔는데 이때 보건교사가 적용할 수 있는 간호중재는?**

① 얼음팩 적용
② 더운팩 적용
③ 항생제 투여
④ 다리 올리기
⑤ 진통제 투여

해설 관절이 삐었을 때 부종을 감소시키고 타박상에도 효과가 있다.

Answer 83 ③ 84 ③ 85 ④ 86 ①

87 **천식으로 입원한 40세의 김씨가 호흡곤란 증상을 나타내며 맥박 산소측정기 결과 산소 포화도가 70%가 확인되었다. 이때 나타날 수 있는 증상으로 옳지 않은 것은?**

① 불안감 ② 청색증
③ 안절부절 못함 ④ 호흡보조근 사용
⑤ 홍조

해설 산소포화도가 70%이면 저산소증으로 청색증, 흉골늑간의 퇴축, 빠른 맥박, 기좌호흡, 코 벌렁거림, 호흡보조근의 사용, 졸음, 혼미, 혼수 등의 상태가 나타난다.

88 **당뇨병으로 인해 발의 하지절단 수술 예정인 서씨에게 수술 후 말단 부위에 적용될 붕대법은?**

① 환행대 ② 회귀대
③ 유방바인더 ④ T 바인더
⑤ 8자대

해설 회귀대는 절단 부위와 말단 부위에 적용한다.

89 **교통사고 현장에서 다음 중 전신부목을 해야 할 대상자는?**

① 다리골절 ② 척추골절
③ 발목염좌 ④ 왼쪽 팔 골절
⑤ 대퇴 찰과상

해설 골절은 고정이 일반적인 원칙이며 이때 척추골절 시 전신부목을 해야 한다.

90 **다음 검체물들 중 냉장고에 넣지 않고 실온에 보관해야 하는 것은?**

① 소변 ② 대변
③ 혈액 ④ 뇌척수액
⑤ 객담

해설 혈액이나 소변, 객담, 대변 등은 냉장고에 보관이 가능하되 뇌척수액은 실온에 보관해야 한다.

Answer 87 ⑤ 88 ② 89 ② 90 ④

91 **방문 손잡이를 돌릴 때 통증이 느껴졌다면 이때 사용한 손목의 관절 가동범위로 옳은 것은?**

① 회전
② 회외
③ 내전
④ 외전
⑤ 신전

해설 회외란 전완을 회전하여 손바닥을 앞쪽으로 돌려 요골과 척골이 나란히 되도록 하는 운동으로 무거운 물체를 들거나 방문 손잡이를 돌릴 때 통증이 느껴질 수 있다.

92 **상기도 문제가 있는 환자를 간호할 때 우선적으로 고려되어야 할 사항으로 옳은 것은?**

① 필요할 때마다 흡인을 해주어야 한다.
② 수분 섭취를 권장하도록 한다.
③ 기도를 유지시켜야 한다.
④ 바른 자세를 취해주어야 한다.
⑤ 생리식염수로 입안을 헹구도록 해야 한다.

해설 상기도에 문제가 있는 경우 우선적으로 기도를 유지시켜야 한다.

93 **친수성 분자가 배액을 흡수하고 젤을 형성하여 상처 표면을 습하게 유지시켜 주는 드레싱으로 옳은 것은?**

① 거즈 드레싱
② 친수성 젤 드레싱
③ 투명 드레싱
④ 친수성 콜로이드 드레싱
⑤ 투명 드레싱

해설 친수성 콜로이드 드레싱은 친수성 분자가 삼출물을 흡수하고 젤을 형성하여 상처 표면을 촉촉하게 유지하며 소수성 폴리머 성분이 병원균의 침투를 예방하여 감염 위험을 감소시켜 준다.

94 **앙와위로 많은 시간을 누워있는 환자의 욕창 호발 부위로 옳은 것은?**

① 대전자 부위
② 견갑골, 천골
③ 무릎 부위
④ 귀, 흉선
⑤ 발가락

해설 앙와위 환자의 욕창 호발 부위에는 후두골, 견갑골, 팔꿈치, 천골, 발꿈치, 미골, 등뼈 등이 있다.

Answer 91 ② 92 ③ 93 ④ 94 ②

95 **석고 붕대를 한 환측에 말단 무감각증을 호소하는 환자가 있을 경우 간호조무사의 올바른 중재법은?**

① 마사지나 보온을 해준다.
② 석고가 마를 때까지 기다리도록 한다.
③ 체위를 변경시킨다.
④ 간호사에게 보고한다.
⑤ 영양을 공급시킨다.

해설 석고 붕대 환자의 간호 시 보고해야 할 사항
- 장기적인 오심이나 구토, 복부 팽만, 막연한 복통
- 발톱의 청색증, 동통, 부종
- 피부의 차고 저리는 증상
- 피부의 무감각증
- 석고 붕대 주위의 열감이 있거나 이상한 냄새가 날 경우 감염을 의심해야 한다.

96 **전신마취로 수술을 시작하려고 하는 환자를 병동에서 수술실로 옮길 때 옳은 이동방법은?**

① 혼자 걸어갈 수 있으면 혼자 걷게 한다.
② 휠체어에 태워 보호자와 함께 가게 한다.
③ 부축하여 함께 간다.
④ 운반차에 태워 보호자와 함께 가게 한다.
⑤ 운반차로 운반하되 간호조무사는 환자의 머리쪽에 선다.

해설 수술날 환자 운반은 운반차로 운반하되 간호조무사는 환자의 머리 쪽에 선다.

97 **위암으로 위 절제술을 한 43세의 여자 환자는 수술 부위 통증으로 인해 전혀 움직이지 않고 있으며 얕은 호흡을 하고 있다. 구강체온이 38도 이상으로 측정되었다. 옳은 간호 중재법은?**

① 심호흡 및 기침을 하게 하고 공 올리기 풍선을 시간마다 불게 한다.
② 의사에게 보고하여 광범위 항생제를 사용하도록 한다.
③ 2시간마다 체위변경을 하도록 한다.
④ 구강으로 수분을 공급한다.
⑤ 정맥으로 수액 공급을 증가시킨다.

해설 수술 후 합병증의 하나인 무기폐로 열이 발생하게 된다. 이때 심호흡과 기침을 하게 하고 공 불기를 하여 폐의 확장을 도와야 한다.

Answer 95 ④ 96 ⑤ 97 ①

98 **4개월 된 영아에게 근육주사를 놓으려고 한다. 이때 근육주사 부위로 옳은 것은?**

① 내측광근
② 둔부의 배면
③ 둔부의 복면
④ 외측광근
⑤ 삼각근

해설 근육주사 부위로는 둔부의 배면과 복면, 삼각근의 중간, 대퇴의 외측광근이며 주로 영아는 외측광근을 사용한다.

99 **항생제 투여 시 반응 검사, 투베르쿨린 반응 검사 등에 사용되는 주사법은?**

① 피하주사
② 정맥주사
③ 피내주사
④ 근육주사
⑤ 척수강내 주사

해설 피내주사는 투베르쿨린 반응이나 알레르기 반응 등 질병의 진단 또는 항생제 등 약물의 과민반응 검사를 하기 위함이다.

100 **호스피스 간호의 목적으로 옳은 것은?**

① 통증의 고통에서 벗어나게 하기 위함이다.
② 말기 환자를 치료하기 위함이다.
③ 수명을 연장하기 위함이다.
④ 환자에게 편안감을 주고 환자의 가족을 지지하기 위함이다.
⑤ 환자의 환경을 안정시켜 주기 위함이다.

해설 호스피스 간호의 목적
- 동통을 경감시킨다.
- 신체적인 안위를 제공한다.
- 질병의 증상을 조절하거나 경감시키는 지속적인 간호를 제공한다.
- 환자, 가족 및 친구들에 대한 사회적, 정서적, 영적인 지지를 한다.
- 임종 환자의 존엄성을 인정하고 평화롭고 안정된 삶을 살다가 죽음을 준비할 수 있게 돕는다.
- 환자로 하여금 가능하고 평안하고 위엄있는 자연스러운 죽음을 경험하도록 돕고 가족과 함께 있도록 해준다.
- 사후에 가족의 대응을 돕는다.

Answer 98 ④ 99 ③ 100 ④

간호조무사 실전평가문제집

제8회 실전평가문제

제8회 실전평가문제

제1과목 기초간호학 개요

Nurse Assistant

01 다음 중 환자의 주관적 자료에 속하는 것은?

① 소양감
② 얼굴 색깔
③ 체온
④ 혈압
⑤ 부종

해설 환자의 자료
- **주관적 자료** : 대상자에 의해서만 지각되는 정보로 소양감, 통증, 현기증 등으로 환자가 호소하는 것이다.
- **객관적 자료** : 타인에 의해 관찰되거나 확인할 수 있는 정보로 환자에게서 나오는 검사결과나 관찰 등이다.

02 간호기록의 원칙 중 옳게 설명하고 있는 것은?

① 앞의 근무자가 작성하지 않았을 경우 빈칸으로 남겨 둔다.
② 간호행위에 대하여 구체적으로 최대한 길게 설명하여 기록한다.
③ 간호행위를 하기 전에 기록해도 된다.
④ 연필로 작성해도 된다.
⑤ 정확하고 사실에 기초하여 작성한다.

해설 간호기록의 원칙
- 빈칸을 남기지 말아야 하고 완전해야 하고 의사소통의 시간절약을 위해 간결해야 한다.
- 간호행위 후에 기록한다.
- 관찰 내용을 간호사가 해석하지 않고 검증된 자료를 정확하게 기록해야 한다.
- 연필로는 사용할 수 없다.

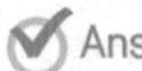
Answer 01 ① 02 ⑤

03 임신 5개월 된 임산부가 변비가 매우 심하다고 호소하고 있을 경우 이에 대한 간호교육으로 옳은 것은?

① 하제를 규칙적으로 복용하도록 한다.

② 규칙적으로 관장을 한다.

③ 지방이 많은 음식을 섭취하도록 한다.

④ 섬유소가 적은 음식을 자주 섭취하도록 한다.

⑤ 규칙적인 식사를 하게 하고 하루 3,000cc 이상의 수분을 섭취하도록 한다.

해설 임신 중의 변비 간호
- 수분과 섬유소(과일과 야채)를 충분히 섭취하도록 한다.
- 규칙적인 식사와 배변 습관을 기르도록 한다.
- 관장, 대변 연화제, 변비약, 미네랄 오일 등을 금지한다.
- 규칙적인 운동을 하도록 한다.

04 입덧으로 고생하는 임부에게 간호조무사가 지도해야 할 내용은?

① 수분을 제한하라고 한다.

② 음식을 많이 섭취하라고 한다.

③ 음식 섭취 후 운동하도록 한다.

④ 크래커 종류 등을 섭취하도록 한다.

⑤ 공복 시에 음식을 섭취하도록 한다.

해설 입덧이 심한 임부에게는 탄수화물이 많이 함유된 음식을 섭취하게 하며 소량씩 자주 먹도록 한다. 크래커, 비스켓, 토스트 등을 섭취하게 한다.

05 임신부의 산전 유방관리에 대한 설명으로 옳은 것은?

① 함몰 유두는 그냥 놔두면 저절로 돌아온다고 한다.

② 알코올로 유두를 소독하게 한다.

③ 올리브 오일 등으로 유방 마사지를 하게 한다.

④ 임신 10개월부터 관리하도록 한다.

⑤ 초임부는 임신 5개월부터 부드럽고 마른 수건으로 살살 문지르도록 한다.

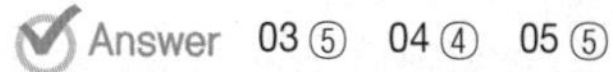
Answer 03 ⑤ 04 ④ 05 ⑤

해설 임신부의 산전 유방관리

- 유방보호는 임신 후반기부터 실시한다.
- 초임부는 임신 5개월부터 실시하도록 한다.
- 부드럽고 마른 수건으로 살살 문질러 유두를 단련시키고 알맞은 브래지어로 지지한다.
- 유방세척 시에는 중성 비누와 물을 사용한다.
- 함몰 유두는 미리 간호해야 수유에 대비한다.

06 임신 7개월된 임부가 상복부의 타는 듯한 불편감을 호소할 경우 옳은 간호중재법은?

① 지방성 식이를 섭취하도록 한다.
② 침대에서 누워 있게 한다.
③ 우유는 피하도록 한다.
④ 차가운 차를 마시도록 한다.
⑤ 좋은 자세를 유지하게 하고 상체를 반듯하게 한다.

해설 임부의 가슴앓이(상복부의 타는 듯한 불편감) 간호중재

- 허리가 조이지 않도록 한다.
- 우유를 조금씩 마시게 한다.
- 식사를 조금씩 자주 한다.
- 껌 씹기나 뜨거운 차를 마시게 한다.
- 좋은 자세를 유지하고 상체를 반듯하게 한다.
- 무릎을 구부리게 한다.
- 가스형성 식이 또는 지방성 식이는 피한다.

07 임신 말기 임부가 소변이 자주 보고 싶다고 호소하는 이유로 옳은 것은?

① 방광의 기능이 손상되기 때문이다.
② 자궁의 증대로 방광을 압박하기 때문이다.
③ 방광근육의 이완으로 방광용적이 증대하기 때문이다.
④ 척추의 굴곡으로 신경을 압박하기 때문이다.
⑤ 방광염이 자주 발생하기 때문이다.

해설 임신 말기의 빈뇨 등의 현상은 태아의 머리가 하강하여 방광을 압박하기 때문이다. 잠자기 전 수분 섭취를 제한하거나 케겔운동으로 어느 정도 증상을 완화시킬 수 있다.

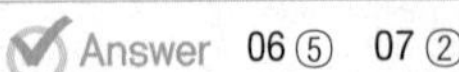
Answer 06 ⑤ 07 ②

08 임신 말기에 태아의 위치를 교정해 주는 자세로 옳은 것은?

① 슬흉위 ② 두정위
③ 앙와위 ④ 절석위
⑤ 복위

해설 태아의 위치 교정

- 임신 중 가장 흔한 태아의 위치는 두정위이다.
- 임신 7개월이나 8개월 경에 태아의 위치를 확인하여 교정해 주어야 한다.
- 이때 임부는 슬흉위를 취해야 한다.

09 다음 중 태반에 대한 설명으로 옳은 것은?

① 모체의 노폐물을 거르게 한다. ② 태아에게 산소와 영양분을 공급한다.
③ 수정한 순간부터 생긴다. ④ 모체 측의 양막이 변화되어 생긴다.
⑤ 태아의 신진대사인 노폐물을 축적시킨다.

해설 태반

- 태아의 신진대사인 노폐물을 모체에게 보낸다.
- 모체로부터 태아에게 산소와 영양을 공급한다.
- 모체 측의 탈락막과 융모막의 융합으로 인해 형성된다.
- 임신 5개월부터 생성된다.

10 임신 8주에 갑자기 발열, 복부 압통을 호소하면서 악취나는 질 출혈이 있을 경우 이 유산의 형태는?

① 계류유산 ② 불완전 유산
③ 패혈성 유산 ④ 불가피 유산
⑤ 완전 유산

해설 패혈형 유산

- 열, 복부 압통, 출혈 또는 다량의 질 출혈
- 악취가 난다.
- 임신 초기에 발생한다.
- 자궁내막염, 자궁결합조직염, 복막염 등으로 인해 패혈증, 세균성 쇼크 등으로 사망할 수 있다.

Answer 08 ① 09 ② 10 ③

11 **치료적 유산이 이루어져야 할 경우로 옳은 것은?**

① 당뇨질환자
② 정신질환자
③ 강간으로 인한 임신
④ 미혼모
⑤ 간질환자

해설 치료적 유산
- 모체의 건강보호를 위해 태아가 생존 가능한 임신 기간에 도달하기 이전에 임신을 중절하는 것
- 만성 신장염, 심한 본태성 고혈압
- 태아의 기형, 유전성 질환, 심한 심장병
- 강간으로 인한 임신

12 **신체의 성장이 가장 빠른 급등기에 해당하는 시기는?**

① 신생아기
② 영아기
③ 유아기
④ 학령전기
⑤ 학령기

해설 아동의 성장과 발달은 일정하지 않으며 영아기와 청소년기는 성장이 매우 빠른 급등기에 속한다.

13 **영아가 발바닥의 바깥쪽을 비비면 엄지발가락은 위로 치켜지고 다른 발가락은 부채꼴로 벌어진다. 이러한 반사는?**

① 빨기 반사
② 모로반사
③ 파악반사
④ 바빈스키 반사
⑤ 낙하산 반사

해설 발바닥의 바깥쪽을 비비면 엄지발가락이 위로 치켜지고 다른 발가락은 부채꼴로 벌어지는 현상을 바빈스키 반사라고 하며 가장 늦게 소실된다.

14 **황달로 인해 광선요법을 받는 신생아의 주의점으로 옳지 못한 것은?**

① 눈에 안대를 해준다.
② 섭취량과 배설량을 측정한다.
③ 고체온증을 관찰한다.
④ 기저귀와 옷을 모두 벗긴다.
⑤ 모유수유 시 광선치료를 잠깐 중단한다.

Answer 11 ③ 12 ② 13 ④ 14 ④

해설 광선치료 시 주의사항
- 눈에 안대를 대주어 광선에 의한 눈 손상을 막는다.
- 광선으로 인해 발한이 증가되어 탈수를 일으키거나 체온이 오를 수 있다.
- 섭취량과 배설량을 정확히 측정한다.
- 광선이 생식선에 영향을 미치므로 기저귀를 채워야 한다.

15 신생아에게 나타날 수 있는 생리적 황달의 원인은?

① 태변이 완전히 배출되지 않아서
② 간 기능의 미숙으로 인해
③ 생리적 체중 감소로 인해
④ 위장관계 미숙으로 인해
⑤ 빌리루빈 수치가 불안정해서

해설 신생아의 적혈구는 성인보다 농축되어 있으며 적혈구 수명이 성인보다 짧기 때문에 적혈구의 대사산물인 혈액 내 빌리루빈이 상승하게 된다. 이때 간 기능의 미숙으로 인해 체내에 빌리루빈이 상승하기 때문이다.

16 유아가 손가락을 빨고 있을 때 습관을 교정하는 방법으로 옳은 것은?

① 영양제를 손가락에 발라준다.
② 손가락에 골무를 씌워준다.
③ 손가락에 쓴맛이 나는 약을 발라준다.
④ 손에 억제대를 해준다.
⑤ 유아에게 관심을 갖고 돌봐주고 그러한 행동에 문제시하여 혼내지 않는다.

해설 유아들은 욕구불만이나 정서적으로 불안할 경우 손가락을 빨게 된다. 이러한 행동이 습관화될 경우 잘 관찰하고 관심을 갖고 돌봐주어야 한다.

17 대소변 가리기 훈련을 시작할 수 있는 시기는?

① 생후 6개월
② 생후 10개월
③ 생후 12~18개월
④ 이유식할 때부터
⑤ 24개월 이후부터

해설 소변은 16~18개월에 시작하여 24개월에 완성되며 대변은 12개월에 시작하여 18개월에 완성된다.

Answer 15 ② 16 ⑤ 17 ③

18 **길거리에서 한 유아의 엄마가 위협적인 단어 등을 사용하여 아동을 비난하고 있을 경우 이러한 학대의 유형은?**

① 방임
② 유기
③ 성적 학대
④ 정서적 학대
⑤ 사회적 학대

해설 정서적(심리적) 학대
- 아동의 건강 또는 복지를 해치거나 정상적 발달을 저해할 수 있는 정신적 폭력이나 가혹행위
- 원망적, 적대적, 경멸적인 언어폭력
- 가족 내에서 왕따행위, 벌거벗겨 쫓는 행위 등

19 **침대에 앙와위로 누워 있는 환아가 갑자기 구토를 시작할 때 취할 수 있는 간호중재는?**

① 고개를 옆으로 돌려준다.
② 등을 두드려 준다.
③ 청색증의 유무를 확인한다.
④ 산소를 투여한다.
⑤ 고개를 낮춘다.

해설 구토 시 간호중재
- 먼저 토한 것이 기도로 들어가지 않도록 옆으로 눕히거나 고개를 옆으로 돌려준다.
- 아동의 얼굴을 관찰한다.
- 되풀이해서 계속 토할 경우 다른 원인이 있는지 담당 의료진에게 보고한다.
- 구토를 한 후에는 바로 음식을 먹이지 않도록 한다.

20 **5세 환아가 열이 39도로 오르면서 갑자기 경련을 일으킬 때 옳은 간호중재법은?**

① 경련 부위를 마사지 한다.
② 머리를 반듯하게 한다.
③ 치아 사이에 딱딱한 물건을 끼워 넣는다.
④ 다른 손상을 방지하기 위해 억제한다.
⑤ 경련 시 의복의 끈, 허리 띠 등을 풀어 준다.

해설 경련 시 간호중재
- 경련 시 의복의 끈, 허리띠, 단추 등을 풀어 눕히고 편안한 상태에 있도록 안정시킨다.
- 주위에 위험한 물건이 없는지 확인한다.
- 구강에 분비물이 있을 경우 기도로 흡입될 수 있으므로 잘 닦아 준다.
- 병실을 어둡고 조용하게 해준다.

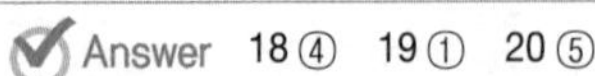
Answer 18 ④ 19 ① 20 ⑤

21 **급성 사구체신염으로 입원한 아동에 대한 수액균형의 간호로 옳은 것은?**

① 2시간마다 체온을 측정한다.
② 3일마다 체중을 측정한다.
③ 섭취량과 배설량 기록을 1주일 단위로 한다.
④ 침상 안정을 해서 부종을 경감시킨다.
⑤ 고칼륨혈증이 있는지 관찰한다.

해설 급성 사구체신염 환아는 수분 축적에 대한 합병증으로 저나트륨혈증과 고칼륨혈증이 나타난다.

22 **백혈병 환아 간호에서 가장 우선적인 간호중재는?**

① 적절한 영양 공급
② 성장과 발달의 관찰
③ 부모에 대한 격려와 지지
④ 감염의 예방
⑤ 항암제 부작용 관찰

해설 백혈병 환아는 면역이 매우 떨어져 있기 때문에 가장 중요한 것은 감염 예방으로 고단백, 고열량 식이를 해야 한다.

23 **근골격계의 노화에 따른 신체적 변화 사정 내용으로 옳은 것은?**

① 연하곤란
② 요로 감염
③ 눈물 분비량의 증가
④ 호흡곤란
⑤ 관절의 가동범위

해설 관절의 가동범위
- 관절의 가동 범위는 20~30세에 시작되어 관절 동통과 강직성이 나타난다.
- 퇴행의 속도가 매우 빠르다.
- 노화가 되면 관절 운동성의 저하로 보폭은 작고 끌면서 걷는 것처럼 보인다.

24 **노인 환자에게 모르핀 투여 시 주의해야 할 사항은?**

① 쇼크를 일으키기 때문에
② 출혈을 일으키기 때문에
③ 통증을 유발하기 때문에
④ 호흡중추를 억제하기 때문에
⑤ 의식저하를 일으키기 때문에

Answer 21 ⑤ 22 ④ 23 ⑤ 24 ④

해설 노인은 데메롤이나 모르핀이 호흡중추를 억제하는 작용을 하기 때문에 되도록이면 이를 투여하는 것을 금하도록 하고 있으며 투여할 경우에는 투약 전후에 호흡을 측정하도록 한다.

25 폐경기 여성에게 있어 골다공증이 일어나는 주요 원인은?

① 기초대사량 감소
② 에스트로겐 감소
③ 비타민 부족
④ 단백질 감소
⑤ 엽산의 감소

해설 폐경이 와서 에스트로겐이 감소되면 골다공증이 일어나는 주요 원인이 된다.

26 소화되면 간과 근육에 저장되고 뇌의 기능을 유지하는 영양소는?

① 단백질
② 탄수화물
③ 수분
④ 지방
⑤ 비타민 C

해설 탄수화물은 흡수율이 높은 영양소로 뇌의 기능을 유지하고 소화되면 간과 근육으로 저장된다.

27 다음 중 기초대사 활동에 해당되지 않는 것은?

① 근육활동
② 신장의 혈액 여과작용
③ 심장의 수축과 이완
④ 호흡작용
⑤ 순환작용

해설 기초대사 활동
- 일정하게 체온을 유지하는 일
- 심장 박동과 호흡운동
- 신장의 혈액 여과작용
- 모든 세포나 조직에서의 대사 회전
- 생체가 생존하기 위해 기본적으로 필요한 내부의 활동

Answer 25 ② 26 ② 27 ①

28 **수분에 대한 설명이다. 옳지 않은 것은?**

① 노폐물을 배설한다.
② 체온을 조절한다.
③ 체중의 1/3을 구성한다.
④ 영양소를 운반한다.
⑤ 생명 유지에 필요하다.

해설 수분은 체중의 2/3를 구성한다.

29 **빈혈증, 잇몸 출혈, 상처 치유가 지연이 될 경우 어떤 영양소 결핍이 의심되는가?**

① 비타민 A
② 비타민 B
③ 비타민 C
④ 비타민 D
⑤ 비타민 E

해설 비타민 C 결핍증 시 나타나는 증상

- 괴혈병, 점막, 입, 치은 등의 출혈
- 빈혈증
- 상처치유 지연
- 감염에 대한 저항력 감소
- 멍이 잘 생김

30 **근육의 수축과 이완의 기능을 하는 무기질로 결핍될 경우 심근, 내장근, 골격근을 약화시키는 것은?**

① 나트륨
② 칼륨
③ 요오드
④ 마그네슘
⑤ 칼슘

해설 칼륨은 전해질의 균형을 유지하고 근육의 수축과 이완에 관여한다. 결핍될 경우 근육을 약화시키고 심근, 내장근, 골격근을 약화시킨다.

31 **장관 내에 잔여물을 많이 남기는 음식물과 섬유질을 제한하는 식이는?**

① 저잔여물 식이
② 저염 식이
③ 고섬유질 식이
④ 저열량 식이
⑤ 고단백 식이

Answer 28 ③ 29 ③ 30 ② 31 ①

해설 저잔여물 식이는 궤양성 대장염이나 위궤양 등에 처방되는 식이로 장관 내에 잔여물을 많이 남기는 음식물과 섬유질을 제한한다.

32 치과진료 시 대상자가 진료 의자에 앉거나 내려올 때의 포지션으로 옳은 것은?

① 수직 자세
② 앙와위 자세
③ 사선 자세
④ 수평 자세
⑤ 반수평 자세

해설 치과진료 시 환자가 진료 의자에 앉거나 진료 의자에서 내려올 경우에는 수직 자세를 취하게 한다.

33 치아가 구강 내에 출현하는 것을 맹출이라고 한다. 맹출 곤란에 관계되는 현상은?

① 치아의 석회화
② 부정교합
③ 맹출이 어려운 경우
④ 영구치의 맹출 불능
⑤ 설사 및 변비 현상

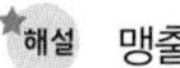

맹출

- 생리현상으로 보통 아무 이상 없이 진행된다.
- 허약한 아동에게 가끔 유치 맹출기에 식욕부진, 불쾌감, 설사, 변비 등을 일으키며 발열을 나타내는 경우가 있다.

34 치과에서 근무하는 간호조무사의 일 중 가장 기본적인 업무는?

① 국소마취제 사용
② 진료실 청결 유지
③ 진공흡입기 사용
④ 에어콤프레셔 사용
⑤ 진통제 투여

해설 치과 업무 중 간호조무사의 가장 기본적인 업무는 진공흡입기를 사용하는 일이다. 진공흡입기 사용 시 의사가 진료하는 손에 맞추어 왼손이나 오른손을 사용한다.

Answer 32 ① 33 ⑤ 34 ③

35 **백혈구의 역할로 옳은 것은?**

① 산소 운반작용
② 혈액 응고작용
③ 전해질 균형작용
④ 영양소 축적작용
⑤ 식균작용, 면역작용

해설 백혈구의 역할
- 죽은 조직의 처리(식균작용)
- 조직의 재생과 치유
- 단백질 분해효소 분비
- 면역작용

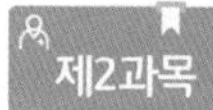

제2과목 보건간호학 개요

Nurse Assistant

36 **보건교육 방법 중 역할극에 대한 설명으로 옳은 것은?**

① 교육 대상자의 학력에 따라 변수가 생기는 방법이다.
② 교육 대상자의 수가 많을 때는 적용할 수 없다.
③ 건강문제나 어떤 상황을 분석하고 해결방안을 모색하는 데 좋은 방법이다.
④ 다른 교육방법보다 준비시간이 짧다.
⑤ 간접 상황을 연출할 때 사용한다.

해설 역할극
- 교육 대상자들이 직접 실제 상황 중의 인물로 등장하여 건강문제나 어떤 상황을 분석하고 해결방안을 모색한다.
- 이를 통해서 학습목표에 도달하는 방식이다.

37 **보건교육 시 활용된 TV 혹은 대중매체의 장점은?**

① 타 방법에 비해 비용이 적게 든다.
② 일방적인 방법으로 진행될 수 있다.
③ 가장 효율적인 방법이라 할 수 있다.
④ 짧은 시간에 많은 사람에게 정보를 전달할 수 있다.
⑤ 개인의 여건이나 사정이 고려될 수 있다.

Answer 35 ⑤ 36 ③ 37 ④

해설 대중매체의 특성

- 대중을 단시간에 교육시킬 수 있다.
- 급성 감염병이 발생했을 경우에는 가장 효과적으로 일반 대중에게 알릴 수 있다.

38 **지역사회 간호 대상자에게 금주 프로그램을 수행하고자 할 때 첫 번째 단계에서 이루어져야 할 것은?**

① 설문조사를 실시한다.

② 프로그램의 내용과 목표에 맞는 적절한 교육방법을 선정한다.

③ 프로그램을 지역사회 간호 대상자들에게 홍보한다.

④ 대상자가 스스로 상황을 분석하고 절주의 필요성을 느낀다.

⑤ 프로그램 수행 시 필요한 물품을 확보한다.

해설 금주 프로그램을 위한 보건교육 프로그램

- 건강증진 또는 금주 및 금연을 위한 보건교육 프로그램을 계획하는 데 있어서 가장 먼저 고려해야 할 것은 대상자 또는 학습자의 학습요구도이다.
- 이 학습요구도는 대상자가 스스로 상황 분석을 통해서 만들어진다.

39 **보건교육에 대한 설명 중 가장 적절한 것은?**

① 보건교육은 대상자의 보건에 관한 지식을 변화시키는 데 주력한다.

② 자발적인 형태와 관련이 적은 건강문제에 대해서는 보건교육의 효과가 적다.

③ 사회적인 영향이 큰 형태라고 개인의 지식이나 태도를 변화시키는 것과 무관하게 개인의 행동개선이 더 중요하다.

④ 진료과정에서 의사가 환자에게 보건교육을 하는 것은 효과적이지 못하다.

⑤ 보건교육에서 교육 대상자의 요구는 중요하지 않다.

해설 보건교육은 자발적인 형태와 관련이 많은 건강문제일수록 보건교육의 효과가 크다.

Answer 38 ② 39 ②

40 **진료비 상환방법에 대한 설명 중 옳은 것은?**

① 행위별 수가제는 환자 진료의 경제성이 재고된다.
② 포괄수가제는 행정적으로 복잡하다.
③ 봉급제는 의료관료화, 의료생산성 저하 등의 단점을 가지고 있다.
④ 인두제는 환자의 의료기관 선택권이 다양하다.
⑤ 총액예산제는 의료의 질을 높인다.

해설 진료비 상환방법 유형 중 단점
- **행위별 수가제** : 과잉진료와 의료남용의 우려가 있어 환자 진료의 경제성이 위협받는다.
- **포괄수가제** : 행정적으로 간편하다.
- **봉급제** : 의료관료화, 의료생산성 저하 등을 가져온다.
- **인두제** : 환자의 의료기관 선택권이 제한된다.
- **총액예산제** : 의료의 질을 낮출 수 있다.

41 **건강형태를 설명하는 보편적 설명틀인 '건강믿음모형'에서 한 개인이 예방적 행위를 취하는 데 직간접적으로 영향을 미치는 요소가 아닌 것은?**

① 어떤 질병에 걸릴 가능성
② 그 병에 걸렸을 때 나타날 결과의 심각성
③ 성, 연령 등의 인구학적 특성
④ 의료인력 및 시설의 이용 가능성
⑤ 동료 및 준거집단의 영향

해설 건강믿음모형
- **지각된 민감성** : 어떤 질병에 걸릴 가능성
- **지각된 심각성** : 그 병에 걸렸을 때 나타날 결과의 심각성
- **인구학적 변수** : 성, 연령 등의 인구학적 특성
- **사회 심리적 변수** : 동료 및 준거집단의 영향

42 **조직의 목적이 다르면 그에 따른 리더도 달라지고 조직구성원들이 어떤 사람들로 구성되는가 하는 것도 중요한 고려사항이 된다는 현대 관리 이론은?**

① 인간관계론
② 상황이론
③ 행정조직론
④ 과학적 관리론
⑤ 조정이론

Answer 40 ③ 41 ④ 42 ②

해설 상황이론

- 조직의 목적이 다르면 그에 따른 리더도 달라지고 조직구성원들이 어떤 사람들로 구성되는가 하는 것도 중요한 고려사항이 된다는 현대 관리 이론이다.
- 리더십 유형을 상황과 연관시켜 서로 다른 종류의 리더와 리더십 행동이 부하와 상황 속에서 어떻게 보다 적합할 수 있느냐를 설명하는 이론이다.

43 기획의 원칙으로 적합한 것을 모두 고르면?

가. 신축성의 원칙
나. 경제성의 원칙
다. 표준화의 원칙
라. 안정성의 원칙

① 가, 나, 다
② 가, 다
③ 나, 라
④ 라
⑤ 가, 나, 다, 라

해설 기획의 원칙

㉠ **목적성의 원칙** : 비능률과 낭비를 피하고 효과성을 높이기 위해 달성 가능한 공동목적을 명확하고 구체적으로 기술해야 한다.
㉡ **단순성 및 표준화의 원칙** : 기획은 간결하고 가능한 한 난해하거나 전문적인 용어나 술어는 피해야 하고 기획의 대상을 표준화해야 한다.
㉢ **신축성의 원칙** : 유동적인 환경과 상태에 대해 융통성과 탄력성을 가지고 필요에 따라 수정될 수 있어야 한다.
㉣ **안전성의 원칙** : 기획은 빈번한 수정으로 기획 자체가 방향을 잃어서는 안 된다.
㉤ **능률성의 원칙** : 현재 사용 가능한 자원을 최대한 활용하고 새로운 자원은 최소화하여 주어진 비용으로 최대의 효과를 나타내야 한다.
㉥ **장래예측성의 원칙** : 외부 환경의 여러 가지 변화와 불확실성을 예측하고 이에 대처해 나가야 한다.
㉦ **포괄성의 원칙** : 계획안의 수행단계에서 인원, 물자, 설비, 예산의 부족 등으로 차질이 생기지 않도록 포괄적인 사전 검사가 이루어져야 한다.
◎ **균형성의 원칙** : 어떠한 기획이든 그와 관련된 다른 기획 및 업무 사이에 적절한 균형과 조화를 이루지 않으면 안 된다.
㉧ **필요성의 원칙** : 기획은 정당한 이유에 근거한 필요성이 있어야 한다.
㉨ **계속성(계층화)의 원칙** : 기획은 가장 큰 것으로부터 시작하여 구체화 과정을 통해 연차적으로 기획을 파생시킨다.

Answer 43 ⑤

44 **우리나라 보건행정체계에 대한 설명으로 옳은 것은?**

① 중앙보건 행정기관과 지방보건 행정기관 간에 직접적인 조직적 연계가 있다.

② 우리나라 보건행정체계는 주로 민간 보건조직체계가 담당하고 있다.

③ 우리나라 공중보건사업의 주체는 중앙정부, 지방자치단체이다.

④ 보건진료소는 시 · 군 · 구 보건행정을 대표하여 보건의료사업을 수행하는 핵심조직이다.

⑤ 이상 모두

해설 우리나라의 보건행정체계

- 중앙보건 행정기관과 지방보건 행정기관 간에 간접적인 조직적 연계가 있다.
- 우리나라 보건행정체계는 공공 보건조직체계가 담당하고 있다.
- 보건소는 시 · 군 · 구 보건행정을 대표하여 보건의료사업을 수행하는 핵심조직이다.

45 **우리나라의 의료급여제도는 빈곤층을 질병의 위험으로부터 보호하고 건강수준을 향상시켜 각 개인의 삶의 질을 높임은 물론 빈곤으로부터 탈피하게 하는 사회보장제도이다. 이중 의료급여제도에 대한 설명 중 옳지 않은 것은?**

① 의료급여 1종 수급권자에 해당하는 대상자는 국가유공자, 18세 미만 국내 입양아동, 행려환자, 이재민 등이다.

② 의료급여 1종 수급권자는 의료비 본인부담금이 없는데 반해 2종 수급권자는 일부 본인부담금이 있다.

③ 의료급여 수급권자는 제1차 의료급여기관 - 제2차 의료급여기관 - 제3차 의료급여기관에서 진료를 받을 수 있다.

④ 의료급여 1종과 2종을 구분하는 근거는 근로능력의 유무이다.

⑤ 의료급여 수가 기준은 건강보험 수가의 100%를 산정하고 요양기관 종별 가산율에 다소간 차이를 두고 있다.

해설 의료급여제도의 본인부담금

- **1종 수급권자** : 외래진료에 대해서만 본인부담금을 부담하고, 입원진료는 식대를 제외하고는 무료이다.
- **2종 수급권자** : 입원과 외래 모두 본인부담금을 부과하며 입원시 총진료비의 10%, 외래진료 본인부담금은 1차 의료기관 방문시 1,000원, 2차와 3차 의료기관 방문시 총진료비의 15%를 부과한다.

Answer 44 ③ 45 ②

46 지역보건법에 의한 보건소의 업무내용에 해당하는 것을 모두 고른다면?

가. 보험급여의 관리
나. 의료기관에 대한 지도 등에 관한 사항
다. 요양급여의 적정성에 대한 평가
라. 향정신성 의약품 관리에 대한 사항

① 가, 나, 다 ② 가, 다
③ 나, 라 ④ 라
⑤ 가, 나, 다, 라

해설 보건소의 업무 내용(지역보건법 제11조)

① 보건소는 해당 지방자치단체의 관할 구역에서 다음 각 호의 기능 및 업무를 수행한다.
1. 건강 친화적인 지역사회 여건의 조성
2. 지역보건의료정책의 기획, 조사 · 연구 및 평가
3. 보건의료인 및 「보건의료기본법」 제3조 제4호에 따른 보건의료기관 등에 대한 지도 · 관리 · 육성과 국민보건 향상을 위한 지도 · 관리
4. 보건의료 관련기관 · 단체, 학교, 직장 등과의 협력체계 구축
5. 지역주민의 건강증진 및 질병예방 · 관리를 위한 다음 각 목의 지역보건의료서비스의 제공
가. 국민건강증진 · 구강건강 · 영양관리사업 및 보건교육
나. 감염병의 예방 및 관리
다. 모성과 영유아의 건강유지 · 증진
라. 여성 · 노인 · 장애인의 건강유지 · 증진
마. 정신건강증진 및 생명존중에 관한 사항
바. 지역주민에 대한 진료, 건강검진 및 만성질환 등의 질병관리에 관한 사항
사. 가정 및 사회복지시설 등을 방문하여 행하는 보건의료사업

② 제1항에 따른 보건소 기능 및 업무 등에 관하여 필요한 세부 사항은 대통령령으로 정한다.

47 다음 보건기관들 중 소유형이 다른 하나는?

① 국립대학병원 ② 보건진료소
③ 시 · 도 보건사회국 ④ 읍 · 면 보건소
⑤ 국립중앙의료원

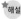

해설 보건기관의 소유 형태

- **국립대학병원** : 교육부
- **보건진료소** : 행정자치부장관
- **시 · 도 보건사회국, 읍 · 면 보건소** : 지방자치단체관장

⑤ 국립중앙의료원은 특수법인에 속한다.

Answer 46 ③ 47 ⑤

48 보건사업에 관한 의사결정을 지원하기 위해 체계적으로 정보를 수집하고 분석 및 보고하는 과정을 무엇이라고 하는가?

① 보건사업 정책
② 보건사업 조정
③ 보건사업 전략
④ 보건사업 평가
⑤ 보건사업 지휘

해설 **보건사업 평가** : 보건사업에 관한 의사결정을 지원하기 위해 체계적으로 정보를 수집하고 분석 및 보고하는 과정을 의미한다.

49 다음에서 설명하고 있는 보건행정 개념은?

> 의도하거나 기대한 것과 같은 소망스러운 상태가 나타나는 성향을 말하며, 행정활동을 통해 집행 후 나타나는 정책목표의 달성 정도를 의미한다.

① 효과성
② 능률성
③ 형평성
④ 접근성
⑤ 대응성

해설 **효과성** : 의도하거나 기대한 것과 같은 소망스러운 상태가 나타나는 성향을 말하며, 행정활동을 통해 집행 후 나타나는 정책목표의 달성 정도를 의미한다.

50 식품의 보존법 중 물리적 보존법은?

① 건조법
② 염장법
③ 당장법
④ 산저장법
⑤ 훈연법

해설 **물리적 보존법** : 건조법, 가열법, 냉동냉장법, 밀봉법, 자외선 이용, 통조림법

Answer 48 ④ 49 ① 50 ①

51 **건강과 질병을 설명하는 한 가지 이론인 생의학적 모형(biomedical model)의 설명으로 옳은 것은?**

① 정신과 신체가 분리될 수 없다는 일원론(一元論)을 주장한다.
② 질병을 주로 생물학적 구조와 기능의 이상(비정상)으로 해석한다.
③ 만성퇴행성 질환의 발생과 관리를 설명하는 데에 적합하다.
④ 지역과 문화가 다르면 의학지식과 기술이 달라진다는 특수성을 강조한다.
⑤ 인간과 질병을 사회·환경적 맥락에서 파악하려고 한다.

해설 생의학적 모형(biomedical model)
- 신체의 기능을 생물학적 관점에서만 보는 모델로 모든 인류는 질병이 동일하다는 가정을 지니고 있다.
- 질병이란 측정이 가능한 생물학적인 변이의 기준으로부터 멀리 벗어난 상태를 말하며 치료는 병인을 제거하거나 생물학적인 변이의 범위 안으로 편입시키는 것이다.

52 **대규모 집단에 대한 집단검진(mass screening) 시 고려해야 하는 사항으로 우선순위가 가장 낮은 것은?**

① 대상 질환이 중요한 건강문제여야 한다.
② 질병을 발견하면 치료하거나 악화를 예방할 수 있어야 한다.
③ 비용-효과적이어야 한다.
④ 증상이 나타나기 전까지 어느 정도의 잠복기가 있어야 한다.
⑤ 검진 방법이 지나치게 복잡하지 않아야 한다.

해설 ①②③④는 구비조건을 설명하고 있고, ⑤는 우선순위가 가장 낮다.

53 **인공수동면역에 해당하는 것은?**

① 파상풍 항독소
② BCG 백신
③ 디프테리아 백신
④ 예방적 항결핵제
⑤ 타미플루

해설 인공수동면역에는 B형간염 글로블린, 디프테리아 항독소, 파상풍 항독소 등이 있다.

Answer 51 ② 52 ⑤ 53 ①

54 수질오염의 지표로 잘 쓰이지 않는 것은?

① 염소이온(Cl^-)
② 용존산소(DO)
③ 생물학적 산소요구량(BOD)
④ 부유물질(SS)
⑤ 세균

해설 수질오염의 지표

㉠ **수소이온 농도**(pH) : 외부로부터 산성 및 알칼리서 물질이 혼합되면 쉽게 변화를 받기 때문에 오염 여부를 판단하는 좋은 지표가 된다.

㉡ **용존산소량** : 하수 중에 용존된 산소량으로 오염도를 측정하는 방법으로 용존산소의 부족은 오염도가 높음을 의미한다.

㉢ **생화학적 산소요구량**(BOD ; Biomedical Oxygen Demand) : 하수 중의 유기물질이 미생물에 의해 분해 산화되어 보다 안정된 무기물질과 가스체로 되는데 필요한 하수 중 용존산소의 손실량을 측정함으로써 하수의 오염도를 아는 방법이며, 20℃에서 5일간 측정된다.

㉣ **화학적 산소요구량**(COD ; Chemical Oxygen Demand) : 수중의 각종 오염물질을 화학적으로 산화시키는데 소비되는 산소량으로 보통 해양이나 호수에 흘러들어온 공장폐수의 오염도를 알고자 할 때 화학적 산소요구량을 측정한다.

㉤ **부유물질**(SS ; Suspend Solid) : 유기와 무기의 물질을 함유한 고형물로 수중의 부유물질이 유기물질인 경우는 용존산소를 소모시키며 많은 경우 어류의 아가미에 부착되어 폐사를 일으키고 빛의 수중전달을 방해하거나 수중식물의 광합성에 장애를 일으킨다.

㉥ **암모니아성 질소** : '단백질 - 아미노산 - 암모니아성 질소 - 아질산성 질소 - 질산성 질소'의 5단계의 분해과정을 거친다. 암모니아성 질소의 검출은 유기물질에 오염이 된 지 얼마 되지 않았다는 것 또는 분변에 의한 오염가능성을 의미한다.

55 소음성 난청의 특징으로 바르게 기술된 것은?

① 대부분 한쪽 귀에 나타난다.
② 주로 전음성(conductive) 난청이다.
③ 소음 노출을 중단하면 어느 정도 청력이 회복된다.
④ 지속적 노출보다는 단속적 노출이 더 큰 장해를 초래한다.
⑤ 주로 고음역에서 청력 손실이 더 심하다.

해설 소음성 난청의 특징

- 대부분 양쪽 귀에 나타난다.
- 주로 감각신경성 난청이다. 전음성은 전도성이라는 의미이다.
- 소음성 난청이란 영구적 난청이므로 청력이 회복이 안 된다.
- 지속적 노출이 더 큰 장해를 초래한다.
- 고음역(3,000~6,000Hz)에 더 심하고 특히 4,000Hz에서 가장 심하다.

Answer 54 ① 55 ⑤

56 우리나라 국민건강증진 종합계획(Health Plan) 2020의 목표는?

① 요람에서 무덤까지 질병 없는 세상
② 온 국민이 함께 만드는 건강세상
③ 질병으로부터 해방과 국민건강증진
④ 국민의료비의 절감과 평균수명 연장
⑤ 건강수명의 연장과 건강형평성의 제고

해설 국민건강증진 종합계획 2020의 목표는 건강수명의 연장과 건강형평성의 제고이다.

57 바람직한 보건의료가 갖추어야 할 조건으로 가장 거리가 먼 것은?

① 전문성
② 효과성
③ 효율성
④ 환자중심성
⑤ 형평성

해설 바람직한 보건의료가 갖추어야 할 요건으로 효과성, 효율성, 환자중심성, 형평성 등이 있다.

58 한국의 지방보건행정조직을 설명한 것으로 적절한 것은?

① 시·군·구 보건행정조직으로 보건소가 설치되어 있다.
② 인구 규모에 따라 둘 이상의 보건소가 설치된 시·군·구도 있다.
③ 보건소는 보건복지부의 직접적인 지휘, 감독을 받는다.
④ 특별시에도 보건소의 하부 조직으로 보건지소와 보건진료소가 설치되어 있다.
⑤ 보건소는 취약계층에 대한 보건의료 서비스 제공을 주된 기능으로 한다.

해설 보건소의 설치(지역보건법 제10조)
① 지역주민의 건강을 증진하고 질병을 예방·관리하기 위하여 시·군·구에 대통령령으로 정하는 기준에 따라 해당 지방자치단체의 조례로 보건소(보건의료원을 포함한다. 이하 같다)를 설치한다.
② 동일한 시·군·구에 2개 이상의 보건소가 설치되어 있는 경우 해당 지방자치단체의 조례로 정하는 바에 따라 업무를 총괄하는 보건소를 지정하여 운영할 수 있다.

보건지소의 설치(지역보건법 시행령 제10조) : 보건지소는 읍·면(보건소가 설치된 읍·면은 제외한다)마다 1개씩 설치할 수 있다. 다만, 지역주민의 보건의료를 위하여 특별히 필요하다고 인정되는 경우에는 필요한 지역에 보건지소를 설치·운영하거나 여러 개의 보건지소를 통합하여 설치·운영할 수 있다.

Answer 56 ⑤ 57 ① 58 ①

보건소의 기능 및 업무(지역보건법 제11조)

① 건강 친화적인 지역사회 여건의 조성
② 지역보건의료정책의 기획, 조사 · 연구 및 평가
③ 보건의료인 및 「보건의료기본법」 제3조 제4호에 따른 보건의료기관 등에 대한 지도 · 관리 · 육성과 국민 보건 향상을 위한 지도 · 관리
④ 보건의료 관련기관 · 단체, 학교, 직장 등과의 협력체계 구축
⑤ 지역주민의 건강증진 및 질병예방 · 관리를 위한 다음 각 목의 지역보건의료서비스의 제공
가. 국민건강증진 · 구강건강 · 영양관리사업 및 보건교육
나. 감염병의 예방 및 관리
다. 모성과 영유아의 건강유지 · 증진
라. 여성 · 노인 · 장애인의 건강유지 · 증진
마. 정신건강증진 및 생명존중에 관한 사항
바. 지역주민에 대한 진료, 건강검진 및 만성질환 등의 질병관리에 관한 사항
사. 가정 및 사회복지시설 등을 방문하여 행하는 보건의료사업

보건소의 조직상의 문제점

㉠ 보건소 직원의 인사권과 재정운영은 행정자치부의 관할이고, 지도 감독은 보건복지부의 관할로 업무수행상 많은 문제점이 있다.
㉡ 수직적 업무 체계로 인해 지역주민의 요구나 주민의 자발적 참여가 어렵다.

59 **1차 보건의료(primary health care)의 접근 방법이라고 하기 어려운 것은?**

① 예방을 중시
② 여러 부문 사이의 협조와 조정 강조
③ 1차 진료의사의 역할이 핵심적임
④ 지역 특성에 맞는 사업
⑤ 지역사회 참여를 강조

해설 1차 진료의사의 역할이 핵심적인 것과 1차 보건의료의 접근방법과는 거리가 멀다.

60 **병원체가 생존하고 증식하면서 감수성 있는 숙주에 전파시킬 수 있는 생태적 지위에 해당하는 사람, 동물, 곤충, 흙, 물 등을 말하는 것은 무엇인가?**

① 감염원
② 오염원
③ 병원소
④ 개달물
⑤ 매개물

해설 병원소(Reservoir of infection) : 병원체가 생활하고 증식하며 생존을 계속해서 다른 숙주에게 전파될 수 있는 상태로 저장되는 장소를 의미한다. 인간병원소, 동물병원소, 무생물병원소 등이 있다.

Answer 59 ③ 60 ③

61 **다음 중 병원관리에서 병상 이용의 효율성을 높이기 위해 숫자를 낮추는 것이 유리한 지표는?**

① 병상이용률 ② 병상점유율
③ 병상회전율 ④ 평균재원일수
⑤ 100병상당 일평균 재원환자 수

해설 **병상점유율** : 단위 인구가 하루에 점유하고 있는 병상의 비로서 보통 1,000명당 1일간의 재원일수로 계산한다. 또한 병원관리에서 병상 이용의 효율성을 높이기 위해 숫자를 낮추는 것이 유리한 지표이다.

62 **레벨과 클라크(Leavell & Clark)의 질병의 자연사 5단계 중 예비적 조치로 악화방지 장해의 제한을 위한 치료를 실시하는 단계는?**

① 비병원성기 ② 초기 병원성기
③ 불현성 감염기 ④ 발현성 질환기
⑤ 회복기

해설 레벨과 클라크(Leavell & Clark)의 질병의 자연사 5단계 중 예비적 조치로 악화방지 장해의 제한을 위한 치료를 실시하는 단계는 발현성 질환기이다.

63 **다음 내용은 무엇에 대한 설명인가?**

- 미국의 톰(E. C. Thom)이 1959년에 고안하여 발표한 체감기후를 나타내는 지수값을 구하는 공식은 (건구온도℃ + 습구온도℃) × 0.72 + 40.6이다.
- 실제로 이 지수는 복사열과 기류가 포함되어 있지 않아 여름철 실내의 무더위 기준으로 사용된다.

① 지적온도 ② 불쾌지수
③ 감각온도 ④ 체감온도
⑤ 실내 쾌감대

해설 불쾌지수 = (건구온도℃ + 습구온도℃) × 0.72 + 40.6

Answer 61 ② 62 ④ 63 ②

64 다음의 내용에서 알 수 있는 공기의 성분은?

- 성상은 무색, 무미, 무취의 맹독성 가스이며, 비중이 0.976으로 공기보다 가볍고, 불완전 연소시에 발생한다.
- 헤모글로빈과의 결합력은 산소와 헤모글로빈의 결합력보다 200~300배나 강하다.
- 이것이 헤모글로빈과 결합해 혈액의 산소운반 능력을 상실케하여 조직의 산소부족 질식사를 초래한다.

① SO_2　　② NO_2
③ CO_2　　④ CO
⑤ H_2

해설 일산화탄소
- 성상은 무색, 무미, 무취의 맹독성 가스이며, 비중이 0.976으로 공기보다 가볍고, 불완전 연소시에 발생한다.
- 헤모글로빈과의 결합력은 산소와 헤모글로빈의 결합력보다 200~300배나 강하다.
- 이것이 헤모글로빈과 결합해 혈액의 산소운반 능력을 상실케하여 조직의 산소부족 질식사를 초래한다.
- 일산화탄소가 실내 공기의 0.05~0.1%만 차지해도 중독이 일어날 수 있다. 실내 공기에서 일산화탄소의 보건학적 허용한계는 0.01%이다.

65 교토의정서(Kyoto protocol) 채택에 관한 설명으로 옳지 않은 것은?

① 2008~2012년의 5년간 온실가스 배출량을 1990년 배출량 대비 평균 5.2% 감축해야 한다.
② 1997년 12월 일본 교토에서 기후변화협약 제3차 당사국 총회에서 채택되었다.
③ 감축 대상가스는 이산화탄소(CO_2), 아황산가스(SO_2), 메탄(CH_4), 아산화질소(N_2O), 불화탄소(PFC), 수소화불화탄소(HFC), 불화유황(SF_6) 등이다.
④ 의무이행 당사국의 감축이행 시 신축성을 허용하기 위하여 배출권거래, 공동이행, 청정개발체제 등의 제도를 도입하였다.
⑤ 지구온난화 규제 및 방지의 국제협약인 기후변화협약의 구체적 이행 방안으로 선진국의 온실가스 감축 목표치를 규정하였다.

해설 교토의정서의 감축 대상가스는 이산화탄소(CO_2), 메탄(CH_4), 아산화질소(N_2O), 불화탄소(PFC), 수소화불화탄소(HFC), 불화유황(SF_6) 등이다.

Answer 64 ④ 65 ③

66 A 집단에서 흡연과 폐암에 관한 코호트 조사를 한 결과 흡연자 200,000명 중 40명의 폐암환자가 발생하였고, 비흡연자 200,000명 중 4명의 폐암 환자가 발생하였다면, 이 연구에서 흡연이 폐암에 미치는 상대위험도는?

① 2
② 4
③ 8
④ 10
⑤ 20

해설 상대위험도 = 40/200,000/4/200,000 = 40/4 = 10

67 다음 내용 설명은 역학적 연구 방법 중 어디에 속하는가?

- 연구시작 시점에서 과거의 관찰 시점으로 거슬러 가서 관찰시점으로부터 연구 시점까지의 기간 동안 조사한다.
- 질병발생 원인과 관련이 있으리라고 의심되는 요소를 갖고 있는 사람들과 갖고 있지 않는 사람들을 구분한 후 기록을 통하여 질병발생을 찾아내는 방법이다.

① 전향적 코호트 연구(prospective cohort study)
② 후향적 코호트 연구(retrospective cohort study)
③ 환자-대조군 연구(case-control study)
④ 단면조사 연구(cross-sectional study)
⑤ 사례군 연구(case series study)

해설 연구시작 시점에서 과거의 관찰 시점으로 거슬러 올라가서 연구 시점까지의 기간 동안 조사한 것은 후향성 코호트 연구이다.

68 동일한 매개체에 의해 전파되는 감염병으로 묶인 것은?

① 말라리아, 일본뇌염, 사상충증
② 신증후군 출혈열, 뎅기열, 콜레라
③ 황열, 쯔쯔가무시증, 발진열
④ 페스트, 신증후군 출혈열, 일본뇌염
⑤ 발진티푸스, 장티푸스, 파라티푸스

해설 모기가 매개체가 되는 질병으로 일본뇌염, 말라리아, 황열, 뎅기열, 사상충 등이 있다.

Answer 66 ④ 67 ② 68 ①

69 **산업재해보상보험 급여의 종류에 대한 설명으로 옳은 것은?**

① 요양급여는 업무상 사유로 부상을 당하거나 질병에 걸린 근로자에게 요양으로 취업하지 못한 기간에 대하여 지급

② 장해급여는 근로자가 업무상의 부상 또는 질병으로 진료, 요양을 요하는 경우에 진료비와 요양비를 지급

③ 유족급여는 근로자가 업무상의 사유로 사망했을 경우 유가족에게 연금 또는 일시금 지급

④ 상병보상연금은 근로자가 업무상의 사유로 부상을 당하거나 질병에 걸려 치유된 후 신체 등에 장해가 있는 경우 지급

⑤ 직업재활급여는 요양급여를 받은 자가 치유 이후에도 의학적으로 상시 또는 수시로 간병이 필요한 경우 재활급여비 지급

해설 산업재해보상보험 급여

- **요양급여** : 요양급여는 근로자가 업무상의 부상 또는 질병으로 진료, 요양을 요하는 경우에 진료비와 요양비를 지급한다.
- **장해급여** : 근로자가 업무상의 사유로 부상을 당하거나 질병에 걸려 치유된 후 신체 등에 장해가 있는 경우 지급한다.
- **유족급여** : 근로자가 업무상의 사유로 사망했을 경우 유가족에게 연금 또는 일시금을 지급한다.
- **간병급여** : 요양급여를 받은 자가 치유 이후에도 의학적으로 상시 또는 수시로 간병이 필요한 경우 재활급여비를 지급한다.
- **휴업급여** : 업무상 사유로 부상을 당하거나 질병에 걸린 근로자에게 요양으로 취업하지 못한 기간에 대하여 지급한다.

70 **한 여성이 일생동안 여아를 몇 명이나 낳는지를 나타내는 출산력 지표는?**

① 보통출생률
② 일반출산율
③ 연령별 출산율
④ 합계출산율
⑤ 총재생산율

해설 총재생산율이란 한 여성이 일생동안 여아를 몇 명이나 낳는지를 나타내는 출산력 지표이다. 자녀는 합계출산율을, 여아는 총재생산율을, 생존율 또는 사망률을 고려한 것이 순재생산율이다.

Answer 69 ③ 70 ⑤

71 간호사 국가고시 수험장에서 부정행위를 하다가 적발된 수험생이 있을 경우 향후 어떤 조치가 이루어질 수 있는가?

① 의료법에 명시된 벌금을 낸다.
② 향후 1년 수험이 정지된다.
③ 향후 2년 수험이 정지된다.
④ 향후 3년 수험이 정지된다.
⑤ 국가고시 수험생 자격이 탈락된다.

해설 의료인 국가고시
- 매년 1회 이상 실시한다.
- 부정행위가 발견되면 수험이 정지되며 향후 2회 응시할 수 없다.

72 정형외과 전문의가 의원을 개설하려고 할 때 알아야 할 사항으로 옳은 것은?

① 개설 시 시·군·구 구청장의 허가를 받아야 한다.
② 개설 시 시·도지사의 허가를 받아야 한다.
③ 개설 시 영양사 1인을 고용해야 한다.
④ 정형외과이므로 30병상 이상을 갖추어야 한다.
⑤ 시·도지사의 전문의 자격 인정을 받아야 한다.

해설 의료기관의 개설
- 의원급 개설 시 : 시·군·구청장에게 신고한다.
- 병원급 개설 시 : 시·도지사의 허가를 받아야 한다.
- 전문의 : 보건복지부장관의 자격 인정을 받아야 한다.

73 2달 전 출산을 한 김씨는 배변 시 통증과 함께 붉은 피가 섞여 나오고 있다. 진찰 결과 직장 내면의 정맥이 이완되고 울혈된 것으로 의심되는 치질로 진단이 나왔을 경우 적절한 간호중재법은?

① 침상 안정
② 조기이상
③ 요가
④ 명상
⑤ 좌욕법

해설 좌욕은 출산 후 여성에게 발생할 수 있는 치질에 좌욕이 효과적이며 안위감 증진과 통증 완화에 도움이 된다.

Answer 71 ③ 72 ① 73 ⑤

74 **소화불량으로 입원한 김씨가 내시경 검사 후 갑자기 심한 상복부 통증을 호소하고 의료진은 천공이 의심된다고 하였을 때 옳은 처치법은?**

① 격리
② 수액요법
③ 금식
④ 수술 준비
⑤ 진통제 투여

해설 위천공
- **원인** : 위궤양이나 위암, 진통제의 오랜 기간의 복용, 시술 부주의
- **증상** : 갑작스럽고 극심한 상복부의 통증, 시술 후 대상자가 호소하는 증상에 주의를 기울이도록 한다.
- 위천공이 발생할 경우 즉시 위의 구멍을 막는 응급수술이 필요하다.

75 **수술 후 의식이 없는 환자의 목을 옆으로 취해주자 보호자가 침상 머리를 올리면서 앉히려고 하고 있다. 이때 간호조무사가 설명해야 할 내용으로 옳은 것은?**

① 어지러울 수 있으니 눕게 해야 한다.
② 환자의 호흡을 돕기 위한 최선의 방법이다.
③ 누워 있어야 두통이 없어진다.
④ 의식이 돌아올때까지 통증을 최소화하는 방법이다.
⑤ 분비물 배출을 쉽게 하고 기도 흡인을 예방하기 위해 이 자세를 유지해야 한다.

해설 무의식 환자의 체위
- 무의식 환자나 구강 내 분비물이 있는 대상자는 목을 옆으로 한 앙와위를 취해준다.
- 분비물 배출을 쉽게 하고 기도 흡인을 예방해 주는 체위이다.

76 **교통사고로 발목 관절이 골절된 환자의 수술 부위에 부종이 있으며 통증을 호소하면서 열이 나고 있다. 어떤 건강문제를 의심할 수 있는가?**

① 경색
② 염증
③ 혈전
④ 출혈
⑤ 혈종

해설 염증이란 숙주에 미생물이 침입했을 때 나타나는 방어적 반응으로 발열, 발적, 두통, 부종 등이 나타난다.

Answer 74 ④ 75 ④ 76 ②

77 위암 4기로 복막암 전이까지 받은 35세의 두 아이의 엄마는 "우리 아이들이 20세까지만 자라는 것만 보고 죽을 수 있게 해주세요."라고 밤마다 기도하고 있다. 죽음에 대한 심리적 적응 단계 중 어디에 속하는가?

① 부정
② 분노
③ 협상
④ 우울
⑤ 수용

해설 임종을 앞둔 대상자의 심리적 반응 순서
㉠ **부정** : 죽음을 인정하지 않는다.
㉡ **분노** : 화를 내고, 적개심, 폭언 등의 반응을 한다.
㉢ **협상** : 시간을 더 얻고자 신과 협상하려고 한다.
㉣ **우울** : 상실감과 우울감으로 말이 적어진다.
㉤ **수용** : 죽음을 받아들이고 주변을 정리하게 된다.

78 65세 된 당뇨 환자가 허리에 불편감을 호소하며 더운물 주머니를 요구하였다. 환자에게 설명해야 하는 주의사항은?

① 가장 뜨거울 때 사용할 것
② 더운물 주머니에 수건을 감싸지 않을 것
③ 혈관이 수축할 수 있음을 알릴 것
④ 화상의 위험을 설명하고 수건에 싸서 이용할 것
⑤ 감각이 무딘 곳에도 사용할 것

해설 더운물 주머니 적용 시 주의사항
- 더운물 주머니에 수건을 감싸서 적용할 것
- 당뇨, 순환장애, 말초혈관 질환의 장애가 있는 대상자에게는 온냉 적용 시 동상이나 화상의 위험을 더 주의 깊게 설명해야 한다.

79 항암치료 후 두통과 몸살을 호소하는 신씨에게 담당의사는 필요 시 간호사의 판단에 따라 진통제를 줄 것을 서면 처방하였다. 어느 처방에 해당하는가?

① 구두처방
② 즉시처방
③ 응급처방
④ 필요시 처방
⑤ 일회처방

해설 필요시 처방은 간호사의 판단에 따라 환자의 상태 및 호소를 중심으로 투약할 수 있도록 한 처방을 말한다.

Answer 77 ③ 78 ④ 79 ④

80 **욕창 치료를 위한 드레싱 세트를 준비할 때 제외되어야 할 소독용품은?**

① 붕산수　② 생리식염수
③ 포비돈아이오다인　④ 과산화수소
⑤ 알코올

해설 알코올은 점막이나 상처에 적용하지 않으며 주사 시 피부소독에 적용한다.

81 **항생제 정맥주사 처방이 난 대상자에게 투약 전 반드시 확인해야 하는 항생제 반응 검사는 어느 주사법인가?**

① 피내주사　② 피하주사
③ 정맥주사　④ 근육주사
⑤ 처방 없이도 실시할 수 있음

해설 항생제에 대한 과민반응 검사는 피내주사로 해야 한다.

82 **맥박 산소측정기로 모니터 결과 산소포화도가 70%가 나왔다. 이 대상자에게 가장 적절한 체위는?**

① 앙와위　② 슬흉위
③ 반좌위　④ 측위
⑤ 복위

해설 반좌위
- 폐가 확장되어 호흡을 수월하게 할 수 있게 해준다.
- 호흡곤란, 심장수술 등 수술 후 가장 많이 쓰이는 체위이다.

83 **공사장에서 일하는 60세의 박씨는 38도의 무더위에서 장시간 일하던 중 쓰러졌다. 의사로부터 체온조절중추의 손상이 원인이라는 설명을 보호자는 들었다. 예상되는 열중증은?**

① 열경련　② 열피로
③ 열사병　④ 화상
⑤ 과로

해설 열사병은 체온조절중추의 장애로부터 오는 열중증의 하나이다.

Answer 80 ⑤ 81 ① 82 ③ 83 ③

84 **간경화 진단을 받고 입원 중인 68세 구씨는 일주일 전부터 복수가 차고 발등 및 손등에서 부종이 나타나고 있다. 이 대상자에게 적절하지 않은 식이는?**

① 고단백 ② 저지방
③ 고탄수화물 ④ 저염
⑤ 수분

해설 간질환 대상자의 식이
- 간성 혼수 시를 제외하고는 단백질을 제한하지는 않는다.
- 부종이나 복수가 관찰되면 수분 섭취를 제한해야 한다.

85 **내부 고정에 대한 설명으로 옳은 것은?**

① 단순골절 시에 시행한다.
② 연조직을 부동시키는 것이다.
③ 부동이 불가피하기 때문에 욕창이 발생할 수 있다.
④ 내부 고정 후에 골격견인이 필요하다.
⑤ 금속판 핀이나 나사를 이용하여 정복된 골절을 고정하는 것이다.

해설 내부 고정의 정의 : 골절 부위의 고정만으로는 접골이 불가능할 경우 금속판 판을 이용하여 골격을 지지하는 것이다.

86 **하지에 석고 붕대를 한 환자에게 순환장애가 예상되는 발가락의 부종을 감소키기 위한 간호중재법은?**

① 손가락이나 발가락을 움직이지 못하게 한다.
② 석고 붕대한 부위를 심장 부위보다 높게 한다.
③ 석고 붕대한 부위의 혈액순환을 원활히 하기 위해 더운물에 담근다.
④ 석고 붕대 위에 얼음주머니를 놓아 준다.
⑤ 석고 붕대를 물에 젖게 한다.

해설 석고 붕대 적용 후 관리
- 석고 붕대한 후 뼈가 돌출된 부위는 베개를 대어 주고 석고 붕대한 부위를 심장보다 높게 한다.
- 석고 붕대한 부위의 근력 강화운동과 모든 관절의 관절 운동 범위 내에서 운동을 시행하고 가능한 한 혼자서 일상생활을 하도록 한다.
- 석고 붕대 주변의 피부를 깨끗이 하고 로션 등을 발라 피부를 보호해 준다.
- 석고 붕대를 깨끗이 유지하고 물에 젖지 않도록 한다.

Answer 84 ⑤ 85 ⑤ 86 ②

87 **전신마취로 대장암 수술을 앞두고 있는 환자에게 수술 전날 저녁 10시부터 금식이 시행되었다. 금식을 시키는 이유로 적절한 것은?**

① 전신마취의 영향으로 의식이 돌아올 우려가 있기 때문에
② 위궤양을 일으키기 때문에
③ 수술 시야를 확보하지 못하기 때문에
④ 마취나 수술 중에 구토물이 기도로 흡인될 우려가 있기 때문에
⑤ 수술 후 소화가 지연되기 때문에

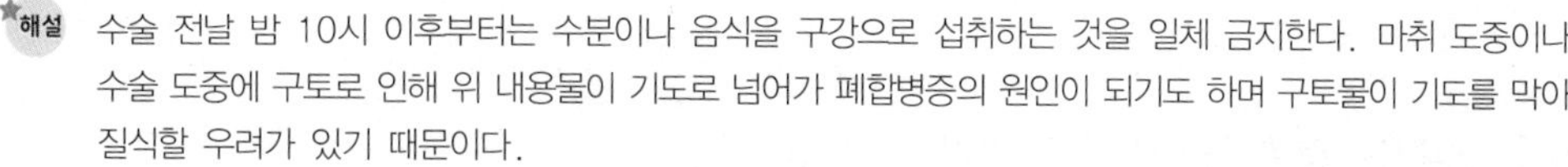

해설 수술 전날 밤 10시 이후부터는 수분이나 음식을 구강으로 섭취하는 것을 일체 금지한다. 마취 도중이나 수술 도중에 구토로 인해 위 내용물이 기도로 넘어가 폐합병증의 원인이 되기도 하며 구토물이 기도를 막아 질식할 우려가 있기 때문이다.

88 **전신마취 환자에게 가장 중요한 간호교육은?**

① 상처 봉합 부위의 빠른 회복
② 소화기 합병증의 예방
③ 순환기 합병증의 예방
④ 기도 유지, 호흡기 합병증의 예방
⑤ 환자의 안정

해설 전신마취는 폐가 위축되어 호흡기 합병증의 발생이 많이 생길 수 있기 때문에 기도 유지와 호흡기 감염예방은 매우 중요하다.

89 **수술실에서 회복실로 환자가 옮겨 왔을 때 기도를 유지하는 방법으로 적절한 것은?**

① 카테터를 기도로 삽입시킨다.
② 상체를 올려준다.
③ 트렌델렌버그 체위를 취해준다.
④ 산소를 주입시킨다.
⑤ 아래턱을 바짝 잡아올려 앞으로 밀어 올린다.

해설 수술실에서 회복실로 환자가 돌아왔을 때 기도를 여는 방법은 아래턱을 바짝 잡아 올려 앞으로 밀어 내면 된다.

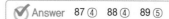

Answer 87 ④ 88 ④ 89 ⑤

90 **골관절염으로 무릎 통증을 호소하는 노인에게 심폐 기능과 근력강화를 위해 가장 적절한 운동은?**

① 에어로빅
② 수중운동
③ 무용
④ 조깅
⑤ 관절 가동 범위 운동

해설 관절에 부담을 주지 않는 규칙적인 운동을 하는 것이 무릎 통증과 근력강화에 큰 도움이 된다. 예를 들면 수영, 걷기, 체조 등이다.

91 **수근관 증후군의 증상에 대한 설명으로 옳은 것은?**

① 밤에 통증이 완화되고 반면에 낮에는 심해진다.
② 손목을 지나치게 굽히거나 젖힐 때 완화되는 경향이 있다.
③ 가운데 손가락 기능의 장애가 시간이 흐를수록 더 심하다.
④ 손을 털게 되면 저림과 통증이 더 심해진다.
⑤ 손등을 맞대고 1분 이상 있을 때 손바닥 저림 현상이 더 심해진다.

해설 수근관 증후군의 증상
- 손바닥과 손가락이 저리는 등 이상 증상이 나타난다.
- 손목을 지나치게 손바닥 방향으로 힘을 주어 굽힐 때 악화되는 수가 있다.
- 엄지손가락의 운동 기능 장애로 물건을 자주 떨어뜨리거나 젓가락질을 할 때 어려움이 있다.
- 밤에 통증이 악화되고 손을 털게 되면 저림과 통증이 일시적으로 완화되기도 한다.
- 손등을 맞대고 1분 이상 있을 때 손바닥 저림 현상이 심해진다.

92 **당뇨병 환자는 특히 발간호를 잘해야 한다. 그 이유로 옳은 것은?**

① 심박출량이 감소하여 다리와 발에 영양공급이 불충분하기 때문에
② 체중이 비만자가 많기 때문에 발에 비정상적으로 체중 부하가 일어나기 때문에
③ 모든 당뇨 환자에게는 다리의 괴사 진전이 빠르기 때문에
④ 모든 당뇨 환자에게는 정맥류가 존재하기 때문에
⑤ 당뇨병은 동맥경화증이나 말초 순환부전을 진전시킬 수 있기 때문에

해설 당뇨병은 동맥경화증이나 말초 순환부전을 진전시킬 수 있기 때문에 발간호를 잘 해야 하고 다리의 혈액순환을 증진시키는 방법을 꾸준히 습득해야 한다.

Answer 90 ② 91 ⑤ 92 ⑤

93 **치질로 인해 고생하던 직장인 구씨는 만성출혈로 병원을 방문하였다. 어떤 유형의 빈혈이 의심되는가?**

① 용혈성 빈혈
② 악성 빈혈
③ 철분결핍성 빈혈
④ 재생불량성 빈혈
⑤ 구리결핍성 빈혈

해설 철분결핍성 빈혈
- 신체의 철 함유량이 정상보다 저하된 상태
- 치질로 인한 만성출혈 환자
- 불충분한 식사, 혈액 소실(적혈구 감소)

94 **위암 1기로 부분 위 절제술을 한 환자가 병실로 이동해 안정을 취하고 있다. 이 환자의 급속이동증후군을 예방할 수 있는 간호중재법은?**

① 한 번에 많은 양의 음식을 준다.
② 위관영양을 투입한다.
③ 식사 중 물을 많이 마시게 한다.
④ 소화제를 복용하게 한다.
⑤ 소량씩 자주 음식을 먹게 한다.

해설 급속이동증후군 예방법
- 주로 식후 5~30분 사이에 발생하며 어지러움, 실신, 구토, 심계항진, 발한, 복통, 창백, 설사 등의 증상이 있다.
- 예방하기 위해서는 위를 천천히 비울 수 있게 횡와위로 조금씩 자주 식사하여 식후 20~30분 동안 누워 있고 식사와 동시에 수분이나 국물을 섭취하지 않도록 한다.

95 **S상 결장 부위에 생긴 대장암을 치료 중인 환자에게 적절한 식품은?**

① 피자
② 현미밥
③ 구운 돼지고기
④ 라면
⑤ 젓갈류

해설 대장암의 식이
- 백미보다는 잡곡밥이나 현미밥이 좋다.
- 육류보다는 채소나 과일을 먹는 것이 놓으며 붉은 고기는 피해야 한다.
- 생선이나 콩 등 식물성 단백질과 닭고기 정도가 적절하다.

Answer 93 ③ 94 ⑤ 95 ②

96 핍뇨로 간주할 수 있는 시간당 소변량으로 옳은 것은?

① 10cc
② 30cc
③ 60cc
④ 100cc
⑤ 150cc

해설 핍뇨는 시간당 소변이 30cc 이하일 경우이며 의료진에게 보고해야 한다.

97 우리 몸에 수분이 정체되었을 때 나타날 수 있는 증상으로 옳은 것은?

① 체중 감소, 경련, 혈압 상승
② 체중 증가, 혈압 상승, 부종
③ 혈압 하강, 부종, 경련
④ 맥박 증가, 부종, 경련
⑤ 소변량 증가, 부종, 경련

해설 **수분정체로 인한 증상** : 체중 증가, 혈압 상승, 부종

98 혈액 투석을 하기 위해 왼쪽 팔에 동정맥루 수술을 시행한 환자에 대해 옳은 것은?

① 왼쪽 팔로 물건을 들게 한다.
② 1주일 간 팔의 움직임을 제한한다.
③ 시술 후 바로 동정맥루를 이용한 투석이 가능하다.
④ 동정맥루에 진동감을 확인한다.
⑤ 동정맥루를 만들고 1개월 안에 꼭 투석을 실시한다.

해설 **동정맥루 수술 환자 간호중재**

- 동정맥루가 있는 팔로는 무거운 물건을 들거나 팔베개를 하지 않고 심한 운동을 삼간다.
- 수술 후 약 2일째 되는 날부터 통증과 부종이 가시면 운동을 시작한다.
- 동정맥루를 만들고 1~2개월 정도 시일이 경과한 후 투석을 실시한다.

Answer 96 ② 97 ② 98 ④

99 유방암 절제술을 받은 환자의 간호 및 교육 내용으로 옳은 것은?

① 수술한 쪽 팔의 혈압 측정을 자주 시행한다.

② 수술한 쪽 팔에서 채혈을 하도록 한다.

③ 손 운동, 머리 빗기, 로프 돌리기 등의 운동을 시행한다.

④ 수술 부위 근력을 유지하기 위해 주기적으로 긴장 운동을 시행한다.

⑤ 제모 시 제모제 대신 면도기를 이용하도록 한다.

해설 유방절제술 후 간호중재
- 환측 부위의 팔에는 혈압 측정과 정맥주사 채혈을 금지하고 제모 시 면도기 사용도 금지해야 한다.
- 수술한 측의 팔을 심장보다 높이 올려야 한다.
- 주먹 쥐고 펴는 손 운동, 머리 빗기, 세수하기, 로프 돌리기, 벽 오르기, 어깨 운동을 한다.
- 긴장은 통증을 유발할 수 있으므로 수술 부위의 긴장을 피하는 팔의 자세를 취해야 한다.
- 수술 부위의 유합을 촉진시키기 위해 압박 드레싱을 한다.

100 백내장 수술 후 교육해야 할 주의사항으로 옳은 것은?

① 통목욕 및 발살바법을 권장한다.

② 수술 부위에 통증이나 안압의 상승이 있는지 확인한다.

③ 수술 부위가 아래로 가도록 한다.

④ 가벼운 코풀기나 재채기 정도는 괜찮다.

⑤ 수술 직후 조기이상을 위해 운동을 권장한다.

해설 백내장 수술 후의 교육법
- 통목욕 및 발살바법을 금지한다.
- 수술한 눈의 안구 운동을 최소화하기 위해 보호용 안대를 사용한다.
- 수술하지 않은 쪽으로 눕도록 하며 엎드리지 않도록 한다.
- 안압 상승 증상이 나타나는지 관찰한다.
- 재채기나 코풀기는 안압이 상승되므로 금지한다.

Answer 99 ③ 100 ②

간호조무사 실전평가문제집

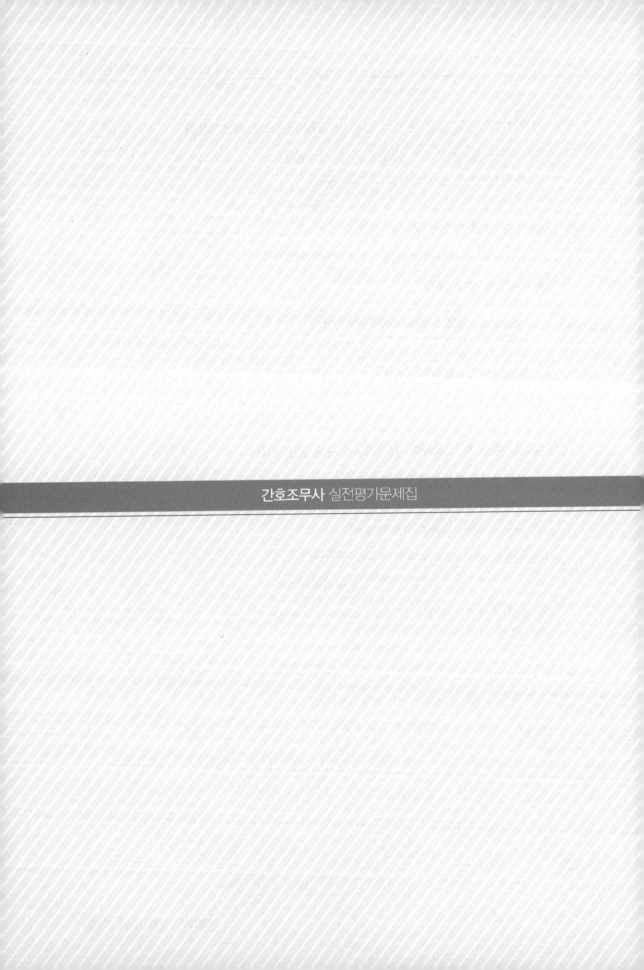

제9회 실전평가문제

제9회 실전평가문제

제1과목 기초간호학 개요

Nurse Assistant

01 근육주사 부위 중 견봉돌기 아래 위치한 부위는?

① 삼각근　　② 외측광근
③ 전완의 내측　　④ 둔근
⑤ 견갑골 부위

해설 근육주사 부위
- **둔부의 배면(배둔근)** : 근육이 커서 반복 투약이 용이하고 가장 많이 사용되는 부위이다. 좌골신경을 주의해야 한다.
- **둔부의 복면(측둔근)** : 지방이 적고 혈관과 신경 분포가 없다.
- **외측광근** : 유아나 둔근의 양이 적은 대상자에게 적용한다.
- **삼각근** : 견봉돌기 아래 위치한다.

02 상처를 소독하는 방법으로 옳은 것은?

① 아래서 위로 닦는다.
② 바깥에서 안으로 닦는다.
③ 배액관에서 절개부위 쪽으로 닦는다.
④ 오염된 곳에서 덜 오염된 곳으로 닦는다.
⑤ 한번 사용한 솜은 버린다.

해설 상처 소독하는 방법
- 위에서 아래로 한다.
- 배액관에서 절개부위 쪽으로 닦는다.
- 한번 사용한 솜은 버린다.
- 바깥에서 안으로 닦는다.
- 오염된 곳에서 덜 오염된 곳으로 닦는다.
- 수술 부위에서 주변 조직으로 닦는다.

Answer 01 ① 02 ⑤

03 체온을 측정하는 방법 중 옳은 것은?

① 심부체온을 정확하게 측정하기 위해 액와체온을 측정하였다.
② 아이스크림을 먹고 10분이 지나서 구강체온계로 측정하였다.
③ 액와체온을 정확하게 측정하기 위해서는 약 5분 정도가 소요된다.
④ 구강체온은 심장질환이 있는 환자에게 적합하지 않다.
⑤ 직장체온은 심장질환이 있는 환자에게 적합하지 않다.

해설 직장체온 측정 시 체온계가 미주신경을 자극할 수 있으므로 심장질환이 있는 대상자에게는 부적합하다. 체온계 삽입 시 미주신경 자극으로 심박동이 느려질 수 있다. 찬 것이나 뜨거운 것을 먹었을 경우에는 30분이 지난 후 측정해야 한다.

04 등마사지를 시행하던 중 환자의 천골 부위가 붉게 변한 것을 발견하였다. 이 부위의 간호는 어떻게 하는 것이 좋은가?

① 냉찜질을 실시한다.
② 치료용 램프를 직접 쬐준다.
③ 로션을 충분히 발라 마사지한다.
④ 희석한 과학수소를 사용하여 소독한다.
⑤ 조직 손상 방지를 위해 마찰하지 않는다.

해설 등마사지 시 뼈 돌출 부위나 천골 부위가 붉게 변할 경우 조직 손상의 방지를 위해 마사지를 중지하거나 측위를 취해 주어 체위변경을 시켜 준다.

05 종합병원에서 간호조무사는 누구의 감독 및 통솔하에 업무수행을 하는가?

① 환자
② 병원행정자
③ 간호사
④ 의사
⑤ 의료기사

해설 간호조무사는 간호사의 감독 및 통솔하에 업무수행을 하는 보건의료 인력이다.

Answer 03 ⑤ 04 ⑤ 05 ③

06 대한 간호조무사협회가 창립된 해는?

① 1970년 ② 1971년
③ 1972년 ④ 1973년
⑤ 1974년

해설 1973년 대한 간호조무사협회를 창립하였다.

07 환자의 위급한 증상을 즉시 보고하지 않아 치료시기를 놓쳐 손해가 발생되었다면 간호조무사의 법적 책임은?

① 월권행위 ② 무면허
③ 주의의무 태만 ④ 불법
⑤ 정당방위

해설 간호의 법적 의무

㉠ **결과회피 의무** : 예견 가능한 위험을 회피해야 할 의무
㉡ **결과예견 의무** : 행위 결과 발생 상황을 예견할 수 있는 의무
㉢ **주의의무 태만** : 유해한 결과가 발생되지 않도록 정신을 집중할 의무
㉣ **비밀유지 의무** : 직무상 알게 된 환자의 정보를 공개하지 않을 의무
㉤ **확인의무** : 간호보조행위에 대한 확인 의무

08 간호조무사 업무에 해당하지 않는 것은?

① 환자의 신체적 간호를 돕는다.
② 환자진찰 시 보조한다.
③ 진단 결과를 묻는 환자에게 검사 결과를 설명한다.
④ 환자 입원 및 퇴원을 돕는다.
⑤ 환자의 침상을 만든다.

해설 진단 결과를 묻는 환자에게 검사 결과를 설명하는 업무는 의료인의 업무이다.

Answer 06 ④ 07 ③ 08 ③

09 고압증기멸균 준비사항으로 옳지 않은 것은?

① 소독물품 꾸러미에 물품명과 소독날짜를 기입한다.
② 예리한 날이 있는 기구는 끝을 거즈로 싼다.
③ 한 겹 소독방포에 여러 물품을 함께 넣는다.
④ 건조물품이 든 통이나 병은 뚜껑을 열고 포장한다.
⑤ 소독할 물품은 철저히 세척한다.

해설 고압증기멸균 시 한 겹 소독방포에 여러 물품을 함께 넣지 않고 증기가 침투할 수 있게 쌓는다.

10 결핵 환자의 객담을 처리할 때 적절한 소독방법은?

① 고압증기 멸균법
② 저온소독법
③ 소각법
④ 화학적 소독법
⑤ 건열 멸균법

해설 결핵균은 열에 약하기 때문에 소각법으로 처리하는 것이 가장 적절하다.

11 유치도뇨관을 삽입하고 있는 노인 여성 대상자에게 회음부 간호를 실시할 때 옳은 것은?

① 복위 자세를 취하게 하여 다리 사이로 닦는다.
② 요도에서 항문 쪽으로 닦는다.
③ 유치도뇨관 환자는 수건으로 닦는다.
④ 소독솜 하나로 모두 닦는다.
⑤ 차가운 물로 씻는다.

해설 회음부 간호

- 앙와위 자세에서 무릎을 세우게 한다.
- 요도에서 항문쪽으로 닦는다.
- 소독솜으로 이용하고 1회만 사용한다.
- 따뜻한 물로 씻게 한다.

Answer 09 ③ 10 ③ 11 ②

12 격리병동 병실 관리에 대한 설명으로 옳은 것은?

① 간호사가 감염병 환자 방에 들어갈 때는 마스크와 장갑을 착용하지 않는다.
② 감염병 환자가 쓰던 매트리스는 폐기물 처리시킨다.
③ 전염성이 강한 감염병 환자이더라도 이동에는 제한이 없다.
④ 감염병 환자 사망 후 병실과 침구 등을 소독제로 소독한다.
⑤ 개인소지품과 귀중품은 도난 방지를 위하여 간호사실에 보관한다.

해설 격리 환자용 방과 가구도 다른 환자의 방과 같은 방법으로 청소하고 소독해야 한다. 감염병 환자가 사망한 후에는 병실과 침구 등을 철저히 소독한다.

13 자연과 호흡하고 심신의 안정과 조화를 유지시켜 주는 것과 관련이 깊은 것은?

① 구법　② 한증
③ 양생　④ 부항
⑤ 추나

해설 양생술
- 자연과 호흡하고 심신의 안정과 조화를 유지시켜 주는 것과 관련이 깊다.
- 예방의학에 해당하며 그 목적은 선도적 수련법과 아울러 질병이 생길 조건을 만들지 않는 데 있다.

14 혈액으로부터 노폐물을 제거하고 유독성 물질을 해독시키며 소변을 형성하는 기관으로 옳은 것은?

① 간　② 요도
③ 방광　④ 요관
⑤ 신장

해설 신장의 기능
- 소변의 형성
- 산과 염기의 균형
- 혈압의 조절
- 인과 칼슘 조절
- 전해질 조절
- 대사성 노폐물과 독소약물의 배설
- 적혈구 생성인자의 생산

Answer 12 ④ 13 ③ 14 ⑤

15 간의 기능으로 옳지 않은 것은?

① 담즙 형성
② 조혈기능(생애 모든 기간 동안)
③ 응고인자 합성
④ 해독작용
⑤ 흡수된 영양분의 저장 및 대사작용

해설 간의 기능
- 대사기능 및 배설기능
- 조혈기능(태생기에만 조혈작용)
- 분비기능(간세포는 담즙을 만들어 소화관 내로 분비함)
- 담즙 형성 및 신진대사
- 해독작용 및 영양분 저장
- 응고인자 합성
- 프로트롬빈의 형성
- 혈장단백 합성
- 지방대사

16 남성의 제2차 성징을 나타내는 호르몬은?

① 프로게스테론
② 테스토스테론
③ 인슐린
④ 티록신
⑤ 알도스테론

해설 테스토스테론
- 정소의 간질세포로 하수체의 성선자극 호르몬의 지배하에 콜레스테롤에서 생성되는 스테로이드 화합물로 남성 호르몬의 하나이다.
- 남성의 2차 성징의 발현, 정자 형성의 촉진, 정소상체, 전립선, 정낭 등의 발육작용을 갖는다.
- 단백질의 동화작용도 있어 체내에 질소를 저류시키는 효과를 갖고 있다.

17 대뇌를 도와서 평형유지와 운동조절을 담당하는 기관으로 옳은 것은?

① 시상하부
② 연수
③ 중뇌
④ 소뇌
⑤ 대뇌

해설 소뇌의 특징
- 후두부에 위치하며 대뇌의 운동중추를 도와서 골격근의 운동을 조절하고 몸의 평형을 유지한다.
- 외상, 뇌졸중 또는 뇌성마비와 같은 소뇌의 질환은 골격근의 기능장애의 원인이 된다.
- 경직성과 운동실조 상태로 나타나고 평형감각이 손실되어 걷기 어렵다.

Answer 15 ② 16 ② 17 ④

18 **기초대사량에 관한 설명으로 옳은 것은?**

① 휴식 시간에 필요한 최소한의 열량
② 생명 유지에 필요한 최소한의 열량
③ 섭취한 음식물의 소화, 흡수에 소요되는 열량
④ 활동에 소요되는 열량
⑤ 일상생활의 열량 소요량 총계

해설 기초대사량이란 혈액 순환 및 호흡 유지를 위한 생명 유지에 필요한 최소한의 열량을 말한다.

19 **경구 투약이 가능한 환자로 옳은 것은?**

① 연하곤란이 있는 환자
② 유동식이 환자, 소아 환자
③ 무의식 환자, 전신마취 예정자
④ 계속 토하는 환자
⑤ 금식을 하고 있는 환자

해설 유동식 섭취 환자나 소아 환자, 설사 환자는 경구 투여가 가능하나 금식 환자, 무의식 환자, 연하곤란 환자, 구토 환자 등은 불가능하다.

20 **AIDS 예방 및 환자관리를 위한 교육내용으로 옳지 않은 것은?**

① 전파방법
② 폐렴과 같은 기회감염
③ 성관계 시 콘돔 사용
④ AIDS 의심 시 백신투여
⑤ 지속적인 추후관리

해설 AIDS 예방 및 환자관리에는 기회감염의 주의, 콘돔의 사용, 백신의 투여, 지속적인 추후관리 등이 있다.

21 **저혈당에 대한 설명으로 옳은 것은?**

① 혈중 포도당이 정상 수치 이상으로 증가하여 발생한다.
② 저혈당증을 방치할 경우 천식이 나타난다.
③ 포도당을 공급받고 당분이 있는 음식은 피한다.

Answer 18 ② 19 ② 20 ① 21 ④

④ 어지러움증, 오한, 식은땀 등이 관찰된다.

⑤ 저혈당증은 경구 혈당강하제와는 관련이 없다.

해설 저혈당일 때는 어지러움증, 오한, 식은땀 등이 나타난다.

22 24시간 소변수집 절차에 따른 간호로 옳지 않은 것은?

① 소변수집 시작 시간에 배뇨한 소변부터 모은다.

② 대변으로 오염되지 않도록 배변 전에 배뇨하도록 한다.

③ 수집된 소변은 검시실로 보내기 전까지 냉장고에 보관한다.

④ 화장실에 '24시간 요검사물 채뇨 중'이라는 표시를 달아둔다.

⑤ 검사가 종료되는 24시간째 소변도 검사물에 포함시킨다.

해설 냉장고에 보관하지 않고 상온에 보관하도록 한다.

23 위관영양 시 영양액의 온도는 체온보다 약간 높게 해야 하는데 영양액이 너무 빠르게 주입될 경우 나타날 수 있는 증상으로 옳은 것은?

① 설사 ② 혈변

③ 점액변 ④ 지방변

⑤ 변비

해설 위관영양 시 너무 빠르게 주입할 경우 설사 증상이 나타날 수 있기 때문에 1분 안에 50cc 이상 주입되지 않도록 조절기를 조정한다.

24 환자의 건강사정 시 주관적 자료로 옳은 것은?

① 안색, 입술의 색깔 ② 피부색, 부종

③ 기형, 변형 ④ 식욕부진, 식간의 상복부 동통

⑤ 활력 징후, 얼굴의 홍조

해설 주관적 자료는 환자가 호소하는 것을 기준으로 하는 것으로 통증 호소나 식욕부진의 호소 등을 예로 든다.

Answer 22 ③ 23 ① 24 ④

25 구개 수술을 시행한 아동이 수술 상처나 피부 병변을 긁지 않도록 하는 억제대는?

① 홑이불 억제대
② 팔꿈치 억제대
③ 손목 억제대
④ 벨트 억제대
⑤ 사지 억제대

해설 팔꿈치 억제대의 목적
- 주로 영아나 어린아이에게 적용한다.
- 소아에게 정맥주사 후 또는 구개 수술 후 사용되며 수술 상처나 피부 병변을 긁지 못하도록 팔꿈치를 구부리는 것을 방지하기 위함이다.

26 외과 환자를 위한 재활계획 수립시기는?

① 입원하기 전
② 퇴원하기 전
③ 수술 직전
④ 수술 결과를 본 후
⑤ 입원과 동시에

해설 재활계획 수립은 입원과 동시에 계획해야 한다.

27 백내장, 녹내장 수술 후 안대를 하는 이유는?

① 안구운동을 최소화시키기 위해
② 동공 확대를 막기 위해
③ 동공 축소 방지를 위해
④ 빛반사 차단을 위해
⑤ 안구 통증을 줄이기 위해

해설 백내장, 녹내장 수술 후 안대를 하는 이유는 안구의 운동을 최소화하기 위해 눈꺼풀 위에 밀착하여 붙인다.

28 수술이 끝나고 기구를 세어 보는 이유로 옳은 것은?

① 수술기구를 잘 잃어버리기 때문이다.
② 수술 중에 사용한 기구나 거즈가 인체 내에 남아 있는지 확인하기 위해서이다.
③ 사용된 기구와 물품을 절차에 따라 처리하기 위해서이다.
④ 분실되면 변상해야 하기 때문이다.
⑤ 고가의 물품이기 때문이다.

Answer 25 ② 26 ⑤ 27 ① 28 ②

해설 수술 후 기구를 확인하는 이유는 수술 중에 기구나 거즈 등이 실수로 인해 복강 내로 들어갈 위험을 초래할 수 있기 때문이다.

29 생후 7개월 된 영아가 열이 나면서 귀를 베개에 대고 자꾸 비벼 대며 울고 있을 때 예상되는 질환은?

① 이하선염 ② 아토피
③ 상악동염 ④ 중이염
⑤ 후두염

해설 급성 화농성 중이염은 통증이 급하게 오고 강하며 중이에 농이 고이면서 열이 높은 질환이다.

30 질식분만한 지 2시간 지난 산모의 얼굴이 갑자기 창백해지면서 자궁이 물렁거리고 과다한 질 출혈이 있을 경우 가장 우선적인 간호중재는?

① 수혈준비를 하고 의사에게 보고한다.
② 산모의 하지를 올리고 보고한다.
③ 자궁수축제를 준비하고 자궁을 마사지한다.
④ 구강으로 산모에게 물을 먹인다.
⑤ 활력 징후를 측정하고 침상을 갈아준다.

해설 산후 출혈 시 가장 먼저 우선적인 간호는 일단 하지를 올려주는 트렌델렌버그 체위를 하고 의료인에게 보고한다.

31 임신중독증의 3대 증상으로 옳은 것은?

① 저혈압, 호흡곤란, 혈뇨 ② 부종, 질 출혈, 저혈압
③ 고혈압, 단백뇨, 부종 ④ 호흡곤란, 저혈압, 단백뇨
⑤ 부종, 혈뇨, 저혈압

해설 임신중독증의 증상
- 고혈압, 단백뇨, 부종(3대 증상)
- 임신 20주 이후에 발생한다.
- 갑자기 발병하며 급격히 진행하는 경우가 많다.
- 두통, 시야장애, 명치 부위의 통증이 동반된다.

Answer 29 ④ 30 ② 31 ③

32 경산모를 분만실로 이송해야 하는 시기로 옳은 것은?

① 자궁경관 7~8cm 개대 시
② 자궁경관 완전 개대시
③ 아두가 만출되기 시작할 때
④ 산모가 배변욕구를 호소할 때
⑤ 양막이 터졌을 때

해설 경산모는 초산모에 비해 분만이 빨리 진행되므로 자궁경관 7~8cm가 열렸을 경우 신속히 분만실로 옮겨야 한다.

33 제대간호로 가장 적절한 방법은?

① 항생제 연고를 바른다.
② 건조된 소독거즈로 덮어 놓는다.
③ 붕산가루를 바르고 노출시켜 놓는다.
④ 70%의 알코올로 닦아준다.
⑤ 미지근한 물로 닦아준다.

해설 70% 알코올로 소독하는 것이 가장 적절한 방법이다.

34 뇌에 혈액을 공급하는 혈관이 막히거나 터져서 뇌 손상이 오고 그에 따른 신체장애인 연하곤란, 언어장애가 나타나는 질환은?

① 고혈압
② 뇌졸중
③ 뇌종양
④ 뇌막염
⑤ 고지혈증

해설 뇌졸중

- 흔히 중풍으로 부르며 뇌에 혈액을 공급하는 혈관이 막히거나 터져서 뇌 손상이 오고 그에 따른 신체장애가 나타나는 뇌혈관 질환이다.
- 뇌경색과 뇌출혈로 구분되며 뇌혈관이 막힌 경우를 뇌경색이라고 하고 터진 경우를 뇌출혈이라고 한다.

35 신생아실에 근무하는 간호조무사가 얼굴이 창백하고 우유를 토하는 신생아 발견 시 취해야 할 행동은?

① 아기를 우측이나 복위로 취하여 등을 두드린 후 간호사의 도움을 요청한다.
② 아기를 일으켜서 우유를 닦아주고 간호사의 도움을 요청한다.

Answer 32 ① 33 ④ 34 ② 35 ①

③ 아기를 일으키며 간호사에게 도움을 요청한다.

④ 아기를 발견한 후 기관내관을 삽입하여 기도를 열어준 후 간호사에게 보고한다.

⑤ 아기를 발견한 후 흡인기를 가지러 가면서 간호사를 부른다.

해설 우유를 토하다가 흡인성 폐렴에 노출될 수 있으므로 우측이나 복위를 취한 뒤 등을 두드린 후 간호사나 의료인의 도움을 요청한다.

제2과목 보건간호학 개요

Nurse Assistant

36 보건교육 대상자와 상담 시 간호조무사가 취해야 할 태도로 가장 바람직한 것은?

① 질문에 대한 대답의 암시를 준다. ② 반응하지 말고 듣기만 한다.

③ 피상담자의 이야기를 잘 청취한다. ④ 해결방안을 소개한다.

⑤ 잘못 알고 있는 점을 비판한다.

해설 보건교육 대상자 상담 시 간호조무사의 가장 바람직한 태도는 피상담자의 이야기를 잘 청취하는 것이다.

37 지역사회에서 결핵 환자가 발견되었을 경우 옳은 조치는?

① 가까운 병원에 신고한다. ② 관할 보건소에 신고한다.

③ 자가치료를 권장한다 ④ 결핵 요양소로 즉시 보낸다.

⑤ 각자의 재량대로 하도록 그대로 둔다.

해설 우리나라의 결핵 환자 관리는 공공기관인 보건소에서 치료하는 것을 원칙으로 한다. 무료로 화학요법을 실시해 준다.

38 지역사회 현장에서 가정방문을 계획할 때, 하루 동안 방문할 대상자의 순서로 옳은 것은?

① 초생아 – 매독 임부 – 폐렴아동 – 당뇨병 노인

② 미숙아 – 당뇨병 임부 – 폐렴아동 – 폐결핵 성인

③ 임신중독증 – 임부 – A형간염 환자 – 미숙아 – 폐결핵 성인

Answer 36 ③ 37 ② 38 ②

④ 폐결핵 노인 – 성홍열 아동 – 초생아 – 당뇨병 임부

⑤ 당뇨병 노인 – 성홍열 아동 – 초생아 – 미숙아

해설 감염을 고려한 가정방문의 우선순위는 '미숙아 – 당뇨병 임부 – 폐렴 아동 – 폐결핵 성인' 순서로 방문해야 한다.

39 지역사회 보건사업을 실시할 때 가장 먼저 행해야 할 것은?

① 지역의 유지 등을 찾아가 협조를 구한다.

② 가정방문 계획을 자세히 세워야 한다.

③ 관공서나 경찰 당국에 먼저 신고한다.

④ 지역특성에 따라 계획하며 시급한 문제해결을 위한 계획부터 세워야 한다.

⑤ 의료기관의 수요나 상태를 조사한다.

해설 지역사회 간호사업 계획 시 주요 사항

- 지역사회 간호사업 계획 시에는 계획 과정에 지역 주민이 참여하는 것이 반드시 필요하고 계획 시 대상자인 지역사회 주민과 더불어 계획하는 것이 무엇보다 중요하다.
- 지역사회 간호사업을 실시할 때는 가장 먼저 그 지역에 따라 계획하며 시급한 문제해결을 위한 계획부터 세워야 한다.
- 지역사회 간호사업은 보건사업을 위한 전체적인 계획 내에서 운영되어야 한다.

40 보건교육 시 교육자가 피교육자에게 지식을 직접 가르치며 설명하는 강의의 장점으로 옳은 것은?

① 질적으로 깊이 있는 교육을 실시할 수 있다.

② 많은 양의 지식을 오래 기억할 수 있다.

③ 짧은 시간에 많은 양의 지식을 동시에 많은 사람에게 전달할 수 있다.

④ 학습자의 개인차를 고려할 수 있다.

⑤ 문제해결 능력을 발휘할 기회를 제공한다.

해설 강의의 가장 큰 장점은 짧은 시간 안에 많은 양의 지식을 동시에 많은 사람에게 전달할 수 있는 것이다.

Answer 39 ④ 40 ③

41 **주어진 시점에 나타나 있는 모든 질병이나 상해 수의 비율을 의미하는 유병률의 산출공식에서 분자로 옳은 것은?**

① 전체 인구 중 감염에 이환된 사람의 수
② 새로운 건강문제가 발생한 사람의 수
③ 일정기간 위험에 폭로된 인구 수
④ 환자를 접촉한 감수성자의 수
⑤ 현재 특정 건강문제를 가지고 있는 사람의 수

해설 유병률을 묻는 문제로 전체 지역사회 주민 중 특정 질병이나 건강문제에 이환되어 있는 사람이 얼마나 있는지를 비율로 나타낸 것이 유병률이다. 주어진 시점에 나타나 있는 모든 질병이나 상해 수의 비율이다.

42 **세계보건기구에서 제시하는 1차 보건의료의 개념에 가장 근접한 것은?**

① 특수한 질병을 가진 환자의 요구를 고려하는 것
② 모든 사람들이 최고 수준의 의료를 제공받도록 하는 것
③ 정부가 주도하는 것
④ 민간의료시설을 확충하는 것
⑤ 지역사회의 시설 한도 내에서 이용 가능한 자원과 기술을 제공하는 것

해설 1차 보건의료의 개념
- 지역사회의 공동적인 노력이 요구되는 보건의료의 기본적인 초기 단계이다.
- 지역사회의 시설 한도 내에서 이용 가능한 자원과 기술을 제공하는 것이다.

43 **지역사회 보건사업 수행 시 가정방문 목적 중 가장 중요한 것은?**

① 효과적인 건강상담을 위해
② 가족에게 맞는 시범교육
③ 가족단위로 한 건강관리
④ 경제, 사회교육 상태 파악
⑤ 환자가 오가는 시간 절약

해설 가정방문은 가족에게 맞는 적합한 시범교육을 할 수 있는 것이 장점이다.

Answer 41 ⑤ 42 ⑤ 43 ②

44 소아예방접종 전후 주의사항으로 옳지 않은 것은?

① 접종 당일은 목욕시키지 않는다.
② 집에서 미리 체온 측정, 청결한 의복을 입힌다.
③ 어린이 건강상태를 잘아는 보호자를 데리고 온다.
④ 주로 오후에 접종한다.
⑤ 귀가 후 고열, 구토 증상이 있을 경우 의사진찰을 받도록 한다.

해설 소아예방접종은 주로 오전에 접종한 뒤 아이의 상태를 지켜보아야 한다. 예방접종 후 부작용이나 이상 증상이 있을 경우 오후에 병원에 올 수 있기 때문이다.

45 선진국이나 개발도상국 중 모든 국가에 적용될 수 있는 1차 보건의료의 개념 및 조건에 대한 설명으로 옳은 것은?

① 지역사회의 기본적인 보건요구를 충족시켜야 하므로 예방보다는 진료면에 치중한다.
② 높은 의료수가에 대한 접근법이다.
③ 의료인을 통해서만 접근이 이루어진다.
④ 구체적이며 특수의학적 접근법이다.
⑤ 지역주민의 적극적인 참여하에서 이루어진다.

해설 지역주민의 적극적인 참여가 꼭 필수적이다. 이는 1차 보건의료가 성공하기 위한 가장 중요한 요소가 된다.

46 의료보장 목표에 대한 설명으로 옳은 것은?

① 모든 국민에게 최고급의 입원시설을 제공한다.
② 국민질병 발생 시 의료비 부담을 없애 준다.
③ 모든 국민에게 똑같은 양의 의료 서비스를 제공한다.
④ 의료를 필요로 하는 사람에게 적절한 의료 서비스를 제공한다.
⑤ 국민의료비 수준을 높게 유지한다.

해설 **의료보장의 목표** : 의료보장의 목표는 예기치 못한 의료비 부담으로부터 사회 구성원들을 재정적으로 보호하여 질병 발생 시 의료비 부담을 감소시켜 주고, 필요에 따른 의료 이용의 형평성을 높이며, 국민의료비를 적절한 수준으로 유지하고 의료수급의 효율을 진작하여 의료가 필요로 하는 사람에게 적절한 의료서비스를 제공하는 데 있다.

Answer 44 ④ 45 ⑤ 46 ④

47 **의료급여에 대한 설명으로 옳은 것은?**

① 의료급여 1종 환자에 대한 1차, 2차, 3차 의료기관의 진료 범위가 다르다.
② 의료급여 1종에는 이재민이나 의사상자, 2종에는 북한 새터민이 해당된다.
③ 의료급여 1종은 국민의료비를 지불할 수 있는 사람이 해당된다.
④ 의료급여 1종은 근로능력이 있는 자들이 해당된다.
⑤ 의료급여는 사회보험이다.

해설 수급권자는 「의료급여법」 및 「의료급여법 시행령」의 규정에 따라 1종 수급권자와 2종 수급권자로 구분하여 의료급여의 내용 및 기준을 달리할 수 있다.

48 **다음은 보건교육 방법 중 무엇에 해당되는가?**

- 건강문제에 있는 실제 대상자들을 이해하는 데 도움이 된다.
- 직접 참여하므로 흥미와 동기유발에 효과적이다.
- 실제 상황과 비슷하여 학습목표 도달이 용이하다.

① 집단토의 ② 브레인스토밍
③ 패널토의 ④ 역할극
⑤ 강의

해설 역할극은 문제가 있는 상황을 연출하여 경험하면서 해결책을 찾는 방법이다.

49 **성병관리에 있어서 간호조무사의 임무를 설명한 것으로 옳지 않은 것은?**

① 의사와 간호사를 도와 클리닉 또는 가정방문을 통해 환자 발견에 힘쓴다.
② 의심 나는 환자가 발견되면 의사를 찾아가 치료받도록 권고한다.
③ 임신 중 매독에 감염되지 않도록 교육한다.
④ 임신 중 매독에 감염된 것이 확실하면 임신 중기 이후에 치료하도록 지도한다.
⑤ 임질 감염 시 신생아 안염을 유발할 수 있음을 교육한다.

해설 임신 중 매독에 감염되었다면 태반이 형성되는 5개월 이전에 치료하도록 권고한다. 태반을 통해 태아가 매독에 감염되어 선천성 매독아가 될 확률이 높다.

Answer 47 ① 48 ④ 49 ④

50 시범교육에 대한 설명이다. 옳지 않은 것은?

① 대상자의 수가 많을수록 주의집중이 잘된다.
② 대상자는 간접경험을 통해 학습목표 도달이 용이해진다.
③ 최신의 내용으로 준비되어야 한다.
④ 실제 물품이 준비되는 교육이다.
⑤ 이론적인 설명만으로 부족한 교육에 효과적이다.

해설 시범교육은 일방적 지식 전달이 아닌 실제 물품을 준비해 교육하는 방법이다.

제3과목 공중보건학 개론

Nurse Assistant

51 윈슬로우의 공중보건의 목적은?

① 질병치료, 사회적 건강 증진
② 신체적 건강증진, 질병 진단
③ 보건위생, 질병예방, 사회복귀
④ 질병예방, 수명연장, 건강증진
⑤ 수명유지, 재활치료, 보건위생

해설 윈슬로우는 공중보건학을 조직적인 공동노력으로 '질병예방, 수명연장, 건강증진'을 위한 기술이며 과학이라고 정의하였다.

52 호흡기로 전염되어 발한, 체중 감소, 피로감 등의 증상을 나타내는 결핵의 경로끼리 나열된 것은?

① 오염된 식수, 오염된 식품, 공기
② 환자와의 접촉, 피부 상처, 매개 곤충
③ 오염된 주사기, 환자와의 접촉, 오염된 식수
④ 오염된 우유, 매개곤충, 공기
⑤ 비말감염, 오염된 우유, 환자와의 접촉

해설 결핵이 전파되는 방법
- 결핵 환자의 기침이나 재채기로 비말감염(가장 흔한 경로)이다.
- 밀집 생활환경에서 직접 감염된다.
- 결핵에 걸린 소와 우유 제품을 통한 감염이다.

Answer 50 ① 51 ④ 52 ⑤

53 PPD test 후 경결의 크기를 측정하였다. 그 결과 10mm로 측정되었을 경우 결과의 의미는?

① 결과는 강양성으로 결핵에 감염되어 있다는 것을 뜻하며 치료가 필요하다.
② 결과는 음성으로 결핵균에 접촉된 적이 있다고 의심할 수 있다.
③ 결과는 양성으로 결핵균에 접촉된 것을 의미하며 X-선 직접 촬영을 통해 확인한다.
④ 결핵의 판정은 음성으로 결핵균에 노출된 적이 없었다는 것을 뜻한다.
⑤ 결과는 양성으로 결핵에 감염되었다는 것을 의미한다.

해설 투베르쿨린 반응 검사 시 양성으로 나오면 결핵균에 노출된 경험이 있는 것으로 보고 X-선 촬영을 해야 하고, 음성으로 나왔을 경우 BCG 접종을 피내에 해야 한다.

54 후천성 면역결핍증인 인간 면역 결핍 바이러스의 전파 매개체로만 나열된 것은?

① 잦은 악수, 혈액, 타액
② 비말, 소변, 정액
③ 오염된 바늘, 비말, 타액
④ 정액, 타액, 소변
⑤ 혈액, 질분비물, 정액

해설 후천성 면역결핍증의 전파 경로
- 성 접촉(음경과 질의 직접적인 접촉)에 의한 감염이 가장 흔하다.
- 혈액, 수혈, 약물 남용자의 주사기 공동 사용, 정액, 질 분비물, 모유, 수직감염 등으로 전파된다.

55 충제의 흡혈로 인한 혈액손실로 빈혈, 토식증이 일어나며 경구적으로 침입할 경우 채독증을 발생시키는 기생충은?

① 사상충
② 회충
③ 간디스토마
④ 십이지장충
⑤ 요충

해설 (구충증) 십이지장충증의 특징
- 구충은 일명 채독벌레라고 하며 소장 중 십이지장 부근에 기생한다고 하여 십이지장충이라고 한다.
- **원인** : 오염된 흙 위를 맨발로 다닐 경우 감염되며 피부와 채소를 통해 감염된다.
- **증상** : 성충의 흡혈에 의한 빈혈, 어린이의 경우 신체와 지능의 발달이 느리고 체력이 떨어진다.

Answer 53 ③ 54 ⑤ 55 ④

56 **비타민 B_{12} 결핍과 관련 있는 것은?**

① 악성빈혈 ② 구루병
③ 괴혈병 ④ 출혈성 질병
⑤ 각기병

해설 위의 벽세포에서 나오는 내적 인자와 비타민 B_{12}가 결합되어 소장에서 흡수된다. 이때 내적 인자 혹은 비타민 B_{12}가 결핍되면 악성빈혈이 온다.

57 **원충류에 해당하는 아메바성 이질에 대한 설명이다. 옳은 것은?**

① 담수어나 송어, 연어, 농어 등을 생식하지 않는다.
② 식수를 끓여 마시며 분변의 관리를 위생적으로 한다.
③ 주로 덜 익은 쇠고기를 매체로 전파된다.
④ 병원체는 파리에 의한 것이다.
⑤ 온대와 한대에 많이 분포되어 있다.

해설 아메바성 이질
- 열대와 아열대에서 계절에 관계없이 발병하고 온대지역에서는 여름철에 많이 발생한다.
- 병원체는 원충류이다.
- 식수를 끓여 마시고 위생적으로 분변을 관리한다.
- 전신권태, 복부 팽만감, 복통, 변통의 불규칙 등이 나타난다.

58 **호흡중추 신경마비로 사망할 수 있으며 미틸로톡신이 독소인 동식물은 다음 중 어느 것인가?**

① 버섯 ② 매실
③ 굴 ④ 조개
⑤ 감자

해설 조개의 독성은 미틸로톡신으로 호흡중추 신경마비로 사망까지 올 수 있다.

Answer 56 ① 57 ② 58 ④

59 우리나라 속해 있는 세계보건기구 지역사무소의 위치는?

① 동남아지역 사무소 - 뉴델리
② 중동지역 사무소 - 알렉산드리아
③ 서태평양지역 사무소 - 마닐라
④ 유럽지역 사무소 - 코펜하겐
⑤ 미국지역 사무소 - 뉴욕

해설 우리나라는 서태평양지역 사무소인 마닐라에 지역사무소가 위치하고 있다.

60 오염된 물로 인한 수인성 질환을 고른다면?

① 콜레라
② 백일해
③ 뇌수막염
④ 결핵
⑤ B형간염

해설 집단적으로 발생하는 수인성 질환은 오심, 구토, 설사, 복통 등 위장계 증상을 나타내며 2차 감염은 없다.

61 피임과 성병 예방을 동시에 할 수 있는 방법은?

① 질세척법
② 콘돔
③ 다이아프램
④ 경구피임약
⑤ 살정자제

해설 콘돔은 피임과 성병 예방을 동시에 할 수 있는 방법이다.

62 결핵 반응검사 결과 음성자에 대한 조치는?

① BCG 접종
② 객담 검사
③ 흉부 X-선검사
④ 혈청 검사
⑤ 결핵 환자로 등록

해설 결핵 반응검사 결과 음성자에 대한 조치는 BCG 접종이다.

Answer 59 ③ 60 ① 61 ② 62 ①

63 환경에 대한 설명으로 옳은 것은?

① 자연환경에는 대기, 물, 폐기물, 소음, 교육 등이 있다.
② 생활환경에는 지하, 기후, 증기, 생물 등이 있다.
③ 우리의 생활이 다변화되면서 환경의 의미는 단순화되었다.
④ 환경은 인간을 둘러싸고 있는 모든 내부조건이다.
⑤ 환경은 건강수준에 영향을 주는 절대적 요소이다.

해설 환경이란 건강수준에 영향을 주는 절대적인 요소로 인간을 둘러싸고 있으며 인간으로 하여금 계속적으로 변화하도록 하는 외계를 의미한다.

64 현재 지구는 대기오염으로 인하여 몸살을 앓고 있다. 이러한 대기오염의 영향으로 인하여 나타나는 현상으로 옳은 것은?

① 이산화탄소 증가로 식물의 성장이 촉진된다.
② 오존홀의 크기가 축소된다.
③ 오존층 파괴는 지구 기온을 낮추어 생태계에 악영향을 미친다.
④ 지구 온난화로 지구가 더워지는 현상이 나타난다.
⑤ 기온하강으로 바닷물의 수온이 낮아져 생태계 교란이 이루어진다.

해설 지구 오염이 지구 환경에 미치는 영향
- 온실효과를 초래하는 주된 물질은 이산화탄소이며, 이 외에 메탄, 염화불화탄소, 아산화질소 등이 있다.
- 온실효과로 인해 지구온난화, 해수면 상승, 엘니뇨 현상 등이 야기된다.

65 환경보건과 관련된 내용 중에서 혐오 시설은 자신이 사는 지역에는 좋지 못한 효과가 있으므로 안 되고, 다른 지역에 짓는 것을 선호한다는 의미를 나타내는 용어로 옳은 것은?

① 핌비
② 님비
③ 임피
④ 녹색운동
⑤ 그린피스

해설 **님비 현상** : not in my back yard의 머리글자로 자기중심적, 공공정신 결핍증상을 말한다. 늘어나는 범죄자, 마약중독자, 장애인 아파트나 재활원, 산업폐기물, 쓰레기 등의 수용 및 처리시설의 필요성에는 근본적으로는 찬성하지만 자기 주거지역에 이러한 시설물이 들어서는 데는 강력히 반대하는 현대인의 자기중심적 공공성 결핍증상을 일컫는 말이다.

Answer 63 ⑤ 64 ④ 65 ②

66 **납 제련 공장에서 공장 폐수를 흘려보내 바닷물이 오염되었다. 이때 흘러나온 오염된 바닷물의 특징으로 옳은 것은?**

① 용존산소량이 높아진다.
② 화학적 산소요구량에 변화가 없다.
③ 용존산소와 화학적 산소요구량이 높아진다.
④ 화학적 산소요구량이 높아진다.
⑤ 화학적 산소요구량이 낮아진다.

해설 **화학적 산소요구량** : 폐수 내의 유기물을 간접적으로 측정하는 방법인데 이는 유기물을 화학적으로 산화시킬 때 얼마만큼의 산소가 화학적으로 소모되는지를 측정하는 방법이다. 화학적 산소요구량이 높을수록 유기물에 의한 오염도가 높다.

67 **산업장에서 근로자에게 1차 건강진단을 하는 가장 중요한 목적으로 옳은 것은?**

① 적절한 직업을 권장하기 위해서
② 질병의 조기발견과 조기치료를 위해서
③ 유해작업 근로자 집단 전원의 건강 수준 파악을 위해
④ 질병 유무 파악
⑤ 채용 시에 건강한 사람을 뽑기 위해

해설 산업장에서 1차 건강진단은 유해작업 근로자 전원에게 실시해야 하며 근로자에게 1차 건강진단을 하는 가장 중요한 목적은 집단의 건강수준을 파악하기 위해서이다.

68 **산업장 근로자가 업무 도중 원하지 않고 계획하지도 않은 사건으로 인명 손상 및 상해가 일어났다. 이러한 피해를 가리키는 말은?**

① 산업재해
② 직업병
③ 산업공해
④ 산업피로
⑤ 산업장해

해설 산업장 근로자가 업무 도중 원하지도 않고 계획하지도 않은 사건으로 인명손상 및 상해가 일어나는 것을 산업재해라고 한다.

Answer 66 ④ 67 ③ 68 ①

69 **우리나라 농촌 지역에서 수인성 감염병 예방을 위해 가장 먼저 시작해야 하는 보건사업은?**

① 음용수 관리
② 감염병 관리
③ 환자 관리
④ 결핵 관리
⑤ 병원시설 준비

해설 수인성 감염병의 특징
- 환자 발생률이 폭발적이다.
- 오염된 물로 인한 질병으로 장티푸스, 세균성 이질, 간염, 콜레라 등이 있다.
- 음용수 관리를 우선적으로 실시해야 한다.

70 **이타이이타이병의 원인이 되는 물질은?**

① 수은
② 납
③ PCB
④ 카드뮴
⑤ 인

해설 이타이이타이란 아프다 아프다란 의미로 카드뮴의 만성중독에 의해 신세뇨관에 병변이 일어난 질환이다. 이로 인해 재흡수 기능이 저하되고 칼슘의 기능 상실과 체내 칼슘의 불균형을 일으켜 골연화증을 일으킨다.

제4과목 실기

Nurse Assistant

71 **제태기간 28주에 2.5kg으로 태어난 미숙아의 특징으로 옳은 것은?**

① 태지가 감소되어 있고 짙은 노랑 혹은 초록색이다.
② 신체에 비해 머리가 크고 야윈 모습이다.
③ 피하지방이 적거나 없고 솜털이 없다.
④ 체온 유지가 어렵고 호흡이 빠르다.
⑤ 손바닥과 발바닥에 주름이 많다.

해설 미숙아의 특징
- 피부는 적색에서 분홍색이다.
- 솜털이 많고 피하지방이 적거나 없다.
- 손바닥, 발바닥에 주름이 적거나 없고 귀 연골의 발달이 미약하다.
- 매우 작고 야윈 외모와 신체에 비해 머리가 크다.

Answer 69 ① 70 ④ 71 ②

72 **크레데 점안법으로 예방할 수 있는 신생아 임균성 안염에 대한 설명으로 옳은 것은?**

① 심하면 사망에까지 이른다.

② 테트라사이클린이나 에리스로마이신 연고는 절대로 사용할 수 없다.

③ 예방으로 출생 직후 질산은액을 점안하고 생리식염수로 세척한다.

④ 적당한 치료를 하지 않으면 경련을 일으킨다.

⑤ 태반을 통해 산모에게서 전염된다.

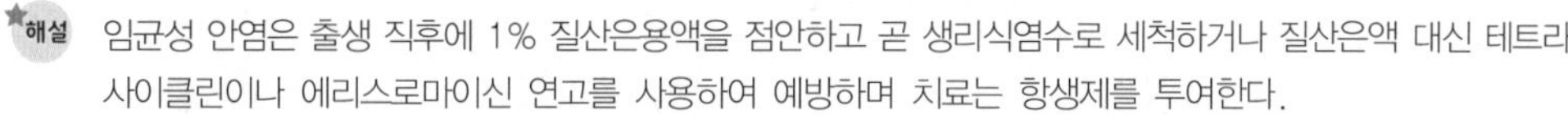

해설 임균성 안염은 출생 직후에 1% 질산은용액을 점안하고 곧 생리식염수로 세척하거나 질산은액 대신 테트라사이클린이나 에리스로마이신 연고를 사용하여 예방하며 치료는 항생제를 투여한다.

73 **이상적인 이유시기는 생후 6개월에 시작해서 12개월에 완료한다. 이유식에 대한 설명으로 옳은 것은?**

① 새로운 음식을 추가할 때는 4~5일간 간격을 둔다.

② 싫어하는 음식이라도 억지로 먹이는 것이 좋다.

③ 생후 1개월부터 가능한 한 빨리 시작한다.

④ 여러 음식을 섞어 주어 음식에 적응하도록 한다.

⑤ 성장을 촉진시키기 위해 영양이 풍부한 육류부터 시작한다.

해설 이유의 원칙

- 싫어하는 음식은 억지로 먹이지 않는다.
- 자극이 심한 조미료는 절대 금한다.
- 이유 시 유쾌한 분위기를 조성해 준다.
- 과일, 야채, 고기 순으로 먹인다.
- 젖이나 우유를 먹이기 전에 이유식을 먼저 제공한다.
- 새로운 음식을 추가할 때는 알레르기 여부를 파악하기 위해 4~7일 정도의 간격을 두고 1가지씩 시도해야 하며 소량씩 주다가 점차 양을 늘려 나간다.
- 생후 6개월부터 이유식을 시작한다.

74 **생후 4개월 된 영아에게 아토피성 피부염이 있을 경우 옳은 간호중재는?**

① 손을 옷소매에 넣지 않도록 한다.

② 팔꿈치 억제대는 피한다.

Answer 72 ③ 73 ① 74 ⑤

③ 여름에는 인견으로 된 옷을 입힌다.

④ 목욕 시 산성 비누를 사용한다.

⑤ 피부 자극을 피하기 위해 면으로 된 옷을 입힌다.

해설 아토피성 영아의 간호
- 목욕 시에는 알칼리성이 아닌 중성의 습윤성 비누를 사용한다.
- 손을 옷소매에 넣고 안전핀으로 소매를 고정한다.
- 팔꿈치 억제대를 해준다.
- 피부 자극을 피하기 위해 면으로 된 옷을 입힌다.

75 비뇨기계 문제를 가지고 있는 노인 환자에 대한 옳은 간호중재는?

① 갈증이 나지 않는 한 수분 섭취를 제한하여 요실금을 예방한다.

② 요실금이나 긴박뇨를 예방하기 위해 수분을 1일 1,000cc 이내로 제한한다.

③ 알코올, 커피 등은 오전 중에 다량 섭취하게 한다.

④ 취침 전 2시간 이내에 충분하게 수분 섭취를 하게 한다.

⑤ 규칙적으로 소변을 보게 한다.

해설 비뇨기 문제를 가지고 있는 노인 환자의 중재법
- 수분 섭취를 제한하면 안 된다.
- 하루 2,500cc 정도의 수분을 섭취한다.
- 알코올, 커피 등을 제한한다.
- 잠자기 2시간 전에는 수분 섭취를 제한한다.

76 노인에게 낙상을 초래하는 신체적 변화로 옳은 것은?

① 시야가 넓어진다.

② 온도 변화에 민감해진다.

③ 뼈와 근육의 크기가 증가한다.

④ 무게 중심이 뒤로 기울어진다.

⑤ 신경반사에 대한 반응이 증가한다.

해설 노인의 경우 척추가 굳어져 무게 중심이 뒤로 이동하기 때문에 주로 뒤로 넘어지게 된다. 예를 들면, 엉덩방아 찧기이다.

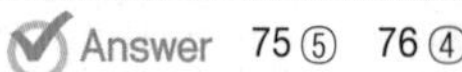
Answer 75 ⑤ 76 ④

77 **연탄가스를 마시고 일산화탄소 중독이 의심되는 환자에게 가장 우선적인 간호중재는?**

① 중독 장소에서 밖으로 옮겨 신선한 공기를 마시게 하고 옷을 느슨하게 한다.
② 대상자에게 고농축 산소를 직접 주입하도록 한다.
③ 인공호흡을 하고 영양 섭취를 해준다.
④ 호흡중추를 자극하는 약물을 주사한다.
⑤ 대상자의 옷을 느슨하게 풀어주도록 한다.

해설 일산화탄소 중독 시 가장 먼저 중독 장소에서 밖으로 옮겨 신선한 공기를 마시게 한다. 병원으로 옮겨 고압산소탱크를 이용하여 100% 산소를 공급하는 데 이는 혈액 내 일산화탄소 헤모글로빈이 줄어들고 호흡이 정상으로 회복될 때까지 계속한다.

78 **의료인이 성인의 심폐소생술 시행 시 구강 대 구강 인공호흡을 할 때 코를 막는 이유로 옳은 것은?**

① 코로 공기가 빠져 나가는 것을 방지할 수 있다.
② 대상자가 점액을 흡입하는 것을 방지할 수 있다.
③ 혀에 의한 기도폐쇄를 예방할 수 있다.
④ 흉곽의 대칭적 팽창이 가능하다.
⑤ 대상자의 경동맥 촉진이 더욱 용이하다.

해설 기도를 유지한 상태에서 환자의 콧구멍을 엄지와 검지로 막아 시술자가 구입하는 공기가 새어나가지 않게 한다.

79 **들것으로 환자를 운반할 때의 일반원칙으로 옳은 것은?**

① 기저면을 유지하기 위해 머리둘레만큼 양발을 벌리고 선다.
② 경사진 곳을 내려갈 때는 환자의 다리 쪽을 앞으로 한다.
③ 팔은 환자의 신체에 가능한 한 멀리 위치시킨다.
④ 허리를 사용하여 환자를 들어 올린다.
⑤ 옷을 단단히 채우고 손상의 처치를 한 후에 옮긴다.

해설 **들것으로 환자를 운반할 때의 원칙** : 평지를 갈 때는 일반적으로 환자의 다리를 앞으로 하고 걷는 것이 보통이고, 계단이나 언덕을 오를 때에는 머리 쪽을 앞으로 하여 운반하고 내려갈 때에는 반대로 한다. 리더는 환자의 머리쪽에 선다.

Answer 77 ① 78 ① 79 ②

80 일반적인 쇼크의 증상으로 옳지 않은 것은?

① 빠른 맥박 ② 소변 배설량 감소
③ 체온 상승 ④ 청색증
⑤ 혈압 하강

해설 쇼크의 일반적인 증상으로 체온 하강, 혈압 하강, 청색증, 호흡 증가, 빠른 맥박, 심계항진 중심정맥압 하강 등이 나타난다.

81 항생제나 이물질에 의한 아나필락틱 쇼크 환자의 응급관리로 옳은 것은?

① 구강 수분 섭취 ② 구토유발제 투여
③ 기도 개방 ④ 측와위
⑤ 지혈대 사용, 혈류차단

해설 항생제나 이물질에 의한 아나필락틱 쇼크 환자는 기도 개방을 얼른 해야 한다.

82 성장이 지연되는 크레틴병은 어떤 호르몬의 부족으로 나타나는가?

① 옥시토신 ② 부갑상선 호르몬
③ 췌장 호르몬 ④ 갑상선 호르몬
⑤ 성장 호르몬

해설 크레틴병은 선천성 갑상선기능 저하증이라고도 하는데 태아때부터 갑상선의 형성부전이나 갑상선 호르몬의 합성장애 등과 같은 다양한 원인에 의해 갑상선 기능이 저하되는 상태이다.

83 약물의 용량 중 죽음에 이르는 양으로 동물 실험에서는 50%가 해당되는 용량은?

① 상용량 ② 중독량
③ 최소 유효량 ④ 치사량
⑤ 한량

Answer 80 ③ 81 ③ 82 ④ 83 ④

해설 ① **상용량** : 가장 보편적으로 치료에 필요한 용량
② **중독량** : 최대 유효량 이상의 양으로 투여하여 인체에 중독을 일으키는 양
③ **최소 유효량** : 인체 내에서 약효를 나타내는 최소의 양
④ **치사량** : 죽음에 이르는 양으로 동물 실험에서는 50%가 치사량
⑤ **한량** : 인체에 아무 작용도 미치지 않는 최대량

84 요추천자 후 가장 적합한 체위는?

① 절석위
② 슬흉위
③ 반좌위
④ 배횡와위
⑤ 앙와위

해설 요추천자 후에는 앙와위를 취해주어야 한다. 이유는 척수액 유출을 방지하기 위해서이다.

85 월경통이 있거나 자궁후굴 교정 시 적합한 체위는?

① 절석위
② 파울러씨 체위
③ 슬흉위
④ 배횡와위
⑤ 복위

해설 슬흉위는 직장이나 대장검사, 월경통 완화, 태아 위치 교정을 위해 적합하다.

86 상처간호의 원칙에 해당하지 않는 것은?

① 상처간호 시 철저한 내과적 무균술을 적용한다.
② 소독제는 30초 이상 적용해야 한다.
③ 드레싱세트는 사용하기 직전에 열어서 사용한다.
④ 장갑 착용 전과 후에도 손을 씻는다.
⑤ 덜 오염된 부위에서 더 오염된 부위로 닦아준다.

해설 상처간호 시 외과적 무균술을 적용해야 한다.

Answer 84 ⑤ 85 ③ 86 ①

87 **견인의 목적에 해당하지 않는 것은?**

① 골절을 감소시키고 부동화시킨다. ② 변형을 방지한다.
③ 근육경련을 감소시킨다. ④ 통증을 감소시킨다.
⑤ 환부의 혈액순환을 증가시킨다.

해설 견인의 목적
- 골절을 감소시키고 부동화시킨다.
- 손상된 사지의 정상 길이와 배열을 회복한다.
- 변형을 방지한다.
- 근육경련을 감소시킨다.
- 통증을 감소시킨다.

88 **수술 후 환자에게 다리운동과 사지운동 및 조기이상을 격려하는 이유가 아닌 것은?**

① 하지순환이 이루어지고 정맥울혈을 예방할 수 있다.
② 기관지 분비물 배출이 용이하다.
③ 장운동이 빨리 증진되어 식이를 시작할 수 있다.
④ 혈전성 정맥염을 예방한다.
⑤ 마취가 빨리 깨어 의식이 회복된다.

해설 수술 후 다리운동과 사지운동의 목적
- 하지순환이 이루어지고 정맥울혈을 예방한다.
- 기관지 분비물 배출이 용이하고 장운동이 빨리 증진된다.
- 특히 순환기 합병증인 혈전성 정맥염을 예방한다.

89 **피부에 접착하는 부착제는 주로 어느 부위에 적용되는가?**

① 신경분포가 적은 곳에 적용한다.
② 심장에서 멀리 떨어진 곳에 적용한다.
③ 혈관이 많이 분포된 곳에 적용한다.
④ 점막에만 적용 가능하다.
⑤ 부종이 있는 부위에 적용한다.

해설 부착제(patch)는 혈관이 크고 많이 분포된 곳에 적용한다.

Answer 87 ⑤ 88 ⑤ 89 ③

90 **인슐린 주사에 대한 설명으로 옳지 않은 것은?**

① 인슐린은 냉장 보관한다.
② 인슐린 주사는 피하주사이다.
③ 인슐린 주사는 1cc 주사기를 사용한다.
④ 인슐린 주사 후 흡수를 위해 문지른다.
⑤ 인슐린 주사 부위는 매번 다르게 한다.

해설 인슐린, 헤파린 주사는 주사 후 문지르지 않는다.

91 **근육주사 후 주사 부위를 마사지하는 이유는?**

① 출혈을 예방하기 위해서
② 통증을 감소시키기 위해서
③ 약물의 흡수를 위해서
④ 감염을 예방하기 위해서
⑤ 주사가 아어서 있기 때문에

해설 근육주사 및 피하주사는 약물의 흡수를 위해서 주사 부위를 마사지한다.

92 **기관 내 삽관을 하고 있는 환자의 기도흡인 간호로 옳지 않은 것은?**

① 실시 전에 흡인의 목적 및 절차를 설명한다.
② 카테터는 수돗물이나 증류수에 담가 윤활시킨다.
③ 카테터 삽입 중에는 흡인기를 작동시키지 않는다.
④ 한 번에 10초 이상 흡인하지 않는다.
⑤ 카테터를 회전시키면서 빼내 조직 손상을 최소화한다.

해설 카테터는 멸균된 생리 식염수를 사용하여야 한다.

Answer 90 ④ 91 ③ 92 ②

93 임종 환자의 신체적 간호로 옳지 않은 것은?

① 욕창의 위험이 있어 자주 체위변경을 해주어야 한다.
② 변비 발생의 가능성이 크므로 식이섬유를 제공한다.
③ 구강이 건조해질 수 있어 알코올을 이용해 소독해 준다.
④ 실금의 발생을 예상하고 흡수성 패드를 대준다.
⑤ 감각의 손상이 시작되므로 분명하고 또렷하게 말해준다.

해설 구강호흡으로 건조해지는 부분에 글리세린, 바셀린, 생리식염수 등을 이용하여 간호해 주며 가습기를 제공하는 것도 좋다.

94 대장암의 호발 부위는?

① 상행결장
② 횡행결장
③ 하행결장
④ S상 결장
⑤ 항문

해설 대장암의 호발 부위는 S상 결장과 직장이다.

95 격리실에서 환자간호를 마치고 나서 보호장비를 벗으려 할 때 보호장비를 벗는 순서는?

① 장갑 - 손씻기 - 가운 - 마스크
② 장갑 - 가운 - 마스크 - 손씻기
③ 가운 - 마스크 - 장갑 - 손씻기
④ 마스크 - 장갑 - 손씻기 - 가운
⑤ 마스크 - 장갑 - 가운 - 손씻기

해설 격리실에서 보호장비 다루기
- 격리실에서 들어갈 때는 '모자 - 마스크 - 격리가운 - 장갑'의 순서로 착용한다.
- 격리실에서 나갈 때는 '장갑 - 격리가운 - 마스크 - 모자'의 순서로 벗는다.

Answer 93 ③ 94 ④ 95 ②

96 수술 후 침상 만드는 절차 중 머리 쪽에 고무포를 깔아 주는 이유는?

① 균의 침입을 막아 수술 부위의 감염을 예방하려고
② 고무냄새를 맡으면 마취가 쉽게 깨므로
③ 수술 환자를 옮길 때 잡기 편하므로
④ 환자가 춥지 않게 보온을 하려고
⑤ 구토 등으로 침요가 더러워지는 것을 막으려고

해설 수술 후 환자 침대에 고무포를 깔아주는 이유는 구토 시 토물로 침구가 더러워지지 않도록 하기 위함이다.

97 태아적아구증이 올 수 있는 경우는?

① 부 Rh^{+}, 모 Rh^{+}
② 부 Rh^{+}, 태아 Rh^{-}
③ 부 Rh^{-}, 태아 Rh^{+}
④ 부 Rh^{-}, 모 Rh^{-}
⑤ 모 Rh^{-}, 태아 Rh^{+}

해설 태아적아구증
- Rh^{-} 여성이 Rh^{+}인 남성을 만나 Rh^{+} 태아를 임신했을 경우 모체 내에 Rh^{-} 항체가 생기게 된다.
- 이 항체가 태아를 공격하여 태아적아구증이 발생한다.

98 자연분만으로 아이를 출산한 산모가 퇴원 후 가정으로 돌아가려 할 때 주의사항으로 옳은 것은?

① 안정을 위해 산욕기간 동안 아이와 다른 방에서 기거하게 한다.
② 좌욕을 하도록 하여 회음상처 치유를 돕는다.
③ 분만 후 1주일 동안 절대안정을 시킨다.
④ 분만 후 24시간 이내에 화장실을 가도록 돕는다.
⑤ 수유를 시키지 않는 산모는 젖을 짜내어 유방을 비운다.

해설 자연분만 후 퇴원하는 산모에게 교육할 내용 중 중요한 것이 회음부 간호이다. 좌욕을 하면서 회음부 상처를 치유해야 한다.

Answer 96 ⑤ 97 ⑤ 98 ②

99 **분만 후에 모유수유할 계획이 없는 산모에게 유방울혈이 왔을 때 이를 완화시킬 수 있는 방법은?**

① 유즙을 자주 짜도록 격려한다.
② 산모용 브래지어로 받쳐준다.
③ 탄력붕대로 유방을 묶어 준다.
④ 가벼운 진통제라도 사용을 금한다.
⑤ 산모의 유두를 강하게 자극한다.

해설 비수유부 유방울혈 시 간호중재
- 탄력붕대나 복대로 유방을 묶어 준다.
- 유즙을 짜 내서는 안 된다.
- 유두 자극을 피해야 한다.
- 유방에 얼음주머니를 대어 준다,
- 가벼운 진통제를 사용한다.

100 **정신질환의 예방과 국민의 정신건강 증진을 목적으로 하는 법은?**

① 구강보건법
② 혈액관리법
③ 정신보건법
④ 지역의료법
⑤ 의료법

해설 **정신보건법의 목적** : 정신질환의 예방과 정신질환자의 의료 및 사회 복귀에 관해 필요한 사항을 규정함으로써 국민의 정신건강증진에 이바지함을 목적으로 한다.

Answer 99 ③ 100 ③

제10회 실전평가문제

제10회 실전평가문제

제1과목 기초간호학 개요

01 환자의 객관적인 자료에 해당하는 것은?

① 소양감 ② 속쓰림
③ 통증 ④ 현기증
⑤ 얼굴 표정

해설 얼굴 표정은 타인이 관찰할 수 있는 객관적인 자료에 해당된다.

02 다음은 활력 징후에 대한 설명이다. 옳지 않은 것은?

① 환자의 건강상태를 민감하게 반영한다.
② 환자의 상태에 변화가 있을 때 활력 징후를 측정한다.
③ 활력 징후는 신체 사정에 있어 중요한 지표이다.
④ 체온, 맥박, 혈압, 혈당을 말한다.
⑤ 체온, 맥박, 호흡, 혈압이 포함된다.

해설 활력 징후에는 혈압, 맥박, 호흡, 체온을 측정한다.

03 심부체온을 가장 정확하게 반영하는 체온은?

① 액와체온 ② 구강체온
③ 직장체온 ④ 이마체온
⑤ 고막체온

Answer 01 ⑤ 02 ④ 03 ⑤

해설 심부체온이란 신체 심부 장기나 기관의 온도를 말하는 것으로 고막체온은 시상하부의 체온조절 중추와 같은 동맥에서 분지된 혈관이 관류하므로 심부온도를 잘 측정한다.

04 호흡을 조절하는 중추에 해당되는 것은?

① 연수
② 시상하부
③ 췌장
④ 부신
⑤ 심장

해설 호흡은 뇌의 연수에 있는 호흡중추에 의해 조절된다.

05 24시간 소변 검사에 대한 설명이다. 옳지 않은 것은?

① 첫 소변은 버리고 24시간이 지난 후 마지막 소변까지 받도록 한다.
② 검사목적에 따라 차광하는 경우도 있다.
③ 검사 중 소변 모으는 것을 잃어버린 경우를 감안해 결과를 확인한다.
④ 다른 검사를 위해 수집해 놓은 소변을 사용하지 않는다.
⑤ 병실에 "24시간 소변 검사 중" 표시를 달아 환자가 수집하는 것을 잊지 않도록 한다.

해설 24시간 소변 검사

- 검사는 24시간 생성된 소변량을 근거로 계산되므로 실수로 중간에 소변을 버리게 되는 경우 검체를 다시 모아야 한다.
- 첫 소변은 버리고 24시간이 지난 후 마지막 소변까지 모아야 한다.
- 방광을 완전히 비우고 검사를 시작하는 것이다.

06 상부 위장관 출혈에 대한 설명으로 옳은 것은?

① 금식은 필요 없다.
② 기관지의 상태를 확인하기 위한 검사이다.
③ 검사 후 출혈이 있는지 사정해야 한다.
④ 조영제를 정맥주입하여 검사한다.
⑤ 검사 후 바륨 배출을 촉진시키기 위하여 수분 섭취를 권장한다.

Answer 04 ① 05 ③ 06 ⑤

해설 상부 위장관 촬영

- 조영제인 바륨을 삼킨 후 X-ray를 투과하여 식도, 위, 십이지장의 폐쇄와 염증 등의 병변을 보기 위한 검사로, 검사 전 8시간은 금식이 필요하다.
- 조영제인 바륨은 인체에 흡수되지 않고 변으로 배출되나 변비를 유발할 수 있어서 수분 섭취를 권장한다.

07 폐를 둘러싸고 있는 늑막강의 비정상적인 액체나 공기를 제거하기 위한 검사는?

① 흉강천자
② 요추천자
③ 복수천자
④ 혈관조영술
⑤ 기초신진대사율

해설 흉강천자는 늑막강의 액체나 공기를 제거하기 위해 실시한다.

08 폐기능 검사에 대한 설명으로 올바른 것은?

① 검사 전 최소 8시간 금식한다.
② 약물은 따로 제한하지 않는다.
③ 흡연은 검사와 크게 상관없다.
④ 수술 전에 환자의 폐기능을 평가하기 위해 시행한다.
⑤ 무의식 환자도 할 수 있는 간단한 검사이다.

해설 폐기능 검사

- 호흡곤란의 원인규명, 폐기능 상태가 수술에 견딜 수 있는지를 평가하기 위해 실시한다.
- 검사에 영향을 줄 수 있는 기관지 확장제는 검사 전 금하도록 한다.
- 흡연은 검사에 영향을 줄 수 있으므로 검사 전에는 금한다.
- 금식할 필요는 없지만 과식은 피하도록 한다(횡경막을 압박하여 호흡에 영향을 줄 수 있다).
- 환자가 검사자의 설명을 잘 듣고 검사에 대한 협조가 있어야 검사가 가능하다

09 다약제 내성균을 바르게 설명한 것은?

① 약물에 내성이 생기지 않는 균
② 여러 가지 약제에 대하여 내성을 획득한 균
③ 여러 약물을 함께 써야 효과가 있는 균

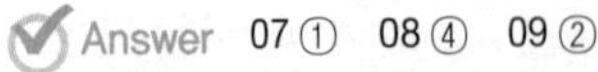
Answer 07 ① 08 ④ 09 ②

④ 여러 가지 균이 결합하는 것
⑤ 약물에 대해 내성이 생기지 않는 균

해설 다약제 내성균
- 여러가지 약제에 대해 내성을 획득한 균
- 대표적인 다약제 내성균은 MRSA와 VRE가 있다.

10 병원감염 중 가장 흔한 감염은?

① 요로감염
② 폐렴
③ 패혈증
④ 혈전성 정맥염
⑤ 창상감염

해설 비뇨기계(요로감염)은 병원감염 중 가장 흔한 형태이므로 유치도뇨관은 꼭 필요한 경우에만 적용하고 무균술을 적용해야 한다.

11 임신 중 태아의 체온 유지 및 운동, 유착 방지, 분만 시 산도를 깨끗하게 해주는 윤활제 역할을 하는 것은?

① 자궁
② 제대
③ 자궁경관
④ 양수
⑤ 태반

해설 양수
- 외부 자극으로부터 태아를 보호하고 태아의 운동을 자유롭게 하며 난막과 태아 체부와의 유착을 방지한다.
- 태아에게 균일한 체온을 유지시켜 준다.
- 분만 시 산도를 깨끗하고 윤활하게 해 준다.
- 두정위에서 양수 색깔이 검거나 암녹색일 경우에는 저산소증을 의미한다.

12 질염이 여성 노인에게 쉽게 이환되는 원인은?

① 프로게스테론 분비 저하
② 운동 및 활동의 부족
③ 에스트로겐의 분비 저하
④ 자가간호 결핍
⑤ 산부인과 진료 감소

Answer 10 ① 11 ④ 12 ③

해설 노인성 질염

- 위축성 상태로 폐경이 오면 여성 호르몬인 에스트로겐의 부족으로 세균감염에 취약해지면서 질염에 걸릴 수 있다.
- 치료는 국소적인 여성호르몬인 에스트로겐 연고나 질정 삽입제를 사용한다.

13 **자연분만 직후 산모가 오한을 호소하며 떨고 있다. 이때 제공할 수 있는 간호중재법으로 옳은 것은?**

① 얼음물을 마시게 한다.
② 산소를 공급한다.
③ 가습기를 틀어준다.
④ 자궁수축제를 투여한다.
⑤ 담요를 덮어준다.

해설 질식분만 후 산모가 오한을 호소하면서 떨고 있을 때 담요를 덮어주거나 따뜻한 물을 마시도록 한다.

14 **제왕절개 적응증으로 옳은 것은?**

① 38주의 산모
② 선진부의 하강
③ 40주의 산모
④ 태아 선진부의 둔위
⑤ 태아의 하강

해설 제왕절개술 적응증

- **모체측 요인** : 과거 제왕절개 산모, 산전출혈 및 자궁 수술의 경험, 고혈압성 질환, 유도분만의 실패, 35세 이상의 초산부, 불임이었던 임부, 골반의 협착, 아두골반 불균형, 산도 종양, 태위 이상, 자궁수축 이상, 전치태반, 태반 조기박리
- **태아측 요인** : 거대아, 태아 산소증, 제대탈출 된 상태로 태아가 살아 있는 경우

15 **자연분만 산모의 산욕기 관리로 옳은 설명은?**

① 비수유부의 산욕기가 수유부보다 더 짧다.
② 적색 오로가 약 1주일 동안 분비된다.
③ 산욕기란 생식기간 정상적인 임신 상태로 돌아오는 12주까지를 말한다.
④ 좌욕과 열램프로 회음 부위 상처 치유를 촉진한다.
⑤ 산후 진찰은 4주 후부터 시작한다.

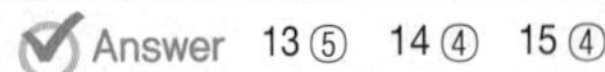
Answer 13 ⑤ 14 ④ 15 ④

해설 산욕기 관리
- 비수유부의 산욕기가 수유부에 비해 좀 더 길다.
- 산후 진찰은 산욕기가 끝난 6~8주 후에 실시한다.
- 적색 오로는 분만 후 3일 정도 나타난다.
- 산욕기란 임신 전의 상태로 복귀되는 6~8주간이다.

16 **분만 후 모유수유를 하는 경우에 월경이 다시 시작되는 시기는?**

① 5~6주 ② 2~3개월
③ 3~4개월 ④ 5~6개월
⑤ 10개월 이후

해설 비수유부의 월경은 분만 후 약 40일 이후에 나타나며 수유부에게는 분만 후 5~6개월 정도 지나야 나타난다.

17 **노화에 따른 신체적 변화와 함께 나타나는 불편감에 대한 설명으로 옳은 것은?**

① 노화로 근시가 진행되어 시력이 저하된다.
② 전체 수면시간이 짧아지며 특히 NREM이 짧아져서 수면장애가 나타난다.
③ 여성 노인의 경우 질 점액 분비가 증가하여 질염이 발생한다.
④ 부적절한 식습관으로 잦은 설사가 동반된다.
⑤ 타액분비 기능이 항진되어 구내염이 발생한다.

해설 노화의 진행을 보면 일반적으로 숙면이 어렵게 되며 전체 수면시간이 짧아지는 데 REM 수면시간은 일정하게 유지되는 반면, NREM 수면시간은 짧아진다.

18 **공기주의 지침에 관한 설명이다. 옳지 않은 것은?**

① 미생물이 공기를 통해 전파되는 경우 적용하는 격리주의 지침이다.
② 결핵, 수두, 홍역과 같은 질환에는 공기주의 지침을 적용한다.
③ 마스크는 대상자 간호 시 꼭 착용해야 한다.
④ 기침이나 재채기를 통해 감염되는 질환에 적용된다.
⑤ 음압장치가 있는 1인실을 사용한다.

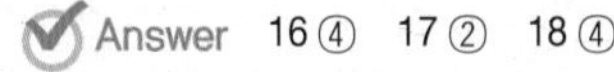
Answer 16 ④ 17 ② 18 ④

해설 공기주의는 공기에 떠다니는 작은 크기의 비말에 의한 감염으로부터 보호하기 위한 격리지침이다. 반면, 비말주의는 감염된 사람의 큰 비말이 기침, 재채기를 통해 전파되는 것을 예방하기 위한 지침이다.

19 대상자 간호 시 N95마스크(방진마스크)가 필요한 질환에 해당하는 것은?

① 폐렴 ② 다약제 내성균
③ 풍진 ④ 감기
⑤ 결핵

해설 감기 및 폐렴은 기침이나 재채기를 통해 전파되는 비말주의로 일반 마스크를 적용하고 결핵은 공기를 통해 전파되는 공기주의로 N95마스크 적용한다.

20 병실환경에 대한 관리 방법으로 옳은 것은?

① 직사광선이 비치도록 병실을 밝게 유지한다.
② 바닥의 물은 자연적으로 마르게 한다.
③ 바닥을 먼저 청소한 후 창가를 청소한다.
④ 감염된 환자의 이불은 털어서 세탁통에 넣는다.
⑤ 오염이 적은 영역에서 많은 영역으로 청소한다.

해설 병실환경 관리
- 직사광선이 병실에 직접 들어오지 않게 커튼을 내린다.
- 바닥의 물은 사고의 원인이 되기 때문에 빨리 닦아야 한다.
- 창가를 청소한 후 바닥을 청소한다.
- 감염된 환자의 이불은 따로 소독한 뒤 세탁통에 넣는다.
- 오염이 적은 영역에서 많은 영역으로 청소한다.

21 임신 8개월 된 임산부가 산전진찰 시 단백뇨, 부종, 고혈압이 나타났다. 이 증상은 어떤 것을 말하는 것인가?

① 산후 출혈 ② 태반 조기박리
③ 전치태반 ④ 임신중독증
⑤ 경관무력증

Answer 19 ① 20 ⑤ 21 ④

해설 임신중독증은 말기가 가까워질수록 단백뇨, 부종, 고혈압이 나타나는 임신과 관련된 합병증으로 심할 경우 자간전증과 자간증으로 발전해 생명에 위험을 초래하는 질환이다.

22 술과 마약을 장시간 복용하다 중단하게 되면 강박적 집착을 보이게 되는데, 이에 내성 현상과 금단증상이 나타나는 장애로 옳은 것은?

① 우울장애
② 불안장애
③ 중독장애
④ 길항장애
⑤ 과민장애

해설 중독장애

- **알코올 중독** : 공격성, 판단력 장애, 다행감, 우울, 정서불안, 집중력 손상, 불분명한 말투, 운동조절 장애, 불안정한 보행, 안구진탕, 진전, 대발작, 오심, 구토, 발한, 빈맥, 두통, 환각, 불면, 불안
- **마약중독** : 다행감, 무감각, 졸려움, 동기부족, 동공수축

23 침이 적게 나오고 입이 자주 마른다고 호소하는 70대 노인에게 해줄 수 있는 간호로 옳은 것은?

① 사탕을 입에 넣고 빨게 한다.
② 오렌지주스를 준다.
③ 소량의 물을 자주 마시게 한다.
④ 이를 자주 닦도록 한다.
⑤ 카페인 음료를 규칙적으로 마시게 한다.

해설 침샘의 분비 부족으로 인해 구강갈증을 많이 호소하게 된다. 이때는 소량의 물을 자주 마시도록 한다.

24 어린이들에게 볼 수 있는 경련의 일반적 원인으로 옳은 것은?

① 질식
② 고열
③ 약물중독
④ 소화불량
⑤ 호흡곤란

해설 아동은 일반적으로 고열 시 경련이 일어나는데 경련 시 발작한 시간이나 양상들을 잘 관찰하여 일단 혀가 뒤로 말려들어 기도를 막을 수 있으므로 손수건이나 거즈로 말아둔 압설자 등으로 혀를 눌러준다.

Answer 22 ③ 23 ③ 24 ②

25 간호조무사가 환자에게 알려줄 수 있는 사항으로 옳은 것은?

① 병원의 재정상태
② 수술실 구조
③ 퇴원일자
④ 질병의 진단경과, 예후
⑤ 병원규칙

해설 간호사의 지시에 의해 교육받되 병원의 규칙, 오물처리, 조리실 등을 알려 주어 입원생활의 불편을 덜어주고 환자 주변을 깨끗이 정리하도록 한다.

26 낙상경험이 있는 노인의 낙상예방을 위해 간호조무사가 해야 할 사항으로 옳은 것은?

① 소음은 60dB로 해준다.
② 계단바닥에 작은 깔개를 깔아준다.
③ 환자의 침대높이를 허리보다 높게 한다.
④ 취침 전 순회 시 모든 환자의 침상난간을 올려 준다.
⑤ 환자의 머리맡에 직접조명을 해준다.

해설 노인의 낙상예방

- 앉고 일어날 때 천천히 움직이고 보행기나 지팡이 등을 사용한다.
- 무거운 물건이나 큰 물건을 들지 않도록 한다.
- 규칙적인 배뇨 시간을 정해놓고 화장실 갈 때 돕는다.
- 간호사 호출기를 손 가까이에 설치한다.
- 뒷굽이 낮고 폭이 넓으며 미끄러지지 않는 편안한 신발을 신는다.
- 날씨가 추울 때는 옷을 많이 입고 근력 강화를 위해 규칙적인 운동을 한다.

27 역류성 식도염 식사 시 유의할 점으로 옳은 것은?

① 소량씩 자주 섭취한다.
② 식사 후 물을 많이 먹는다.
③ 식사 후 누워 있도록 한다.
④ 신 과일 주스나 토마토를 많이 먹는다.
⑤ 식사 시 옆으로 누워서 먹도록 한다.

Answer 25 ⑤ 26 ④ 27 ①

해설 역류성 식도염 식사 시 주의사항
- 조금씩 자주 음식을 섭취한다.
- 식사 시 음식물이 잘 넘어가도록 적당한 수분을 섭취한다.
- 탄산음료나 빨대로 음료 섭취하는 것을 금지한다.
- 수면 시 머리를 높이는 자세를 취한다.
- 신 과일 주스나 토마토 등은 피한다.
- 양념이 강한 음식이나 초콜릿, 술, 커피, 감귤주스 등은 피한다.
- 무거운 물건 들기, 꽉 조이는 옷 착용을 금지한다.

28 항암요법을 실시하고 있는 환자가 주의해야 할 사항으로 옳은 것은?

① 감염예방
② 수액요법
③ 수분 섭취
④ 운동량 증가
⑤ 환경 자극의 최소화

해설 항암제 투여 시 백혈구의 호중구 수 감소 등으로 인해 조혈작용에 문제가 온다. 이것은 면역과 관련된 것으로 호중구 수가 감소되면 각종 감염에 노출될 수 있으므로 주의해야 한다.

29 갑상선기능 저하증에 대한 증상 및 간호로 옳은 것은?

① 안구가 돌출되어 선글라스를 착용한다.
② 잘 먹는데 살이 빠지기 때문에 영양을 보충한다.
③ 추위에 예민하니 따뜻하게 보온한다.
④ 피부가 거칠어지니 피부간호를 한다.
⑤ 땀이 많이 나기 때문에 수건으로 자주 닦는다.

해설 갑상선기능 저하증

1. 증상
   푸석한 외모, 창백, 누런 피부, 건조하고 거친 피부, 맥박 감소, 식욕감퇴, 체중 증가, 변비, 기초대사율 감소, 열생산 감소, 저체온, 추위에 민감함
2. 간호
   ㉠ **갑상샘 호르몬 투여** : 소량으로 시작하여 점차 양을 늘려 유지량 지속해야 한다.
   ㉡ 저칼로리, 고단백, 고섬유소 식이 제공
   ㉢ 충분한 수분 공급
   ㉣ 따뜻한 환경 제공

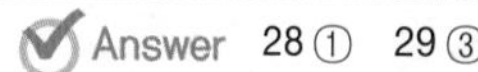
Answer 28 ① 29 ③

30 **충수절제술이 끝나고 병실에 도착한 환자의 수술 직후 간호보조 활동으로 옳은 것은?**

① 환자가 물을 달라고 해서 주었다.

② 소변이 보고 싶다고 하여 변기를 대주었다.

③ 수액이 빨리 떨어져서 수액밸브를 잠구었다.

④ 의식이 돌아오지 않는 환자의 얼굴을 똑바로 눕혀 주었다.

⑤ 수술 후 48시간은 침상에서 절대안정을 하도록 교육하였다.

해설 충수절제술 후 간호중재
- 전신마취로 인해 장 연동운동이 돌아오기 전까지 경구로 먹는 것을 금지한다.
- 소변이 정체되지 않게 본인이 직접 소변을 볼 수 있도록 한다.
- 수액이 빨리 떨어질 경우 간호사에게 보고한다.
- 의식이 돌아오지 않은 환자의 경우 고개를 옆으로 돌려 주어 흡인을 예방한다.

31 **오전 9시 검사가 예정되어 있는 환자가 오전 7시에 식사를 했다. 검사 일정을 미뤄야 하는 검사는?**

① 복수천자
② 골밀도 검사
③ 폐기능 검사
④ 심전도 검사
⑤ 정맥신우촬영

해설 정맥신우촬영
- 신장의 크기를 측정하거나 요로계의 폐색을 발견하고 신장 종양을 확인한다.
- 조영제를 사용하므로 금식해야 하며 요오드 알레르기 여부를 확인하고 동의서를 받는다.

32 **아이가 젖을 빠는 것과 관련이 있는 반사로 옳은 것은?**

① 모로반사
② 포유반사
③ 긴장성 반사
④ 바빈스키 반사
⑤ 파악반사

해설 포유반사는 뺨이나 입 주위를 건드리면 자극이 있는 쪽으로 고개를 돌리고 입을 벌리는 반응이다. 생후 약 4개월에 소실된다.

Answer 30 ② 31 ⑤ 32 ②

33 **영유아 예방접종 교육으로 옳은 것은?**

① 접종은 오후에 한다.
② 접종이 끝나고 바로 귀가한다.
③ 접종 당일 목욕을 한다.
④ 접종 부위를 청결하게 한다.
⑤ 접종일에 취침 시 복위를 취해준다.

해설 예방접종 후 주의사항
- 접종은 오전에 하게 한다.
- 접종 당일은 목욕하지 않는다.
- 접종 후 20~30분간 접종기관에 머물러 관찰한다.
- 접종 부위는 청결하게 한다.
- 접종 후 최소 3일은 특별한 관심을 가지고 관찰하며, 심하게 보채거나 울고 혹은 구토 증상, 고열 증상이 있을 경우 즉시 의사의 진찰을 받는다.

34 **침을 적용했을 때 나타나는 훈침의 설명으로 옳은 것은?**

① 침을 빼고 나서 홍색의 작은 반점이 생겼다.
② 침을 맞은 자리에 근육이 긴장되었다.
③ 머리가 어지럽고 현기증이 났다.
④ 침을 놓는 도중 침이 구부러졌다.
⑤ 침의 중간이 절단되어 피부 안쪽에 들어가 있다.

해설 훈침의 증상
- 가벼운 경우는 어지럽고 얼굴색이 하얗게 된다.
- 숨이 번거롭고 답답하며 토하려고 한다.
- 심한 경우 졸도하는 경우도 있으며 얼굴색이 창백하고 입술색이 파래진다.

35 **치과진료를 받으러 온 환자에 대한 진료 시 간호조무사의 업무에 대한 설명으로 옳은 것은?**

① 이동기구함이 불편하지 않도록 손이 닿지 않는 거리에 둔다.
② 진료 의사가 오른손으로 진료할 때는 진공흡입기를 왼손으로 조정한다.
③ 간호조무사는 진료 시 의사의 진료를 방해하지 않도록 치과의사와 적당한 간격을 유지해야 한다.
④ 치경에 물기가 있을 때에는 핸드피스를 조정하여 공기를 뿜어 물기를 제거한다.
⑤ 기구를 교환할 때는 기구의 손잡이가 구강 내를 향하도록 한다.

Answer 33 ④ 34 ③ 35 ③

 치과진료 시 간호사의 업무

- 이동기구함이 불편하지 않도록 손이 닿는 거리에 둔다.
- 진료 의사가 오른손으로 진료할 때에는 진공흡입기를 오른손으로 조정한다.
- 간호조무사는 진료 시 의사의 진료를 방해하지 않도록 치과의사와 적당한 간격을 유지해야 한다.
- 치경에 물기가 있을 경우 공기 사출기를 조정하여 공기를 뿜어 물기를 제거한다.
- 기구를 교환할 때에는 기구의 사용 부위가 구강 내를 향하도록 해야 한다.

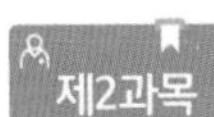

제2과목 보건간호학 개요

36 보건교육 시 가장 먼저 해야 할 것은 무엇인가?

① 요구 사정 ② 대상자의 수 선정
③ 교육방법 선정 ④ 교육의 난이도 선정
⑤ 교육자 자질 선정

 보건교육 시 가장 먼저 해야 할 것은 주민의 희망사항이 무엇인지에 대한 파악(요구 사정)이 중요하다

37 지역사회 보건교육의 궁극적인 목적으로 옳은 것은?

① 건강문제 확인 ② 건강문제 치료
③ 건강문제 진단 ④ 건강문제 수용
⑤ 건강문제의 인식 · 실천

해설 보건교육을 통하여 지역사회 구성원 스스로 건강문제를 해결할 수 있도록 하는 것이 지역사회 보건교육의 궁극적인 목적이다. 즉, 건강문제의 인식 및 실천이다.

38 당뇨환자의 인슐린 자가주사법을 모형에 시범을 보인 후 확인할 수 있는 방법은?

① 관찰법 ② 설문지법
③ 면접법 ④ 질문지법
⑤ 자가보고서법

 Answer 36 ① 37 ⑤ 38 ①

해설 관찰법의 예로는 임산부들에게 신생아 목욕법 실시 후 평가하는 것, 당뇨병 환자 대상의 인슐린 자가 주사 교육 시행 후 기술 평가 등이 있다.

39 면담 시 피면담자를 적극적으로 대화에 참여시키는 방법으로 옳은 것은?

① '왜 어떻게?' 라는 식으로 대화 풀어나가기
② 긍정적인 대화를 해서 확신을 준다.
③ 중간에 쉬었다 한다.
④ 질문에 대한 대답의 암시를 준다.
⑤ 잘못된 생각을 비판함으로써 알려준다.

해설 면담 시 피면담자를 적극적으로 대화에 참여시키며 대상자가 주제에서 이탈할 때 끌어주기 위해서는 긍정적인 대화를 통해 피면담자에게 확신을 주어야 한다.

40 저소득층에게 의료를 보장해 주는 사회보험 방식으로 옳은 것은?

① 의료보험 ② 의료급여
③ 산재보험 ④ 사회보험
⑤ 고용보험

해설 의료급여는 생활이 어려운 사람에게 의료급여를 함으로써 국민보건의 향상과 사회복지의 증진에 이바지함을 목적으로 한다. 즉, 의료급여는 저소득층에게 의료를 보장해주는 사회보험 방식이다.

41 인쇄소에서 일하던 인쇄공이 얼굴이 창백하고 사지마비, 빈혈 등의 증상이 있다. 의심되는 중독으로 옳은 것은?

① 납 ② 카드뮴
③ 수은 ④ 크롬
⑤ 비소

해설 납을 취급하는 업무에는 페인트공, 축전지제조공, 자동차 휘발유 첨가제 업무, 전선 피복제 업무 등이 있다. 납중독의 증상에는 심한 위장장애, 신장장애, 조혈기능의 장애 등이 나타난다.

Answer 39 ② 40 ③ 41 ①

42 **불량조명이나 부적당한 조명에 의해 발생되는 결과나 질환으로 옳지 않은 것은?**

① 작업능률 저하
② 안구진탕증
③ 결막염, 색약
④ 안정피로
⑤ 가성근시

해설 부적당한 조명에 의해 안정피로, 가성근시, 안구진탕증, 작업능률 저하가 나타난다.

43 **전선이나 비닐을 태울 때 발생하는 인체에 유해한 물질로 옳은 것은?**

① 다이옥신
② 황산화물
③ 질소산화물
④ 탄화수소
⑤ 일산화탄소

해설 다이옥신은 전선이나 비닐 등의 쓰레기 소각 시 나오는 독성물질로 청산가리의 1만배의 독성을 지니고 있다.

44 **인류의 가능한 최고의 건강수준을 달성해야 하는 것을 목적으로 설립한 국제기구로 옳은 것은?**

① UNICEF
② ILO
③ FAO
④ WHO
⑤ UNESCO

해설 WHO는 1946년 61개국의 세계보건기구 헌장 서명 후 1948년 26개 회원국의 비준을 거쳐 정식으로 발족하였다. 세계 인류가 신체적 · 정신적으로 최고의 건강수준에 도달하는 것을 목적으로 활동한다.

45 **전체 출생아 수가 290명이고 남아 수가 190명일 때 성비로 옳은 것은?**

① 100
② 150
③ 170
④ 190
⑤ 210

해설 성비 = 남자수 / 여자수 × 100 이므로 190이다.

Answer 42 ③ 43 ① 44 ④ 45 ④

46 **잠수부와 해녀들에게 호흡곤란 증상이 나타났다. 이에 대한 간호로 옳은 것은?**

① 서서히 감압시키고 산소를 공급해 준다.

② 얼음물을 계속 먹이도록 한다.

③ 서늘한 곳으로 옮겨 옷을 벗긴다.

④ 감압 후 이산화탄소를 공급해 준다.

⑤ 고지방성 음식물과 칼로리가 높은 술을 마시게 한다.

해설 **잠함병**

- **원인** : 고압의 작업 후 급속히 감압이 이루어질 때 체내에 녹아 있던 질소 가스가 혈중으로 배출되어 공기 색전증을 일으키므로 발생한다.
- **증상** : 관절염이 가장 많이 발병하고 실신, 현기증, 시력장애, 전신 또는 반신불수, 뇌에 발생하면 생명이 위험하다.
- **대상작업** : 교량 가설, 터널공사, 잠수작업, 공군비행사 등이 있다.
- **예방** : 서서히 감압시키고 산소를 공급해 준다.

47 **수질오염도를 나타내는 지표에 대한 내용으로 옳은 것은?**

① 대장균지수가 높을수록 오염도가 낮다.

② 수중에 용존산소량이 높을수록 온도가 낮고 물은 깨끗하다.

③ 용존산소량이 높을수록 오염도가 높다.

④ 화학적 산소요구량이 높을수록 오염도가 낮다.

⑤ 생물학적 산소요구량이 높을수록 오염도가 낮다.

해설 **수질오염도 지표**

- 대장균지수가 높을수록 오염도가 높다.
- 용존산소량이 높을 때 오염도가 낮다.
- 화학적 산소요구량이 높을수록 오염도가 높다.
- 생물학적 산소요구량이 높을수록 오염도가 높다.
- 수중에 용존산소량이 높을수록 온도가 낮고 물은 깨끗하다.

Answer 46 ① 47 ②

48 1차 보건의료 필수요건 중 접근성이란 무엇인가?

① 지역사회 주민들이 적극 참여할 수 있어야 한다.
② 지역사회 주민들이 수용 가능한 것이어야 한다.
③ 세계적으로 인정할 수 있는 보건의료이어야 한다.
④ 주민의 지불능력에 맞는 의료수가로 제공되어야 한다.
⑤ 지역사회 주민들이 이용하기에 거리가 가까워야 한다.

해설 접근성에는 지리적, 지역적, 경제적, 사회적 접근성이 있으며 특히 지리적 접근성에는 지역사회 주민들이 이용하기에 거리가 가까운 것을 의미한다.

49 건강보험 자격심사, 보험금 징수, 보험급여 관리와 관계가 깊은 기관으로 옳은 것은?

① 보건복지부
② 질병관리본부
③ 국민건강보험공단
④ 건강보험 심사평가 위원회
⑤ 근로복지공단

해설 국민건강보험공단의 업무에는 건강보험 자격심사, 보험금 징수, 보험료 급여 관리 등을 한다.

50 진료비 보상제도 중 서비스의 양과 상관없이 제왕절개 수술을 한 산모에게 적용할 수 있는 진료비 산정제도로 옳은 것은?

① 인두제
② 총액계약제
③ 행위별 수가제
④ 봉급제
⑤ 포괄수가제

해설 포괄수가제

- 서비스의 양과 상관없이 제왕절개, 편도선 수술, 복부 수술 등의 질병군으로 진료비를 산정하는 제도이다.
- 진단명에 따라 진료비를 포괄적으로 책정하여 지불하는 제도이다.
- 수정체 수술, 항문 및 항문 주위 수술, 편도 및 아데노이드 수술, 서혜 및 대퇴부 탈장 수술, 충수절제술, 자궁 및 자궁부속기 수술, 제왕절개 등 7개 질병군에 한해 포괄수가제가 병행되고 있다.

Answer 48 ⑤ 49 ③ 50 ⑤

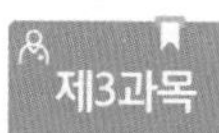

공중보건학 개론

Nurse Assistant

51 활동성 결핵 환자의 간호 시 옳은 것은?

① 창문을 열어서 환기시킨다.

② 음압병실을 유지한다.

③ 의사가 진료 시 수술용 마스크를 착용하고 들어 간다.

④ 고막체온계는 사용 후 그대로 보관한다.

⑤ 환자의 분뇨나 객담은 소독 처리한다.

해설 활동성 결핵 환자의 간호중재
- 창문을 열지 않고 음압병실을 유지한다.
- 진료 시 N-95 마스크를 착용한다.
- 고막체온계는 사용 후 소독한다.
- 환자의 객담은 소독 처리한다.

52 위궤양을 앓고 있는 대상자가 두통과 발열을 호소할 때 안전한 약물은?

① 아스피린
② 모르핀
③ 데메롤
④ 미다졸람
⑤ 아세트아미노펜

해설 아스피린은 위장관의 출혈을 유도하므로 아세트아미노펜이 효과적인 비마약성 진통제이다.

53 우리나라 정신보건사업의 목적 및 추진 방향으로 옳은 것은?

① 정신질환자에 대한 법적 구속력 강화

② 노인 정신건강에 대한 조기검진

③ 정신보건센터의 축소 및 홍보

④ 효과적이고 일괄적인 프로그램의 적용

⑤ 정신질환자에 대한 인식의 개선

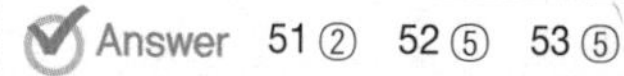

Answer 51 ② 52 ⑤ 53 ⑤

해설 정신보건법의 목적 및 추진방향
- 입원중인 정신질환자는 다른 사람들과의 자유로이 의견교환을 할 수 있도록 보장되어야 한다.
- 미성년자인 정신질환자에 대해서는 특별히 치료, 보호 및 필요한 교육을 받을 권리가 보장되어야 한다.
- 모든 정신질환자는 최적의 치료와 보호를 받을 권리를 보장받는다.
- 모든 정신질환자는 인간으로서의 존엄과 가치를 보장받는다.
- 정신질환자에 대한 인식의 개선
- 의료 및 사회복귀에 필요한 사항 규정
- 정신질환자의 예방

54 감염병의 전파경로로 옳은 것은?

① 일본뇌염 - 수직감염
② B형감염 - 수직감염
③ 장티푸스 - 수직감염
④ 임질 - 공기감염
⑤ 에이즈 - 공기감염

해설 수직감염에는 B형간염과 에이즈 감염이 있으며 임질은 접촉감염이다.

55 심한 설사를 하고 있는 콜레라 환자에게 공급해야 하는 것은?

① 당분 보충
② 수분 보충
③ 지방 보충
④ 단백질 보충
⑤ 비타민 보충

해설 콜레라 환자는 쌀뜨물 같은 수양성 설사가 특징적인 증상으로 수분과 전해질 보충이 가장 우선적인 간호중재이다.

56 5세 여아가 야간에 항문과 회음부에 심한 소양증을 호소하고 신경과민과 야뇨증으로 잠을 설친다. 감염원인 기생충으로 옳은 것은?

① 회충
② 편충
③ 사상충
④ 요충
⑤ 간흡충

해설 요충
- 야간에 항문과 회음부에 심한 소양증을 호소한다(야간에 성충이 항문 주위로 나와 알을 낳기 때문).
- 신경과민과 야뇨증으로 불면증을 호소한다.

Answer 54 ② 55 ② 56 ④

57 **질병관리를 위한 예방단계 중 1차 예방에 해당하는 것은?**

① 재활프로그램 운영
② 건강검진 실시
③ 작업요법 제공
④ 예방접종 실시
⑤ 작업프로그램 운영

해설 일차 예방에는 예방접종, 산전간호, 건강 유지, 질병예방, 건강증진, 보건교육, 환경위생 개선, 개인청결 유지 등이 있다.

58 **지역사회 간호사업 수행 중 지역사회 주민이 불만을 호소할 때 보건간호 조무사의 태도로 옳은 것은?**

① 인내심을 가지고 끝까지 경청한다.
② 면회사절을 한다.
③ 듣는 척 하면서 자신의 일을 한다.
④ 조용히 타이른다.
⑤ 병원 업무가 끝난 후에 오라고 돌려보낸다.

해설 지역사회 간호사업 수행 시 주민이 불만을 호소할 경우 인내심을 가지고 끝까지 들어주는 자세가 필요하다.

59 **임신성 고혈압을 진단받고 조정 중인 35세 김씨는 최근 손발이 붓고 지속적인 두통과 심와부 통증이 있으면서 갑자기 경련을 하며 쓰러졌다. 의심할 수 있는 질환은?**

① 자간증
② 전치태반
③ 임신성 당뇨
④ 포상기태
⑤ 사구체신염

해설 자간증은 자간전증이 심각한 형태로 발작과 경련을 동반하는 심각한 증상이다. 전구증상으로 오심, 구토, 두통, 시야의 흐려짐, 심와부 통증이 있다.

60 **2인이 들것으로 환자를 옮길 때 리더의 위치로 옳은 것은?**

① 환자의 무릎
② 환자의 머리
③ 환자의 발치
④ 환자의 중간
⑤ 상관없다.

해설 2인이 들것으로 환자를 옮길 때 리더는 환자의 머리쪽에 서야 한다.

Answer 57 ④ 58 ① 59 ① 60 ②

61 **모유수유 중인 아이나 소아의 위장장애 증상인 설사, 발열, 구토 증상과 관련이 깊은 바이러스로 옳은 것은?**

① 로타 바이러스
② 인플루엔자 바이러스
③ 지카 바이러스
④ 코로나 바이러스
⑤ 헤르페스 바이러스

해설 로타 바이러스

- 로타 바이러스는 영유아에서 발생하는 위장관염의 흔한 원인으로 감염 시 구토, 설사, 발열, 복통 등의 증상이 나타난다.
- 분변 – 경구 경로로 전파되며, 대부분 사람에서 사람으로 직접적으로 전파되나 분변에 오염된 물이나 음식물을 섭취함으로써 간접적으로 전파된다.

62 **환경 호르몬의 특성으로 옳은 것은?**

① 인체에 무해하다.
② 내분비계의 정상기능을 돕는다.
③ 생체 내에 장시간에 걸쳐 축적된다.
④ 생체호르몬과 같이 쉽게 분해된다.
⑤ 생체 내에서 생성 · 분해되는 물질이다.

해설 환경 호르몬

- 외인성 내분비 교란 화학물질이 정확한 명칭으로 내분비가 교란되는 것을 의미한다.
- 인체 내에 장시간에 걸쳐 축적된다.
- 쉽게 분해되지 않으며 우리 몸에서 정상적으로 만들어지는 물질이 아니라 산업활동을 통해 생성 · 분비되는 화학물질이다.

63 **의료법에 명시된 환자의 기록열람을 요청할 수 있는 사람은?**

① 환자의 배우자
② 환자의 간병인
③ 환자 방문객
④ 환자의 회사동료
⑤ 환자의 배우자 형제

해설 환자의 기록열람(의료법 시행령 제13조의3) : 환자의 배우자, 직계존속 · 비속, 형제 · 자매(환자의 배우자 및 직계존속 · 비속, 배우자의 직계존속이 모두 없는 경우에 한정한다. 이하 같다) 또는 배우자의 직계존속(이하 이 조에서 "친족"이라 한다)이 환자에 관한 기록의 열람이나 그 사본의 발급을 요청할 경우에는 다음 각 호의 서류를 갖추어 의료기관 개설자에게 제출하여야 한다.

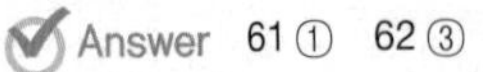
Answer 61 ① 62 ③ 63 ①

64 **폭력의 위험성이 있는 환자의 간호방법으로 옳은 것은?**

① 방안을 밝게 유지시켜 준다.

② 당신 잘못이라고 정확하게 지적해서 이야기해 준다.

③ 긍정적인 사고로 자신감 있게 행동하게 한다.

④ 입원기간 동안 계속 억제대를 착용시킨다.

⑤ 건설적인 방법으로 에너지를 소모할 수 있는 활동을 하게 한다.

해설 폭력의 위험성이 있는 환자에게는 건설적인 방법으로 에너지를 소모할 수 있는 활동을 하게 한다.

65 **정신건강 증진 및 정신질환자 복지서비스 지원에 관한 법률의 기본 이념 중 옳지 않은 것은?**

① 모든 국민은 정신질환으로부터 보호받을 권리를 가진다.

② 모든 정신질환자는 인간으로서의 존엄과 가치를 보장받고 최적의 치료를 받을 권리를 가진다.

③ 모든 정신질환자는 정신질환이 있다는 이유로 부당한 차별대우를 받지 않는다.

④ 미성년자인 정신질환자는 특별히 치료, 보호 및 교육을 받을 권리를 가진다.

⑤ 정신질환자에 대해서는 입원 또는 입소가 최대화되도록 지역사회 중심의 치료가 우선적으로 고려되어야 한다.

 정신건강 증진 및 정신질환자 복지 서비스 지원에 관한 법률 제2조(기본이념)

- 모든 국민은 정신질환으로부터 보호받을 권리를 가진다.
- 모든 정신질환자는 인간으로서의 존엄과 가치를 보장받고, 최적의 치료를 받을 권리를 가진다.
- 모든 정신질환자는 정신질환이 있다는 이유로 부당한 차별대우를 받지 아니한다.
- 미성년자인 정신질환자는 특별히 치료, 보호 및 교육을 받을 권리를 가진다.
- 정신질환자에 대해서는 입원 또는 입소(이하 "입원 등"이라 한다)가 최소화되도록 지역사회 중심의 치료가 우선적으로 고려되어야 하며, 정신건강 증진시설에 자신의 의지에 따른 입원 또는 입소(이하 "자의입원 등"이라 한다)가 권장되어야 한다.
- 정신건강 증진시설에 입원 등을 하고 있는 모든 사람은 가능한 한 자유로운 환경을 누릴 권리와 다른 사람들과 자유로이 의견교환을 할 수 있는 권리를 가진다.
- 정신질환자는 원칙적으로 자신의 신체와 재산에 관한 사항에 대하여 스스로 판단하고 결정할 권리를 가진다. 특히 주거지, 의료행위에 대한 동의나 거부, 타인과의 교류, 복지서비스의 이용 여부와 복지서비스 종류의 선택 등을 스스로 결정할 수 있도록 자기결정권을 존중받는다.
- 정신질환자는 자신에게 법률적 · 사실적 영향을 미치는 사안에 대하여 스스로 이해하여 자신의 자유로운 의사를 표현할 수 있도록 필요한 도움을 받을 권리를 가진다.
- 정신질환자는 자신과 관련된 정책의 결정과정에 참여할 권리를 가진다.

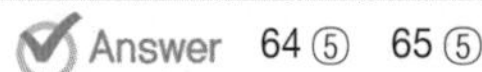
Answer 64 ⑤ 65 ⑤

66 결핵감염 검사에서 양성으로 확인되었으나 결핵에 해당하는 임상적, 방사선학적 또는 조직학적 소견이 없으며 결핵균 검사에서 음성이었을 때 이 환자를 구분하는 용어는?

① 결핵 환자
② 결핵 의심환자
③ 전염성 결핵환자
④ 잠복 결핵환자
⑤ 이환성 결핵환자

해설 잠복 결핵환자
- 결핵감염 검사에서 양성으로 확인되었으나 결핵에 해당하는 임상적, 방사선학적 또는 조직학적 소견이 없으며 결핵균 검사에서 음성이었을 때를 말한다.
- 평소에는 아무런 증상이 없다가 당뇨, 영양실조, 위절제술, 면역억제 치료제 등으로 저항력이 약해질 경우 폐결핵으로 발병하게 된다.

67 혈액제제 중 부적격 혈액 처리방법으로 옳은 것은?

① 혈액은 보관한다.
② 서류에 부적합 사유를 기록하고 보관한다.
③ 폐기하고 보건복지부장관에게 보고한다.
④ 폐기하고 혈액원장에게 보고한다.
⑤ 폐기하고 질병관리본부장에게 보고한다.

해설 혈액관리법 제8조(혈액 등의 안전성 확보) : 혈액원은 확인 결과 부적격 혈액을 발견하였으나 그 혈액이 이미 의료기관으로 출고된 경우에는 해당 의료기관에 부적격 혈액에 대한 사항을 즉시 알리고, 부적격 혈액을 폐기처분하도록 조치를 하여야 한다. 제1항에 따른 혈액 및 혈액제제의 적격 여부 검사와 그 밖에 제4항 및 제5항의 부적격 혈액 발생 시의 조치에 필요한 사항은 보건복지부령으로 정한다.

68 보건복지부령이 정하는 학교 구강보건시설로 옳은 것은?

① 구강보건교육을 위한 강의실
② 구강건강관리를 위한 휴게실
③ 집단잇솔질을 위한 수도시설
④ 불소용액 양치를 위한 홍보실
⑤ 구강치료를 위한 진료실

해설 보건복지부령이 정하는 학교 구강보건시설
- 집단잇솔질을 위한 수도시설
- 지속적인 구강건강관리를 위한 구강보건실
- 불소용액 양치를 위한 구강보건용품 보관시설

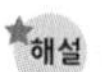 Answer 66 ④ 67 ③ 68 ③

69 물을 매개로 발생하는 수인성 감염병으로 옳은 것은?

① 제1군
② 제2군
③ 제3군
④ 제4군
⑤ 제5군

해설 감염병의 예방 및 관리에 관한 법률(법 제2조) : "제1군 감염병"이란 마시는 물 또는 식품을 매개로 발생하고 집단 발생의 우려가 커서 발생 또는 유행 즉시 방역대책을 수립하여야 하는 다음 각 목의 감염병을 말한다.

가. 콜레라
나. 장티푸스
다. 파라티푸스
라. 세균성 이질
마. 장출혈성대장균 감염증
바. A형간염

70 감염병을 예방하기 위해 필요한 조치로 옳은 것은?

① 쓰레기장, 화장실의 신설, 개조, 변경, 폐지 또는 사용을 금지한다.
② 일정한 장소에서의 어로, 수영 또는 일정한 우물의 사용을 허용한다.
③ 감염병 전파의 위험성이 있는 음식물이나 배설물의 폐기를 금지한다.
④ 감염병 매개동물의 구제 또는 구제시설 설치를 불허한다.
⑤ 유행기간 중 의사나 간호사의 동원을 금지한다.

해설 감염병을 예방하기 위한 조치

- 일정한 장소에서의 어로, 수영 또는 일정한 우물의 사용을 제한하거나 금지하는 것
- 감염병 전파의 위험성이 있는 음식물의 판매, 수령을 금지하거나 그 음식물의 폐기나 그 밖에 필요한 처분을 명하는 것
- 쥐, 위생해충, 또는 그 밖의 감염병 매개동물의 구제 또는 구제시설의 설치를 명하는 것
- 감염병 유행기간 중 의료인, 의료업자 및 그 밖에 필요한 의료관계요원을 동원하는 것

Answer 69 ① 70 ①

71 주삿바늘, 봉합바늘, 수술용 칼날, 한방 침, 치과용 침, 파손된 유리재질의 시험기구는 최대 보관기간이 30일이다. 어떤 폐기물인가?

① 격리의료폐기물
② 조직물류 폐기물
③ 병리계 폐기물
④ 손상성 폐기물
⑤ 혈액오염 폐기물

해설 위해 의료폐기물에 속하는 손상성 폐기물은 주삿바늘, 봉합바늘, 수술용 칼날, 한방 침, 치과용 침, 파손된 유리재질의 시험기구 등이다.

72 미온수 스펀지 목욕의 간호수행 방법이 옳은 것은?

① 물수건으로 복부를 문지른 후 복부 위에 젖은 물수건을 놓아둔다.
② 피부를 세게 문질러 닦아 시원함을 느끼게 한다.
③ 전체 목욕시간은 약 20~30분 정도가 적당하다.
④ 목욕을 실시하는 동안 오한이 발생하더라도 계속 지속한다.
⑤ 혈관의 분포가 적은 피부 위에서 물수건을 대어 준다.

해설 미온수 스펀지 목욕

- 주로 고열 환자에게 해열의 목적으로 이용되며 간혹 소양증 완화를 위해서도 시행된다.
- 미온수 목욕 시 고열로 인해 모세혈관이 수축하게 되어 복통 및 설사를 유발할 수 있기 때문에 복부는 제외한다.
- 체온이 내려갈 때까지 세 번까지 반복 시행하며 세 번 이상 시 오히려 역효과가 나타나기 때문에 환자가 오한을 호소할 경우 중단한다.
- 물의 온도는 체온보다 낮은 30~33℃ 정도로 20~30분간 시행한다.
- 미온수 마사지 시 서혜부, 겨드랑이, 경정맥 등 큰 혈관이 지나가는 곳을 집중적으로 한다.
- 손발 끝에서부터 시작하여 사지 말단부에서 중앙 쪽으로 서서히 닦아 준다(특히 열이 가장 잘 전달되기 때문에 겨드랑이나 사타구니를 잘 닦아준다).

73 고무재질, 폴리카테타의 가장 적절한 멸균방법으로 옳은 것은?

① EO gas 멸균
② 고압증기 멸균
③ 건열멸균
④ 자비소독
⑤ 여과멸균

Answer 71 ④ 72 ③ 73 ①

해설 EO gas 멸균

- 세포의 대사과정을 변화시켜 수술기구, 각종 플라스틱 제품 및 고무제품, 각종 카테터 및 내시경 등 열에 약하고 습기에 민감한 기구의 멸균에 사용된다.
- 신체에 독성이 높기 때문에 멸균기의 환기가 중요하며 이 가스로 멸균된 기구나 물품은 공기에 충분히 노출시킨 뒤 사용하는 것이 안전하다.

74 **감염병의 미생물 감염방지를 위한 가장 기본적이고 효과적인 방법은?**

① 손씻기를 한다.

② 가운과 마스크를 착용한다.

③ 음식물 관리를 철저히 한다.

④ 세탁물을 철저하게 소독시킨다.

⑤ 반드시 일회용품만 사용하도록 한다.

해설 손씻기

- 손씻기는 미생물의 전파를 방지하는 데 가장 효과적인 방법이다.
- 감염 회로를 차단하기 위해 간호사는 손씻기를 항상 수행해야 한다.
- 상주균은 피부에 정상적으로 존재하며 수와 종류가 일정하다. 상주균은 피부 주름 등에 단단히 달라 붙어 있어서 솔을 이용하여 제거할 수 있다.
- 단기세균은 일상생활을 통해 손에 묻는다. 이들은 손을 잘 닦으면 쉽게 제거할 수 있다.

75 **용광로에서 작업하던 인부가 갈증과 어지럼증을 호소하며 열사병으로 의식을 잃었다. 이 경우 대처법으로 옳은 것은?**

① 포도당 용액을 주입한다.
② 피부의 케라틴을 제거한다.

③ 다리를 내리고 쉬게 한다.
④ 얼음물 마사지를 해준다.

⑤ 뜨거운 물주머니를 대어준다.

해설 열사병의 응급처치

- 환자를 시원하고 그늘진 속에 눕혀서 머리를 약간 높여주고 다리를 올려준다.
- 실온에서 찬물로 닦아주고 수분 공급 및 혈액순환을 돕는다.
- 찬 식염수로 관장하거나 얼음찜질이나 얼음물 마사지를 한다.
- 냉수 욕조에 눕혀서 마사지한다.
- 필요하면 심폐소생술을 시행한다.
- 의복을 제거하고 젖은 타올이나 시트로 환자를 덮고 바람을 불어 준다.
- 병원으로 신속히 이동한다.

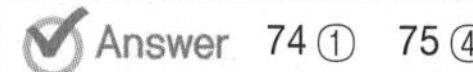
Answer 74 ① 75 ④

76 환자가 다른 병동으로 전동될 때 간호로 옳은 것은?

① 전동병동에 대해 오리엔테이션을 해준다.
② 병실 전동 시에는 환자의 비밀이기 때문에 왜 옮기는지 알리지 않는다.
③ 남아 있는 약은 버린다.
④ 중간 병원비를 정산하라고 한다.
⑤ 의무기록지를 정리하여 원무과로 보낸다.

해설 전동

- 대상자는 여러 가지 이유로 병원 내에서 침상을 옮기거나 또는 다른 건강기관으로 옮겨가는 경우가 있는데 이를 전동이라고 한다. 병원 내에서 전동되는 경우는 진단절차 후 내과 병동에서 외과 병동으로 또는 집중치료를 받기 위해 중환자실로 옮기거나 반대로 중환자실에서 일반병실로 옮기는 경우이다.
- 전동 시 환자에게 옮기는 이유를 말해야 한다.
- 남아 있는 약은 전동가는 곳에 인계해 주어야 한다.
- 중간 병원비 정산은 관련 없으며 원무과에서 연락이 올거라고 설명한다.
- 의무기록지도 함께 가는 병동으로 보낸다.

77 억제대 사용방법으로 옳은 것은?

① 팔꿈치 억제대는 대줄 때 팔꿈치 중앙에 억제대가 오도록 한다.
② 장갑 억제대는 손목 아래까지 해준다.
③ 손목 억제대는 정방형 매듭으로 매준다.
④ 자켓 억제대는 겉옷 속의 피부에 붙게 착용한다.
⑤ 가슴 억제대는 가슴 아래쪽에 억제대를 해준다.

해설 억제대

- **팔꿈치 억제대** : 주로 영아들의 팔꿈치에 적용, 소아의 정맥주사 후, 피부를 긁지 못하도록 하기 위하여
- **장갑 억제대**: 피부의 문제로 긁는 것을 방지, 손과 손가락의 긁는 것을 방지, 환자의 신체에 삽입된 기구나 드레싱을 보호하기 위해
- **손목 억제대** : 손과 발의 움직임을 제한하기 위해 적용함, 손목과 발목은 패드로 보호해야 함, 매듭은 클로브히치
- **자켓 억제대** : 지남력의 변화가 있거나 낙상의 위험이 있는 환자에게 적용, 화의 위에 자켓을 입고 등 쪽에서 잠겨지는 억제대, 휠체어에 있거나 침대에 누어 있는 동안 적용함

Answer 76 ① 77 ①

78 **담배를 10년째 피운 50세 김씨는 폐렴이 잦아 담배를 끊기로 하였다. 김씨가 경험하게 될 금단현상은?**

① 식욕이 증가한다.
② 신경질적인 성격이 없어진다.
③ 수면증에 빠지게 된다.
④ 집중력이 높아진다.
⑤ 성격이 차분해진다.

해설 금연 금단증상
- 불안해지거나 집중력이 떨어진다.
- 신경질적이 되거나 성미가 급해진다.
- 식욕이 증가하며 불면증을 일으킨다.

79 **산소마스크 착용 시 압력에 의한 피부손상을 예방하는 방법으로 옳은 것은?**

① 비강캐뉼라로 교체한다.
② 새로운 마스크로 교체한다.
③ 마스크 끈을 느슨하게 한다.
④ 마스크 주변에 파우더를 바른다.
⑤ 뼈가 돌출된 부분에 패드를 대어준다.

해설 산소마스크 착용 시 압력에 의한 피부손상 예방법은 뼈가 돌출된 부위에 패드를 대어주는 것이다.

80 **침상목욕 시 물의 온도를 확인하는 적절한 방법으로 옳은 것은?**

① 손끝을 넣어본다.
② 팔꿈치를 넣어본다.
③ 김이 나는 정도를 본다.
④ 온수와 냉수의 비율을 본다.
⑤ 환자에게 온도가 적당한지 물어본다.

해설 팔꿈치를 넣어 보아 따끈한 정도가 확인되면 목욕하기 적절한 온도이다.

Answer 78 ① 79 ⑤ 80 ②

81 **왼쪽 팔에 편마비가 있는 환자에게 옷을 갈아 입힐 때 간호로 옳은 것은?**

① 왼쪽 팔부터 먼저 입힌다.
② 앉아서 하의부터 입힌다.
③ 물기를 덜 마른 채로 입힌다.
④ 목욕수건을 몸에서 치워주고 입힌다.
⑤ 왼쪽 팔을 짚은 후 앉아서 상의부터 입힌다.

해설 편마비가 있는 팔부터 먼저 입혀야 한다.

82 **수동 후 1단계 식사로 많이 이용되며 수술 후 음식을 삼키기 곤란한 환자, 급성 고열 환자에게 좋은 식이로 옳은 것은?**

① 생식 ② 일반식
③ 경식 ④ 연식
⑤ 유동식

해설 유동식의 특징 : 수술 후 1단계 식사로 많이 이용되며 위장관 기능 감소, 급성 감염, 고열, 구강, 인후, 식도 장애 등이 있는 환자에게 제공된다.

83 **검사물 채취 후 이동 방법으로 옳은 것은?**

① 사고로 인한 검사물 손실 시 다시 받지 않는다.
② 24시간 소변 검사 시 첫 소변을 받고 마지막 소변은 버린다.
③ 아메바성 이질 검사 시 대변은 받는 즉시 검사실로 보낸다.
④ 동맥혈액 가스분압 검사 시 채혈 후 1시간 후에 검사실로 보낸다.
⑤ 일반 소변 검사 시 첫 소변 50cc를 받도록 한다.

해설 검사물 채취 후 이동방법
- 사고로 인한 검사물 손실 시 환자에게 설명한 뒤 다시 받아야 한다.
- 24시간 소변 검사 시 첫 소변을 비우고 그 이후로 보는 소변을 모아서 병 속에 모아 둔다.
- 아메바성 이질 검사 시 대변은 받는 즉시 검사실로 보낸다.
- 동맥혈압 가스분압 검사 시 채혈 후 즉시 검사실로 보낸다.

Answer 81 ① 82 ⑤ 83 ③

84 **전신마취 수술 시 예정되어 있는 입원환자를 수술실로 이동시킬 때 이송법으로 옳은 것은?**

① 휠체어를 사용한다.

② 이동차에 눕혀 사지억제를 착용한다.

③ 이동차에 눕혀 보호자에게 이송을 부탁한다.

④ 보행이 가능한 환자는 걸어가도록 한다.

⑤ 이동차에 눕혀 침대 난간을 올리고 이동한다.

해설 전신마취 수술 시 예정되어 있는 입원환자는 이동차에 눕혀 침대 난간을 올리고 이동해야 한다.

85 **혈압이 낮게 측정되는 상황으로 옳은 것은?**

① 활동하고 있을 때

② 커프의 크기가 너무 좁을 때

③ 안정을 취하지 않고 잤을 때

④ 팔의 높이가 심장보다 높을 때

⑤ 커프가 팔둘레에 비해 좁을 때

해설 혈압이 낮게 측정되는 상황

- 커프 크기가 너무 넓은 경우 실제보다 혈압이 낮다.
- 팔의 높이가 심장보다 높은 경우 실제보다 혈압이 낮다.

86 **위관영양 시 관이 정확하게 들어갔는지 확인하는 방법으로 가장 적절한 것은?**

① 관끝을 물그릇에 넣었을 때 물방울이 생긴다.

② 물을 조금 넣어주니 대상자가 구역질을 한다.

③ 제2늑간을 청진하니 공기의 흐름이 들린다.

④ 5~10cc의 물을 주니 물의 흐름소리가 들린다.

⑤ 위영양액을 조금 흡인하니 내용물이 나와서 다시 넣어 주었다.

해설 위관영양 시 관이 정확하게 들어갔는지 확인하는 방법

- 관끝을 물그릇에 넣었을 때 기포가 생기면 안 된다.
- 물을 조금 넣어주었을 경우 구역질이나 구토가 일어나면 안 된다.
- 제2늑간을 청진했을 경우 공기의 흐름이 들리면 안 된다.
- 위관영양을 조금 흡인해서 내용물이 나오면 다시 넣어 준다.

Answer 84 ⑤ 85 ④ 86 ⑤

87 **눈부심 증상이 있어 안과검진을 실시한 결과 수정체 혼탁이 있다고 확인된 70세 여자의 의심질환으로 옳은 것은?**

① 결막염
② 망막박리
③ 백내장
④ 황반변성
⑤ 녹내장

해설 백내장은 수정체의 혼탁이 있는 질병으로 외과적 수술로 인공수정체를 삽입해야 한다.

88 **고압증기 멸균법으로 소독한 물품의 유효기간은?**

① 3일
② 14일
③ 30일
④ 6개월
⑤ 1년

해설 고압증기 멸균법으로 소독한 물품의 유효기간은 14일이다.

89 **이상적인 소독약의 구비조건에 해당하는 것은?**

① 표면장력이 높아야 한다.
② 물품에 손상을 주지 않아야 하며 값이 싸야 한다.
③ 소독제가 세척에 의해 쉽게 제거되면 안 된다.
④ 독성이 있더라도 물에 잘 녹아야 한다.
⑤ 소독시간은 길수록 좋다.

해설 이상적인 소독약의 구비조건
- 표면장력은 표면을 작게 하려고 작용하는 장력을 말한다.
- 소독약은 표면장력이 낮아야 효과적이다.
- 독성이 없어야 하고 세척에 쉽게 제거되어 잔류되지 않아야 한다.
- 값이 경제적이어야 하며 물에 잘 녹아야 한다.
- 살균 효과가 강하며 소독하려는 물품에 손상을 주지 않아야 한다.

Answer 87 ③ 88 ② 89 ②

90 **응혈된 혈괴를 제거하고 구강 내 백태를 제거하는 데 효과적인 약물은?**

① 크레졸 ② 과산화수소
③ 알코올 ④ 베타딘
⑤ 붕산

해설 과산화수소는 산소기포를 발생시키면서 분비물을 제거하는 작용이 있다. 또한 화농성 창상면의 소독이나 구강 재 백태 제거에 효과적이다.

91 **골다공증 노인환자에게 공급해 주어야 할 영양소로 옳은 것은?**

① 비타민 D ② 지방
③ 비타민 C ④ 비타민 K
⑤ 나트륨

해설 골다공증 노인에게는 칼슘과 비타민 D 등의 영양소를 공급해야 한다.

92 **멸균상태로 간주할 수 있는 멸균품으로 옳은 것은?**

① 멸균품과 멸균품이 접촉한 경우
② 멸균품과 젖은 멸균품이 접촉한 경우
③ 멸균품과 오염된 물품이 접촉한 경우
④ 멸균된 물품이 젖어 있는 경우
⑤ 멸균품과 깨끗하게 소독된 물품이 접촉한 경우

해설 멸균품이 젖은 멸균품과 접촉한 경우, 오염된 물품이 접촉한 경우, 멸균된 물품이 젖어 있는 경우, 소독된 물품이 접촉한 경우는 멸균상태로 간주할 수 없다.

93 **호흡곤란이 있는 환자의 자세로 옳은 것은?**

① 똑바로 눕힌다. ② 옆으로 눕게 한다.
③ 하체를 높여준다. ④ 상체를 높여 준다.
⑤ 엎드려 눕게 한다.

해설 호흡곤란이 있는 환자는 상체를 높여주는 반좌위나 좌위를 취해 주어 흉강을 넓혀주어야 한다.

Answer 90 ② 91 ① 92 ① 93 ④

94 **8개월 임산부가 다리에 쥐가 나고 근육마비로 아프다고 한다. 적절한 처치로 옳은 것은?**

① 즉시 의자에 앉히고 다리를 내려준다.
② 다리를 펴고 족배굴곡을 해준다.
③ 다리를 낮추어 준다.
④ 냉찜질을 해준다.
⑤ 서서 걷기 운동을 시켜 준다.

해설 임산부가 다리에 쥐가 나고 근육이 마비되었을 경우 다리를 펴고 족배굴곡을 하면 근육이 이완된다.

95 **10개월 된 아이가 수포, 가피가 형성된 아토피 피부염을 앓고 있을 때 가장 우선적인 간호로 옳은 것은?**

① 소양증을 완화시킨다.
② 피부를 단련시킨다.
③ 피부를 건조하게 해준다.
④ 피부면역력을 강화시킨다.
⑤ 목욕 시 알칼리성 비누를 사용한다.

해설 아토피 피부염의 가장 큰 문제는 가려움증이기 때문에 소양증을 완화시키는 데 집중을 해야 한다. 처방된 목욕법과 식이요법, 연고나 약품 등을 적절하게 사용해야 한다.

96 **길가다 쓰러진 남자에게 심폐소생술을 하려고 할 때 인공호흡이 제대로 시행되고 있는지 확인하는 방법은?**

① 입에 이물질이 있는지 확인한다.
② 가슴이 오르락 내리락 하는지 확인한다.
③ 호흡수를 측정한다.
④ 경동맥에서 맥박을 측정한다.
⑤ 흉부 압박을 30초 동안 실시한다.

해설 심폐소생술이 잘 되고 있는가를 확인하는 방법은 환자의 가슴이 오르락 내리락 해야 한다.

Answer 94 ② 95 ① 96 ②

97 **유치도뇨 환자의 요로감염을 방지하기 위한 방법으로 옳은 것은?**

① 소변주머니를 매일 교환한다.
② 소변주머니를 바닥에 닿게 한다.
③ 도뇨관을 꼬아서 대퇴부에 고정한다.
④ 소변주머니에서 도뇨관을 분리하여 검사물을 채취한다.
⑤ 소변주머니를 방광보다 낮게 하여 침대 난간에 고정한다.

해설 유치도뇨관의 요로감염 방지를 하는 방법 중 가장 중요한 것은 소변주머니가 방광보다 낮게 위치하여 역행성 감염을 예방해야 하며 침대 난간에 고정시킨다.

98 **부동 노인 환자가 유치도뇨관 제거 후 갑자기 실금을 하기 시작했을 때 간호로 옳은 것은?**

① 기저귀를 착용시켜 준다.
② 좌욕을 시켜 준다.
③ 정체도뇨를 한다.
④ 단순도뇨를 한다.
⑤ 시간에 맞춰 규칙적으로 변기를 대어준다.

해설 부동 노인 환자가 유치도뇨관 제거 후 갑자기 실금을 하기 시작했을 때 시간에 맞춰 규칙적으로 변기를 대어준다.

99 **미생물을 죽이거나 활성을 억제함으로써 감염증을 치료할 목적으로 사용되는 약물을 항생제라고 하는데 항생제를 일정한 시간에 일정한 간격을 두고 투여하는 이유는?**

① 장내 세균을 번식하기 위해
② 위에 대한 자극을 줄이기 위해
③ 혈중 농도를 일정하게 유지하기 위해
④ 부작용을 없애기 위해
⑤ 효과를 최대한 늘리기 위해

해설 항생제는 투약 시 주사 전에 피부 반응 검사를 하여 이상이 없는지 확인하고 일정한 시간마다 투여하는 이유는 혈중 농도를 일정하게 유지하기 위함이다.

Answer 97 ⑤ 98 ⑤ 99 ③

100 **메르스 환자가 여러 명 발생하였다. 격리실이 부족하여 같은 병실에 격리시키려고 한다. 어떤 격리법에 해당되는가?**

① 역격리 ② 보호격리
③ 일반격리 ④ 접촉주의
⑤ 코호트 격리

해설 동일한 미생물에 감염된 환자들을 같은 병실에 입원시키는 격리법을 코호트 격리법이라고 한다.
① **역격리** : 민감한 환자를 외부 균으로부터 보호하는 것이다.
② **보호격리** : 역격리와 보호격리는 같은 의미이다.
③ **일반격리** : 환자의 전염병으로부터 타인을 보호하는 것이다.
④ **접촉주의** : 환자와 직접 접촉하거나 환자 주위의 환경과 접촉할 경우 전파될 가능성이 있는 경우, 가운, 장갑을 사용하는 것으로 의료용 기기는 이 환자 전용으로 사용해야 한다.

Answer 100 ⑤

한권으로 푸는 2주 완성
간호조무사 실전평가문제집 2018

초판인쇄 2017년 10월 12일
초판발행 2017년 10월 17일

지은이 | 명규림 편집위원회
펴낸이 | 노소영
펴낸곳 | 도서출판 마지원

등록번호 | 제559-2016-000004
전화 | 031)855-7995
팩스 | 02)2602-7995
주소 | 서울 양천구 신월로 19길 7 우림나동 201호

www.wolsong.co.kr
http://blog.naver.com/wolsongbook

ISBN | 979-11-88127-09-2 (93510)

정가 18,000원

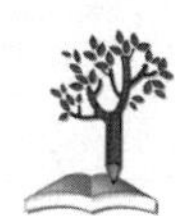

좋은 출판사가 좋은 책을 만듭니다.
도서출판 마지원은 진실된 마음으로 책을 만드는 출판사입니다.
항상 독자 여러분과 함께 하겠습니다.